Irmgard Müller

Die pflanzlichen Heilmittel
bei Hildegard von Bingen

W0085267

HERDER spektrum

Das Buch

Welche Naturkräfte bergen Pflanzen für die Gesundheit der Menschen? Wie wirken sie und wie kann man sie sich zunutze machen? Hildegard von Bingen, eine der genialen Frauengestalten des Mittelalters und erste schreibende Ärztin der Geschichte, hat aufgrund jahrelanger Beobachtungen und Anwendung profundes Wissen über die Natur gewonnen. Sie hat eine konsequente Krankheitslehre von erstaunlicher Geschlossenheit entwickelt, die für jedermann zugänglich ist. Die fundierte Information über die Klostermedizin der großen Ärztin des Mittelalters ist hier im Blick auf moderne wissenschaftliche Erkenntnisse aufbereitet. Ein kompaktes Nachschlagewerk der sanften Medizin von A bis Z für alle, die dem übermäßigen Gebrauch chemisch-synthetischer Arzneimittel abschwören wollen und neue Wege für ihre Gesundheit suchen. Praktische Anwendungsratschläge aus ganzheitlichem Denken und einem tiefen Wissen um natürliche Zusammenhänge und die therapeutischen Eigenschaften der Pflanzen. Mit zahlreichen Schwarzweiß-abbildungen und übersichtlichen, benutzerfreundlichen Registern.

Die Autorin

Irmgard Müller, geb. 1938, lehrte zuletzt als Professorin am Institut für Medizinische Ethik und Geschichte der Medizin an der Universität Bochum.

Irmgard Müller

Die pflanzlichen Heilmittel bei Hildegard von Bingen

Heilwissen aus der Klostermedizin

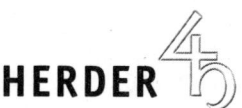
HERDER

FREIBURG · BASEL · WIEN

Neuausgabe 2008

Titel der Originalausgabe: Die pflanzlichen Heilmittel bei Hildegard von Bingen
© Otto Müller Verlag Salzburg 1982

© Verlag Herder GmbH, Freiburg im Breisgau 1993, 2008
Alle Rechte vorbehalten
www.herder.de

Umschlagkonzeption und -gestaltung:
R·M·E München/Roland Eschlbeck, Liana Tuchel
Umschlagmotiv: c Interfoto

Herstellung: fgb · freiburger graphische betriebe
www.fgb.de

Gedruckt auf umweltfreundlichem, chlorfrei gebleichtem Papier
Printed in Germany

ISBN 978-3-451-05945-2

INHALTSVERZEICHNIS

Hildegard-Medizin hat heute – auch auf dem Hintergrund der Kritik eines naturwissenschaftlich-technischen Medizinbetriebs und eines neuen Gesundheitsbewußtseins – anhaltende Konjunktur. Moden haben freilich auch ihre problematischen Seiten. Unter dem Vorzeichen der Hildegard-Medizin wird manches in zweifelhafte Bahnen gelenkt und vermarktet, was mit den ursprünglichen Intentionen der großen und genialen heilkundigen Klosterfrau des Mittelalters nicht mehr viel zu tun hat. Nicht selten werden an Laien falsche Informationen weitergegeben. Daran hat sich seit der ersten Ausgabe dieses Buches 1982 im Salzburger Otto Müller Verlag nicht viel geändert. Die Autorin schrieb damals in einer Vorbemerkung zur Hardcoverausgabe dieses Buches: „Angesichts der fragmentarischen Überlieferung des medizinisch-naturkundlichen Schrifttums, welches Hildegard von Bingen zugeschrieben wird, erscheint der Versuch einer Deutung der pflanzlichen Heilmittel mehr als ein kühnes Unterfangen. Der Mut zu einem solchen Wagnis wuchs mit dem zunehmenden Unbehagen über eine Bewegung, die seit mehr als einem Jahrzehnt die naturkundlichen Werke Hildegards zur Propagierung eines neuen Naturheilverfahrens in einer Weise in Anspruch nimmt, die in ihren Versprechungen auf Heilungserfolg und in der Erwekkung ebenso wunderbarer Erwartungen wie falscher Hoffnungen nicht unbedenklich ist. Daß diese Modetherapie dem eigentlichen textlichen Fundament, aus dem sie ihre Argumentationen und Heilungsversprechen schöpft, prinzipiell entrückt und mit dem Original kaum mehr als den Namen gemein hat, mag folgende Orientierungshilfe vor Augen führen, die Hildegard aus ihrer Rolle als ‚Sekretärin des Heiligen Geistes‘ wieder auf den Boden der historischen und naturwissenschaftlichen Tatsachen zurückzuführen versucht." Da diese grundsätzliche Einschätzung heute durchaus weiter gilt, hat die Taschenbuchreihe Herder/Spektrum gerne den Hinweis von Sr. Philippa Rath OSB aus dem Hildegardkloster Eibingen aufgenommen und diesen Klassiker in einem preiswerten, inhaltlich unveränderten Reprint vorgelegt, der sachlich über die pharmazeutischen und medizinischen Grundlagen der Arzneikunde Hildegards informiert. Gerne sei auch in dieser Taschenbuchausgabe angefügt, daß dieses Werk entscheidende Anregungen und ermutigenden Zuspruch von Adelgundis Führkötter OSB aus dem Kloster Eibingen erfuhr.

I. Zur Einführung

TRADITION, VISION ODER EMPIRIE: ZUR PROBLEMATIK UND PRAXIS DER PFLANZENHEILKUNDE HILDEGARDS VON BINGEN

Aus zwei Gründen ist die Beschäftigung mit der Naturheilkunde Hildegards von Bingen, einer der hervorragendsten Frauengestalten des 12. Jahrhunderts, in eine aktuelle Diskussion geraten: zum einen läßt sich in jüngster Zeit – als Reaktion auf den übermäßigen Gebrauch von chemisch-synthetischen Arzneimitteln – ein wachsendes Interesse an therapeutisch nutzbaren Naturstoffen pflanzlichen Ursprungs und ein deutlicher Trend zur Anwendung von Phytopharmaka, ebenso in der Selbstmedikation wie in der Präventivmedizin, beobachten, wobei offensichtlich die keineswegs immer gültige Annahme, das was natürlich ist, sei notwendigerweise auch gut und unschädlich, stillschweigend vorausgesetzt wird.[1] Der andere, ebenso wichtige Grund dürfte mit der zunehmenden Differenzierung und Spezialisierung der naturwissenschaftlichen Medizin zusammenhängen, die zu einer Entfremdung zwischen krankem Individuum und Heilkunst geführt hat, welche den Kranken als Ganzheit und komplementäre Einheit, die mehr ist als die Summe ihrer Organe, mehr und mehr aus den Augen verlor. Aus dem Bewußtsein dieses Dilemmas und der Defizite der modernen Medizin resultiert nicht nur ein vermehrter Zustrom der Patienten zu Naturheilverfahren[2], sondern längst hat der Bücher- und Arzneimittelmarkt den neuen Trend aufgegriffen und in Anlehnung an alte Kräuterbuchrezepte mit entsprechenden Präparaten und Kräuterfibeln die vermeintlichen Marktlücken gefüllt. Nicht zuletzt dürften die großangelegten Feierlichkeiten und Jubiläumsveranstaltungen im Hildegardjahr 1979 Leben und Werk der als Heilige verehrten Äbtissin erneut in das Interesse der Öffentlichkeit gerückt haben.

Angesichts der zahlreichen Darstellungen über Persönlichkeit und Leben Hildegards[3] mögen einige knappe Erläuterungen zu ihrer Biographie genügen: Hildegard von Bingen (1098–1179) lebte im 12. Jahrhundert, sie war adeliger Herkunft und besaß nach ihrer eigenen Erzählung schon seit dem 5. Lebensjahr die Gabe, im wachen Zustand Visionen zu erleben. Mit 8 Jahren trat sie in ein Frauenkloster auf dem Disibodenberg im Nahegau ein, wurde Nonne und schließlich Äbtissin. Sie gründete selbst zwei Benediktinerinnenklöster, eines auf dem Rupertsberg bei Bingen, eines in Eibingen bei Rüdesheim. Mit 43 Jahren begann sie, einer inneren Stimme folgend, mit der Aufzeichnung ihrer Visionen, die höchstes Lob sowie die Anerkennung des Papstes und Bernhards von Clairvaux fanden und noch heute Forschungsobjekt der Religions- und Kirchengeschichte sowie Literaturwissenschaft und mittelalterlichen Symbolforschung sind. Sie korrespondierte nicht nur mit Kaiser, Päpsten und der hohen Geistlichkeit, die sie mit harter Kritik an der Verweltlichung des Klerus und der Trägheit der Klöster nicht verschonte, sondern sie unternahm vier große Predigtreisen, auf denen sie öffentlich vor Volk und Klerus das Wort ergriff. Ihr Ansehen und ihr Einfluß, der über ganz Europa bis nach Griechenland und Palästina reichte, war so groß, daß sie schon bald das geistige Zentrum ebenso wie das prophetische Orakel bildete, das weltliche und geistliche Herrscher um Rat und Belehrung befragten. Der Ruhm ihrer Werke und Taten führte dazu, daß bald nach dem Tode päpstlicherseits die Heiligsprechung eingeleitet wurde, allerdings ist bis heute unsicher geblieben, ob ihre Kanonisierung stattfand; vermutlich blieb sie im Behördenapparat des Mainzer Erzbistums stecken. Erhalten hat sich nur das Protocollum canonisationis aus dem Jahre 1233, das von besonderer Bedeutung ist, weil es eine Aufzählung der Hauptwerke Hildegards enthält; hier werden neben den Werken theologisch-kosmologischen Inhalts auch zwei naturkundliche Schriften genannt: »liber simplicis medicinae« und »liber compositae medicinae«, ein frühes Zeugnis für die Autorschaft Hildegards dieser unter den späteren Titel »Physica« bzw. »Causae et curae« bekannt gewordenen Schriften. Die sogenannte Physica oder Naturkunde umfaßt eine Beschreibung der den Pflanzen, Elementen, Flüssen, Mineralien und Tieren innewohnenden Heilkräfte, während die als »Causae et curae« bezeichnete Heilkunde eine Pathologie und Physiologie des Menschen zum Inhalt hat und eine systematische Kosmologie und Anthropologie miteinschließt. Diese beiden Schriften sind, wie der Heidelberger Medizinhistoriker *Heinrich Schipperges* in zahlreichen Aufsätzen [4], vor allem aber in der deutschen Übertragung der Heilkunde [5], aufgezeigt hat, gerade aufgrund des heutigen Wissens über den innigen Zusammenhang zwischen psychischer Situation und Krankheit besonders bedeutsam, weil Hildegard auch innerhalb dieser Schriften das naturkundlich-rational fundierte Weltbild mit einer religiösen Schau zu einer kühnen Synthese verknüpfte und die Wiederherstellung des Heiles des Körpers und der Seele als Einheit begriff. Ihre Aussagen über die Leiblichkeit des Menschen, Bau und Funktion des Organismus, seine Krankheitsursachen und Heilungsmöglichkeiten werden daher niemals isoliert betrachtet, sondern vollziehen sich immer auf mehreren Ebenen zugleich, so daß jeder Gedanke dreifach als Welt, als Leib, als Seele verschlüsselt ist, der Leib nicht ohne Seele, das Weltall nicht ohne den Menschen gedacht werden kann. Die Seele wirkt nur mittels des Leibes, der Leib nur mit ihr, so daß Leib und Seele nur als zwei verschiedene Aspekte einer Wirklichkeit existieren. *Heinrich Schipperges* hat diese verschiedenen Bedeutungsschichten in ihrer gegenseitigen Durchdringung und Vereinigung zu einer großartigen kosmischen Gesamtschau ausführlich und in ihrer gesamten Komplexität dargestellt. Auf diesen Aspekt, wenngleich er den Kernpunkt im Denken Hildegards bildet, kann in diesem Zusammenhang nicht näher eingegangen werden, es sei daher auf die einschlägigen Publikationen von *H. Schipperges*[4] verwiesen.

Selten sind die Urteile über die Qualität, Leistung und Bedeutung eines Autors so divergent gewesen wie die angesichts der Schriften Hildegards, vor allem ihrer naturkundlich-medizinischen Werke[6]. Abgesehen von dem Vorwurf des Plagiats, taten die einen ihr Werk verächtlich ab »als ein kurioses Gemisch von Mystik und Dreckapotheke«, als ein »Kompendium alter Drudenweisheit«, während andere in ihren Schriften das älteste naturwissenschaftliche Dokument über Flora und Fauna des Nahegaus erblicken wollten; bald wurde sie als »bona abatissima, quae nunquam plantas viderat« (eine gute Äbtissin, die niemals Pflanzen sah), bald als »die erste Frauenärztin« bezeichnet. Nach der neusten Version beschränkte sich ihre Tätigkeit schlicht auf die einer »Sekretärin des Heiligen Geistes« bzw. einer »neutralen Empfangsstation für das himmlische Fernsehprogramm«.[7]

Die Unsicherheit und Verlegenheit gegenüber der adäquaten Einschätzung einer so gegenwartsfernen Konzeption, wie sie Hildegards Natur- und Heilkunde darstellen, spiegelt nicht ein allein auf die Hildegardforschung beschränktes Problem wider, sondern ist zugleich Ausdruck viel weiter reichender Schwierigkeiten, die mit der Übertragung naturkundlicher Fakten und medizinischer Modelle vergangener Zeiten sowie einer fremden Begrifflichkeit in die Gegenwart verbunden sind.[8]

Dennoch, trotz dieser Schwierigkeiten fordern die unter Hildegards Namen überlieferten Schriften den Wissenschaftshistoriker immer wieder zur Beschäftigung heraus, weil in keinem anderen zeitgenössischen Werk so umfassend wie hier die belebte und unbelebte Natur beschrieben worden ist, und weil sie darüber hinaus zu den frühen Zeugnissen gehören, die neben dem lateinischen Text auch deutsche Synonyma, deutsche vulgärsprachliche Pflanzennamen, enthalten. Es gibt daher zahlreiche Autoren, die sich mit der Identifizierung der Pflanzen, Tiere und Mineralien befaßt haben. Als die wichtigsten seien aus dem vorigen Jahrhundert *Reuss, Jessen, Daremberg, Ernst H. Meyer* und *Fischer-Benzon,* aus diesem Jahrhundert *Kaiser, Gei-*

senheymer, Hermann Fischer, Marzell und *Riethe* genannt.[9] Eingehende Untersuchungen über die Wirksamkeit und therapeutischen Eigenschaften der bei Hildegard angeführten Pflanzen hingegen fehlen bisher ganz, abgesehen von dem zweifelhaften und anfechtbaren Versuch aus jüngster Zeit, auf der Grundlage der Rezepte Hildegards ein neues Naturheilverfahren, die »Hildegard-Medizin«, zu etablieren.[10]

In dieser Situation scheint der Versuch angezeigt, zu überprüfen und festzustellen, wieweit sich Hildegards Erklärungen mit modernen Vorstellungen über die Wirkungsweise der Phytopharmaka berühren und pharmakologisch begründen lassen, überdies, wieweit Beobachtung, eigene Erfahrung oder die medizinische Überlieferung die Basis ihres naturkundlichen Wissens gewesen sein könnten.

Diese Fragen sind eng mit der Überlieferungsgeschichte sowie Problematik der Autorschaft und Quellen verknüpft, aus denen Hildegard ihr Wissen schöpfte. Einige Bemerkungen zur Textüberlieferung sollen dies im folgenden erläutern: Während seit den grundlegenden quellenkritischen Studien von *Marianne Schrader* und *Adelgundis Führkötter* aus dem Jahre 1956 die Echtheit der theologisch-prophetischen Schriften Hildegards bewiesen ist[11], fehlt bisher eine derartige Analyse für die naturkundlich-medizinischen Werke, die getrennt vom übrigen Handschriftenkorpus überliefert sind und auch hinsichtlich ihres Ursprungs eine Sonderstellung unter den Werken Hildegards einnehmen. Denn im Gegensatz zu den theologischen Schriften verdanken die Natur- und Heilkunde ihre Entstehung nicht der besonderen Begabung Hildegards, das theologische und moralische Wissen samt dem kosmologischen Geschehen, in – wie sie wiederholt selbst betonte[12] – visionärer Schau zu erfassen, sondern sie waren zweifellos Produkt der natürlichen Erkenntnis, Erfahrung und Überlieferung.[13] Ihnen fehlt nicht nur das visionäre Substrat, aus denen die theologisch-prophetischen Werke schöpften, sondern es läßt sich zeigen, daß Hildegard mit dem Gedankengut der mittelalterlichen Medizin gut vertraut war und sich deutliche Anklänge an antike und mittelalterliche Vorstellungen über Bau und Funktion des Körpers sowie Wirkungsweise der Arzneimittel erkennen lassen.[14] Die Abgrenzung eigener von überlieferter Erfahrung erweist sich allerdings bei einer derartigen Untersuchung als besonders schwierig und fast aussichtslos, weil Hildegard grundsätzlich, abgesehen von der Bibel, keine Autoren oder Titel zitiert und darüber hinaus das, auf welche Weise auch immer, überkommene Wissen eigenwillig umformt und frei für sich verwendet. So lassen das beschränkte Quellenmaterial, die widersprüchlichen Angaben in der Biographie Hildegards sowie der Umstand, daß beide naturkundlichen Schriften nicht in der ursprünglichen Textgestaltung überliefert sind – die älteste bisher bekannt gewordene Handschrift der »Physica« stammt aus dem 13. Jahrhundert, die übrigen reichen nicht über das 15. Jahrhundert zurück – bisher keine eindeutige Antwort auf die Verfasserfrage zu, ein Problem, das, solange kein neues Handschriftenmaterial erschlossen und solange keine kritische Edition der beiden Texte vorliegt, nicht zu lösen sein wird.[15]

Zur Unsicherheit der Quellenlage kommt die Vieldeutigkeit der Krankheitsbezeichnungen und Pflanzennamen als erschwerender Umstand hinzu. Hildegard benutzt, ebenso wie andere mittelalterliche Autoren, keine fest umrissene medizinische Terminologie, sondern verwendet deutsche und lateinische Krankheitsbezeichnungen für einander verwandt erscheinende, aber ursächlich verschiedene Krankheitsbilder nebeneinander, die meist nur sehr allgemein und formelhaft beschrieben werden. So erscheint die Bestimmung solcher Symptome wie »qui ... ardentes febres in stomacho habet« oder Indikationen wie »qui interius per viscerum ulcera dolet« bzw. »stomachus ejus veneno, id est eyter, plenus est« kaum durchführbar, da sie mehrere Deutungsmöglichkeiten, etwa Appendizitis oder Peritonitis oder Karzinom zulassen. Weitere Komplikationen ergeben sich daraus, daß die Begriffsinhalte der Krankheitstermini nur gelegentlich mit den heutigen Definitionen übereinstimmen, eine Schwierigkeit, die nicht nur Hildegards Schriften, sondern die gesamte mittelalterliche Medizin betrifft. Als Beispiel sei das von Hildegard ebenso wie die antiken Autoren als Skelettleiden betrachtete. Die Entstehung dieser heute als Störung des Harnsäurestoffwechsels aufgefaßten Krankheit erklärte man im Altertum und Mittelalter damit, daß unter bestimmten Umständen, etwa durch ein Übermaß an Kälte oder Schleim, einer der im Körper kreisenden vier Kardinalsäfte in einen Knochen oder die Gelenke abgesondert wird und dort, wo er sich absetzt, den Schmerz verursacht – eine Vorstellung, die sich sehr anschaulich in dem lateinischen Namen für diese Krankheit, »gutta« (lat. Tropfen), widerspiegelt, dem die heute üblichen nationalsprachlichen Namen wie goutte, gotta, gout entlehnt sind. Die Absonderung der materia peccans konnte in jedem Teil des Körpers stattfinden und auf diese Weise zur Erklärung der mannigfaltigsten Krankheitsbilder herangezogen werden. So kennzeichnet Hildegard nicht nur das Podagra als »Ausschwitzung des Knochenmarks«, sondern sie bezeichnet sämtliche Erkrankungen, bei denen das Gelenk- und Knochensystem in Mitleidenschaft gezogen ist, mit dem Terminus »Gicht« oder »vergichtigt« und spricht gemäß der Lokalisation der Krankheitsmaterie von einer »gichtigen Migräne«, »gichtigen Paralyse«, oder »gichtigen Epilepsie«.

Ähnliche Schwierigkeiten und Unsicherheiten begleiten die terminologische Abgrenzung der Pflanzenarten. Da mangels eines botanischen Systems auch eine allgemein vebrindliche Nomenklatur fehlte – sie wurde erst durch *Carl von Linné* 1753 geschaffen – variieren die

Pflanzennamen von Autor zu Autor so, daß unter ein und demselben Wort verschiedene Pflanzenteile, Derivate oder gar unterschiedliche Gewächse verstanden wurden. In der Vielzahl der erhaltenen mittelalterlichen Pflanzenglossare und Synonymenlisten, die in ihrer Begrifflichkeit keineswegs einheitlich sind, kommt die philologische Verlegenheit deutlich zum Ausdruck. So wurden z. B. als »febrifuga« (Fieber vertreibendes Mittel) die unterschiedlichsten Pflanzen bezeichnet wie Tausendgüldenkraut, Melisse oder das Mutterkraut (Chrysanthemum parthenium), das seinerseits wieder mit der Kamille verwechselt werden konnte; oder, um ein anderes Beispiel zu nennen, der bei den antiken Schriftstellern fehlende, erst in den mittelalterlichen Glossen auftretende Name »Primula veris« mußte sich nicht nur auf die Schlüsselblume beziehen, sondern konnte auch andere, ganz verschiedene Frühlingsblumen, etwa das Gänseblümchen (Bellis perennis), die Braunelle (Prunella vulgaris) oder den Günsel (Ajuga reptans) meinen. Daß bei Hildegard unter diesem Namen tatsächlich die Schlüsselblume zu verstehen ist, läßt sich nur aus dem Kontext, einmal aus dem deutschen Synonym „Himmelsschlüssel", zum andern aus der Indikation „Paralyse" in mittelalterlicher Terminologie ein meist mit Lähmung und Bewußtseinsausschaltung einhergehender Schlaganfall, erschließen, da die Pflanze im Mittelalter auch den Beinamen »herba paralisis« trug.

Wenn auch aufgrund der skizzierten Interpretationsprobleme, Quellenlage und noch fehlenden kritischen Edition zum augenblicklichen Zeitpunkt das Verhältnis von literarischer Entlehnung und eigener Beobachtung in der Naturkunde nicht präzise bestimmt werden kann, so soll dennoch aufgrund eines detaillierten inhaltlichen Vergleichs der Physica mit der antiken und mittelalterlichen Rezeptliteratur eine historische Einordnung und Beurteilung versucht werden, die die bisher in der Literatur meist pauschal gefällten Urteile anhand der einzelnen Pflanzenbeschreibungen differenzieren soll. Zu diesem Zweck wurden die jeweiligen Kapitel über Pflanzen, Bäume und Sträucher innerhalb der Physica mit den Hauptquellen des überlieferten antiken und mittelalterlichen Schrifttums verglichen [16], insbesondere mit der »Materia medica« des *Dioskurides* und der »Historia naturalium« des *Plinius,* den wesentlichen Repräsentanten der antiken Heilmittelkenntnis. Aus der frühmittelalterlichen Zeit wurde das außerordentlich verbreitete, für den praktischen Gebrauch bestimmte Rezept- und Kräuterbuch des *Pseudo-Apulejus* herangezogen, außerdem wurden das sogenannte »Capitulare de villis« aus der Karolingerzeit, sowie das »Hortulus« betitelte Lehrgedicht des *Walahfrid Strabo* berücksichtigt, ferner die von *Jörimann* und *Sigerist* herausgegebenen frühmittelalterlichen Rezeptarien und Antidotarien sowie die Schriften über die Pflanzenkunde des *Albertus Magnus:* an salernitanischen Schriften wurden außerdem das

Drogenbuch »Circa instans«, das »Lexikon plantarum« sowie die Synonymenliste »Alphita« benutzt. Ebenfalls einbezogen wurden die Werke des weitgereisten Drogenhändlers aus Bagdad, *Constantinus Africanus,* der im 11. Jahrhundert die arabische medizinische Literatur ins Lateinische übersetzte sowie die Drogenkommentare des *Avicenna* und *Ibn al-Baitar,* um nur die wichtigsten zu nennen. Ein Vergleich dieser Schriften mit der Pflanzenheilkunde Hildegards macht folgendes deutlich: obwohl sich kein wörtliches Zitat der antiken oder mittelalterlichen Schriftsteller nachweisen läßt, wird offensichtlich, daß Hildegard mit dem antiken Gedankengut und den medizinischen Theorien wohl vertraut war. Dies zeigen die zahlreichen Komponenten, die sie der antiken, im Mittelalter weiterlebenden Elementen- und Viersäftelehre entnommen und als Grundlage über Erklärungsversuche zur Krankheitsentstehung und -behandlung frei verwendet hat. Es läßt sich zeigen, daß sie die vier der Antike entlehnten Elemente als Grundprinzipien betrachtete, die das Weltgefüge zusammenhalten und über das Viersäftesystem auf den menschlichen Organismus einwirken. Im Prinzip unterscheidet sich Hildegards Theorie der Krankheit in der Struktur kaum von der antiken Viersäftelehre. Lediglich die Bezeichnungen sind andere geworden: an die Stelle von gelber und schwarzer Galle, Blut und Schleim[17] ist der Schleim, das antike phlegma, in vierfacher Gestalt getreten: Seine Grundqualitäten siccu, humidum, spumaticum, tepidum, vergleichbar den vier ursprünglich mit den Elementen und Säften verbundenen Qualitäten des Trockenen und Feuchten, Kalten und Warmen der antiken Medizin, werden alle die eigentlichen Krankheitsursachen angesehen.

Ebenso finden die medizinischen Indikationen ihre Begründung in der antiken, vom Mittelalter übernommenen Qualitätenlehre *Galens:* Gemäß diesem höchst künstlichen Schema unterschied man zwischen vier meist in den Paaren heiß-trocken, feucht-kalt auftretenden Qualitäten als Krankheitsursachen und vier, diesen entsprechenden, aber entgegengesetzten Qualitäten der Heilmittel, die noch jeweils in verschiedene Grade abgestuft wurden. Diese Differenzierung der Arzneimittelwirkung, die trotz allen Schematismus' einen ersten Versuch, die Therapie zu individualisieren, darstellte, übernimmt Hildegard der Sache nach, sie weicht jedoch insofern von der tradierten Lehre ab, als sie nicht die jeweilige Grade der genannten Drogen in der üblichen Form (etwa die Droge x ist heiß oder kalt im 2. Grad) bestimmte, sondern durch Umschreibungen wie »kalt und ein wenig trocken«, »verfügt weder über die volle Hitze noch über die volle Kälte" oder »ist warm und nur ein wenig trocken« die Wirkungen voneinander zu unterscheiden und zu spezifizieren versuchte.[18]

Über diese der antiken Humoralpathologie entlehnten Vorstellungen hinaus lassen sich bei zahlreichen Drogen auch hinsichtlich der medizinischen Indikationen deutliche Parallelen mit den antiken und mittelalterlichen Angaben erkennen. Aus den nachfolgend beschriebenen Pflanzen seien nur einige wenige herausgegriffen: Odermennig (Nr. 3), Andorn (Nr. 7), Esche (Nr. 9), deren Blätter abweichend von der Tradition auch zur Bierbrauerei empfohlen wurden, weiterhin die Betonie (Nr. 16), eine der bekanntesten und beliebtesten Allheilmittel im Mittelalter, die im Pflanzenaberglauben eine große Rolle spielte und auch von Hildegard mit übernatürlichen Eigenschaften ausgestattet wurde, ferner die heute noch als Adstringens benutzte Tormentillwurzel (Nr. 23), die Hildegard als Hämostyptikum gebrauchte, überdies die Wolfsmilchgewächse (Nr. 26), deren teilweise drastische Wirkung als Abführmittel Hildegard ebenso bekannt war wie der hautreizende Effekt, und nicht zuletzt der vielseitig als Wundmittel empfohlene Wegerich (Nr. 95) oder die Brombeere (Nr. 27), deren Stacheln Hildegard in origineller Weise über die zu ihrer Zeit bekannten Indikationen hinaus zur Abszeßspaltung bei angeschwollenem und vereitertem Zahnfleisch anstelle eines Aderlaßmessers zu verwenden rät. Auch für den Fenchel (Nr. 40), die Schafgarbe (Nr. 45), Mutterkraut (Nr. 72), die Minzen (Nr. 74a–d) und viele andere Arten läßt sich, wie in den folgenden Beispielen im einzelnen gezeigt wird, nachweisen, daß sich ihre Indikationen ganz im Rahmen der überlieferten Therapie bewegen, wobei sich Hildegard keineswegs nur auf die einheimischen Pflanzen beschränkte, sondern auch zahlreiche exotische Gewächse und ausländische Gewürze wie Zimt, Galgant, Kampfer, Gewürznelken, Ingwer, Myrrhe, Muskatnuß, Zitronenbaum, Pfeffer usw. erwähnte.

Bei einer Anzahl von Drogen fällt auf, daß Hildegard aus dem breiten Spektrum der tradierten Indikationen nur einige wenige, allerdings sinnvolle Anwendungsbereiche herausgreift, etwa beim Mandelbaum (Nr. 6), der wahrscheinlich schon zu ihrer Zeit in den milderen Klimata Deutschlands, an der Bergstraße und im Kaiserstuhl gezogen wurde und ihr vermutlich bekannt war, oder bei der Klette (Nr. 31), für die sie aus den zahlreichen mittelalterlichen Empfehlungen nur diejenigen Indikationen nennt, die auch noch heute als berechtigt erscheinen und für die volksmedizinische Verwendung bestimmend geblieben sind: Während bereits Hildegard die Droge als Diuretikum und äußerliches Mittel gegen grindige und aussätzige Hauterkrankungen anführt, weiß man erst heute, daß die Droge chemische Verbindungen mit bakteriostatischen und fungiziden Eigenschaften enthält, die den noch heute genutzten therapeutischen Effekt bei Ekzemen, Flechten und schuppigen Erkrankungen, besonders der Kopfhaut, erklären. Eine diuretische und diaphoretische Wirkung, die Hildegard darüber hinaus angibt, ist zwar in neuerer Zeit beobachtet, aber noch nicht weiter untersucht worden. Diese nicht selten wahrzunehmende offensichtliche Beschränkung der zahllosen, im Mittelalter üblichen Indikationen auf einige wenige spricht für die Praxisorientierung des Pflanzenbuches.

Eine weiteres Indiz für die eigene Beobachtung und Erfahrung im Umgang mit Drogen ist Hildegards eindringliche Warnung vor toxischen Pflanzen und besondere Vorsicht in der Anwendung narkotisch wirkender Kräuter. So führt sie die Herbstzeitlose, Colchicum autummale (Nr. 52), eines der schädlichsten und giftigsten Wiesenkräuter, offensichtlich nur deshalb in der Physica auf, um vor dem innerlichen Genuß, der in kurzer Zeit zum Tode führe, ausdrücklich zu warnen. Dabei ist ihre, vielleicht auf eigene Beobachtung zurückgehende Bemerkung interessant, daß das Vieh nicht an dem Genuß der Herbstzeitlosen sterbe; in der Tat sind Schafe und Ziegen weniger empfindlich diesem Zellgift gegenüber als der Mensch und können vergleichsweise ziemlich große Mengen des Colchicins vertragen. Ebenso rät Hildegard vom Gebrauch der, wegen ihres Gehaltes an Asaron nicht ungefährlichen Haselwurz (Asarum europaeum, Nr. 50) ab, die in der Antike und im Mittelalter als brechenerregende, abführende Arznei und Fiebermittel gerühmt wurde, Bestandteil zahlreicher Universalheilmittel war und vor Einführung der amerikanischen Brechwurzel im 17. Jahrhundert, der Ipecacuanha, zweifellos das wichtigste pflanzliche Brechmittel darstellte, das den Ärzten zur Verfügung stand.

Besondere Zurückhaltung übt Hildegard auch den Nachtschattengewächsen und Narkotika gegenüber. Dies ist um so erstaunlicher, als vom Opium (Nr. 79), Bilsenkraut (Nr. 20) und der Mandragora (Nr. 71) im Mittelalter als Schmerz-, Husten-, Schlaf- und Betäubungsmittel ausgiebig Gebrauch gemacht wurde.

Bei zahlreichen Drogenbeschreibungen lassen sich keine Entsprechungen im antiken und mittelalterlichen Schrifttum angeben, so daß anzunehmen ist, daß Hildegard aus der volksmedizinischen Überlieferung schöpfte. So knüpfte sie in der Beschreibung des Farnkrautes, das in der Antike als Wurmmittel und Abortivum bekannt war, weder an die antiken noch an die arabischen Autoren an, – sie erwähnt die auffallende anthelminthische Wirkung der Farnwurzel mit keinem Wort –, sondern sie schreibt ihr eine Reihe übernatürliche, dämonenabwehrender Wirkungen zu; der Farn soll vor teuflischen Einflüssen, Blitz, Donner und Hagel schützen und wird deshalb auch den Wöchnerinnen ins Bett, den Neugeborenen in die Wiege gelegt. Spätere Kräuterbuchautoren gehen noch sehr viel ausführlicher auf diesen Farnaberglauben ein. So hebt z. B. *Brunfels* neben den apotropäischen Qualitäten besonders die Eigenschaften hervor, daß er seine Träger unsichtbar mache, unedle Metalle in edle verwandle und zur Entdeckung kostbarer Schätze führe.

Vornehmlich die Bäume werden von Hildegard mit wunderbaren Eigenschaften ausgestattet, wobei sich Reste heidnischen Baumkultes, der Verehrung des Baumes als Sinnbild des Lebens, der sich stets erneuernden Natur, als Weltenbaum, Wohnung der Gottheit, Opfer- und Orakelstätte zugleich, mit christlichen Vorstellungen vom Baum der Erkenntnis, Lebens- und Paradiesbaum eigenartig durchdringen. Namentlich das Bild vom Lebensbaum im irdischen Paradies, der nach der Lehre Augustins den Menschen vor Krankheit und äußeren Schädigungen bewahrt, schwingt mit, wenn Hildegard die Bäume mit heilkräftigen, Zauber und Dämonen abwehrenden Tugenden ausstattet. So hassen die Geister und Dämonen das Tannenholz und vermeiden die Orte, an denen solche Bäume wachsen. Die Myrrhe schützt vor Zauberkräften und teuflischen Einflüsterungen – eine Vorstellung, die zweifellos mit dem uralten Gebrauch des Harzes als Räuchermittel zu magisch-kultischen Zwecken in Zusammenhang steht. Ebenso sollte ein Ring, in den ein Span aus Lindenholz eingelassen war und den man am Finger trug, vor gefährlichen Seuchen bewahren.

Diesen uns heute eigentümlich und fremdartig berührenden, spekulativen Angaben stehen auf der anderen Seite verblüffende Aussagen über Drogenwirkungen gegenüber, die vielfach erst in jüngster Zeit experimentell bestätigt werden konnten. Ein eindrucksvolles Beispiel dafür, daß aus seit Jahrhunderten empirisch genutzten Drogen mit Hilfe chemischer Methoden wirksame Naturstoffe isoliert werden konnten, die durch entsprechende Aufarbeitung oder systematische Abwandlung der Grundstruktur in die optimale Wirkform überführt wurden, bietet die Mariendistel (Nr. 93). Sie war als »sillybon« schon den antiken Ärzten bekannt, ihr in den mittelalterlichen Glossen belegtes Synonym »Mariendistel« deutet darauf hin, daß das antike »sillybon« wie so viele südeuropäische Pflanzen erst im Mittelalter mit den heilkundigen Mönchen über die Alpen gebracht, in den Klostergärten kultiviert und von hier aus in die Bauerngärten verbreitet wurde, wo sie noch heute gelegentlich als Zierpflanze anzutreffen ist. Nach den Angaben Hildegards, die zum ersten Mal im deutschen Sprachraum den später üblichen Beinamen »vehedistel« erwähnt, hilft die Pflanze ganz allgemein gegen Stechen im Herzen und in anderen Organen des Körpers. Ihre Aussagen sind deshalb bemerkenswert, weil sie sich offensichtlich hier in der Beurteilung der Heilkräfte nicht auf antike Autoren stützte, sondern die in der Volksmedizin beliebte und verbreitete Signaturenlehre als Prinzip der Arzneimittelfindung anwandte, daß also die stechende Distel das Stechen im Leib zu beseitigen vermochte. Hier scheint sich eine eigenartige Durchdringung empirischen Wissens mit spekulativer Betrachtung abzuzeichnen, die erst in jüngster Zeit durch pharmazeutische Untersuchungen experimentell bestätigt werden konnte. In der Tat wurde aus den Mariendistelsamen ein Wirkstoffkomplex, das Silymarin, isoliert, der symptomatische Beschwerden wie Seitenstechen zu lindern vermag. Die pharmakologische Prüfung dieser Wirkstoffe ergab, daß sie eine Leberschutzwirkung besitzen, die heute therapeutisch bei der Behandlung von Lebererkrankungen verschiedenster Genese ausgenutzt werden.

Ähnliche Entwicklungen lassen sich auch für andere von Hildegard genannte Pflanzen und die Aufklärung ihrer Inhaltsstoffe aufzeigen, etwa für die Aristolochiaarten, die im Mittelalter als ein Pharmakon mit einer großen therapeutischen Breite, von Hildegard indes vornehmlich als allgemeines Prophylaktikum gegen schwere und langanhaltende Krankheiten – gemeint sind wohl Infektionen – empfohlen wurden (Nr. 29). Erst in neuerer Zeit hat man entdeckt, daß der wirksame Inhaltsstoff, die Aristolochiasäure, die leukozytäre Abwehr aktiviert und damit die Infektionsresistenz verbessert; allerdings ist in jüngster Zeit die weitere Anwendung von Aristolochiapräparaten wegen eines eventuellen karzinogenen Risikos in Frage gestellt.

Insgesamt stützt die im folgenden an einer Auswahl pflanzlicher Heilmittel durchgeführte Untersuchung die Vermutung, daß Hildegard nicht nur die frühmittelalterliche Medizin gut gekannt und selbständig verarbeitet hat, sondern auch innerhalb der Grenzen ihrer Zeit durchaus sinnvolle symptomatische Therapie getrieben und aufgrund ihrer ganzheitlichen Denkweise eine in sich schlüssige, konsequente Krankheitslehre geschaffen hat. Ihre Pflanzenheilkunde mag die Grundlage für eine bescheidene ärztliche Praxis vermittelt haben, wie sie etwa in den Klöstern ausgeübt wurde und durch den St. Galler Klosterplan (etwa um 820) bezeugt ist. Bekanntlich bildete im mittelalterlichen Klosterplan das Infirmarium für die Mönche und Konversen zusammen mit dem Dispensierraum für die Aufbewahrung und Zubereitung der Arzneien mit dem anschließenden Kräutergarten einen festen Bestandteil des Klosterkomplexes, da schon in der Benediktinerregel die Kranken- und Siechenpflege als unabdingbare Pflicht der Mönche angesehen wurde.[19]

Die Annahme liegt daher nahe, daß sich auch Hildegards Angaben auf eigene praktische Erfahrung stützen. Ihre differenzierten Aussagen zur Arzneizubereitung, die sich von Hinweisen auf die Sammelzeit, Bereitung von Pflastern, Abkochungen, Herstellung von Räucherungen bis hin zu Bemerkungen über die Einnahme und Aufbewahrung erstrecken, lassen auf eigene Beobachtung und Kenntnisse im Umgang mit Arzneimitteln schließen (s. folgendes Kapitel); überdies setzten ihre Pflanzenbeschreibungen Grundkenntnisse zumindest in der lokalen Flora, den gewöhnlichen Namen und Synonyma der meisten Heilpflanzen voraus.

Der Umstand indes, daß bei der Untersuchung der pflanzlichen Heilmittel in der Physica Hildegards in manchen Fällen der Einsatz der Droge weder aufgrund der Rezept- bzw. Herbartradition noch des heutigen pharmakologischen Wissens zu deuten oder zu begründen ist, findet eine Erklärung in folgender Überlegung: Die enge Berührung der Heilkunde mit Kirche und Kloster, die für die Praxis der mittelalterlichen Medizin charakteristisch ist, brachte es mit sich, daß spekulative und empirisch-rationale Betrachtungsweisen fest miteinander verknüpft waren. Eine rein naturwissenschaftlich orientierte Beurteilung des therapeutischen Effekts kann daher nur immer einen Teilaspekt des Heilungserfolgs erfassen. Denn nach mittelalterlicher Auffassung ist das Heilmittel, lat. »re-medium«, mehr als der bloße Träger einfacher Wirkstoffe, er ist auch immer zugleich »medium«, Mittler göttlicher, übernatürlicher Kräfte [20], eine Vorstellung, die schon die antiken Ärzte in der Metapher von den Arzneimitteln als den »Händen der Götter« anschaulich zum Ausdruck brachten. Diese Verschmelzung von Heilserwartung und Heilungserfolg bedingt, daß die therapeutische Wirksamkeit nicht immer unmittelbar aus den Inhaltsstoffen erklärt werden kann, daß demnach in manchen Fällen die Reproduktion und Rekonstruktion des angegebenen therapeutischen Effekts unmöglich wird. Aber eben dies ist das Problem, das die mittelalterliche Praxis mit der modernen Phytotherapie verbindet: Solange auch heute noch eine direkte und absolute Korrelation zwischen einzelnen Inhaltsstoffen eines Phytopharmakons und seiner therapeutischen Wirksamkeit nur in Einzelfällen möglich ist, und solange die Gesamtanalyse eines Phytopharmakons nur »ein theoretisch erreichbares Optimum« darstellt [21], bewegen wir uns in einem ähnlichen Dilemma, wir benennen es nur anders, nämlich Placeboeffekt, den auszunutzen auch heute noch richtig und sinnvoll sein kann, aber nicht zur Grundlage eines neuen Heilverfahrens [22] gemacht werden sollte. Die im folgenden vorgelegten Pflanzenbeschreibungen mögen neben der historischen Analyse auch die Schwierigkeiten und zahlreichen Unsicherheitsfaktoren demonstrieren, die mit der Überprüfung des überlieferten Arzneischatzes auf seine Brauchbarkeit für die heutige Therapie verbunden sind und die nicht nur durch das unzureichende Quellenmaterial, sondern auch durch die trotz fortgeschrittener phytochemischer Forschung bisher nur fragmentarischen Kenntnisse über die komplizierten Gemische chemischer Substanzen in den pflanzlichen Arzneidrogen provoziert werden.

ARZNEIFORMEN UND ARZNEIZUBEREITUNG

Wie *D. Goltz* anhand des Antidotarium Nicolai schlüssig nachgewiesen hat[23], sind die in der mittelalterlichen Rezeptliteratur vorhandenen Erklärungen über die Zubereitung der Arzneien vielfach so ungenau, daß eine strenge Systematisierung nicht möglich ist und nur wenige Anhaltspunkte für eine Definition der einzelnen Arzneiformen im mittelalterlichen Schrifttum zu finden sind. Diese Feststellung trifft auch auf die Arzneimittelbeschreibungen Hildegards zu, in denen die diätetischen und medikamentösen Zubereitungen (Suppen, Würzen, Getränke) nicht immer streng voneinander geschieden werden und der Übergang zwischen den in der Küche benützten Kräutern und Gewürzen und eigentlichen Arzneimitteln fließend ist. Zur Erläuterung der vielfältigen Herstellungsweisen und Arzneiformen, soweit sie sich den eingestreuten Hinweisen in der Physica entnehmen lassen, seien daher einige kurze Bemerkungen vorangeschickt.

Unter den innerlich anzuwendenden Mitteln bildet der *Trank (soff, jus, potio)* bei weitem die häufigste Arzneiform. Er wird aus einem Auszug der Kräuter mit Wasser, Wein oder Essig hergestellt und anschließend mit Honig versetzt. Honig als Versüßungsmittel fehlt selten in den Rezepten. Gelegentlich wird sogar der erst im Mittelalter durch die Araber in Europa eingeführte Zucker verwendet, der offensichtlich nicht nur als Geschmackskorrigens, sondern zugleich auch als Therapeutikum galt, was draus hervorgeht, daß ihm ein eigenes Kapitel gewidmet ist. Honig und Zucker hatten nicht nur als Süßungs- und Arzneimittel eine Bedeutung, sondern man machte sich auch ihre konservierenden Eigenschaften zunutze, die seit dem frühen Mittelalter bekannt waren.[24] Zur Zubereitung des Trankes werden im allgemeinen die Ingredienzien zunächst pulverisiert, oder wenn es sich um frische Kräuter handelt, im Mörser zerstoßen und anschließend mit Wein, Essig oder Bier übergossen bzw. gekocht. Nach dem Kolieren durch ein Leintuch oder ein Säckchen wird der Honig zugefügt. Gelegentlich werden die Drogen auch in Leinensäckchen eingebunden und eine Zeitlang in Essig oder Wein gelegt, damit die Kraft der Drogen, wie oftmals erläutert wird, in das Extraktionsmittel übergehe. Als eine spezielle Zubereitung wird mehrfach der »luterdranck« bzw. »luterdrang«, lateinisch »claretum«, erwähnt, ein aus Wein, Honig und aromatischen Kräutern hergestelltes mildes Abführmittel.[25] Meist soll der Trank warm eingenommen werden; die Temperierung geschieht gelegentlich mit Hilfe eines glühenden Eisenstabes, der zehnmal in die Flüssigkeit eingetaucht werden soll.

Eine andere, häufig genannte Arzneiform sind die sogenannten »tortelli« (»Kucheln«), die die Größe einer Münze haben sollen. Diese »tortelli« stehen als Arzneiform den Trochisci nahe, die bereits im Corpus hippocraticum erwähnt und bei *Galen* synonym mit »artiskos«, kleines Brötchen, gebraucht werden.[26] Auf ähnliche Weise läßt auch Hildegard die »tortelli« aus einem mit Mehl (Weizen- oder Bohnenmehl) und Eigelb hergestellten Teig zubereiten, in den die pulverisierten Drogen eingearbeitet werden. Die Teigmasse wird dann in der Sonne, am Ofen oder in warmer Asche getrocknet. Die auf diese Weise hergestellten »Küchlein« werden gegessen, auf schmerzende Körperstellen aufgelegt oder aufbewahrt, um sie bei Bedarf zu Tränken, Salben etc. weiterzuverarbeiten. Sie stellten also eine Form der Konservierung dar, die erlaubte, die Ingredienzien zu beliebiger Zeit in Anwendung zu bringen.

Von den, den Trochisci als Arzneiform nahestehenden, Pillen wird hingegen nur selten Gebrauch gemacht. Über ihre Zubereitung fehlen entsprechende Angaben, abgesehen von der an einer einzigen Stelle mitgeteilten Größe, welche mit den Bohnen verglichen wird.

Zu den innerlich zu verabreichenden Mitteln gehören auch die *Elektuarien, Latwergen* oder »Leckmittel«[27], mit Honig zubereitete Arzneimittelmischungen musartiger Konsistenz, die seit dem 6. Jahrhundert n. Chr. bekannt sind und auf die verschiedenste Weise eingenommen und keineswegs allein »geleckt« wurden, wie man aufgrund der Etymologie vermuten könnte.[28] Die ursprüngliche Form der Applikation dieser Drogenmischungen, das Auflecken, wird noch in einigen Rezepten Hildegards beibehalten, in denen ausdrücklich vorgeschrieben wird, die Pulvermischung aufzulecken (»lingat id est lecke«, »in manu sua lingat«).

Unter den äußerlich anzuwendenden Mitteln nehmen die *Salben* und *Kataplasmen* bzw. Umschläge in den vielfältigsten Formen den größten Raum ein. Als Salbengrundlage dienen die verschiedensten Fettarten, wie sie gelegentlich auch in der Küche verwendet wurden: Butter, Gänse- und Schweineschmalz, daneben Bärenfett und Hirschtalg. Vielfach werden ausführliche Anweisungen zu ihrer Herstellung gegeben, die oft mehrere Arbeitsgänge wie Abkochung der Drogen, Schmelzen des Fettes, Mischung und Eindickung im Tiegel umfassen.

Kataplasmen werden häufig aus Brot und Mehl hergestellt, in welche die Drogen eingearbeitet werden. Der so bereitete Brei wird auf ein Leintuch gestrichen und dem schmerzenden Körperteil aufgelegt, oder gelegentlich auch, z. B. bei Fiebererkrankungen, der gesamte Körper damit eingewickelt. Die als Hausmittel noch heute beliebten kalten und warmen Umschläge werden mit Hilfe eines mit einem

Drogendekokt getränkten Leintuchs zubereitet oder durch indirekte Applikation der gekochten Droge auf den schmerzenden Körperteil, der mit einem Leintuch bedeckt wird, aufgebracht. Von *Pflastern* wird relativ wenig Gebrauch gemacht. Der Herstellungsvorschrift eines Magenpflasters, die ausführlich erläutert wird, ist zu entnehmen, daß die zur eigentlichen Pflasterbildung notwendigen Mineralien, etwa Beiglätte, mit der sie am einfachsten zu erreichen war, fehlten; es ist daher anzunehmen, daß es sich in den meisten Fällen um Harzpflaster, die den Salben vergleichbar sind, gehandelt hat.

Häufig erwähnt werden auch die als spezielle Augenmittel verwandten *Kollyrien,* die schon in der Antike als Arzneiform bekannt waren[29] und den vielfältigsten Zwecken dienten. Der Gebrauch der ursprünglich aus einer teigartigen Masse bereiteten medikamentösen Stäbchen oder Stifte wurde erst im Mittelalter auf die Anwendung des Auges eingeschränkt, und haben auch bei Hildegard die spezielle Bedeutung von Augenmitteln. Im Bedarfsfall bereitete man aus diesen meist Mineralien enthaltenden Stäbchen mit Flüssigkeit ein Augenwasser, das dann ebenfalls die Bezeichnung »Kollyrium" trug. Schließlich seien noch die *Räucherungen* erwähnt, die hauptsächlich gegen Kopfschmerzen, Erkältungskrankheiten und Gehörsminderung empfohlen werden. Der Rauch wird durch Aufstreuen aromatischer Kräuter auf glühende Dachziegel, einfaches Anzünden des Holzes oder mittels Holzkohle erzeugt. Die Räucherung kann auch in besonderen irdenen Gefäßen, die in ihrem halsartig verjüngten Teil mit einem Loch versehen sind, vorgenommen werden. Durch dieses Loch wird ein Rohr eingeführt, mit dem der Dampf unmittelbar in den Mund, z. B. zur Abtötung des sogenannten »Zahnwurms«, geleitet wird.

Über die *Aufbewahrung* der Arzneimittel erfährt man in Hildegards Texten selten genauere Hinweise. Die hergestellten Präparate waren auch kaum zur Lagerung über einen längeren Zeitraum geeignet, sondern zum sofortigen Gebrauch bestimmt, schon weil sie leicht verderbliche Stoffe wie Butter, Eier, Milch, Pflanzensäfte etc. als Vehikel enthielten. Lediglich an vier Stellen werden Bemerkungen über besondere Gefäße als Arzneibehälter gemacht, die als irdene Gefäße mit Deckel bzw. »Büchsen« beschrieben werden, womit vermutlich Holzbüchsen oder Spanschachteln gemeint sein dürften.

Maße und *Gewichte* werden nicht in bestimmten Gewichtseinheiten angegeben, obwohl seit der Einführung klarer Gewichtsverhältnisse durch die salernitanischen Antidotarien[30] Maße wie Skrupel, Drachme, Unze und Pfund als Einheiten bekannt und gebräuchlich waren. Hildegard begnügte sich mit praktischen, nicht sehr präzisen, oftmals sehr anschaulichen Angaben wie »soviel wie sich mit dem Ausschnitte einer Schreibfeder fassen läßt«, »die Menge zweier Nußschalen« oder »die Menge eines kleinen Kochlöffels«. Die Ge-

wichtsangaben werden gelegentlich auch in Münzgewichten gemacht. Im übrigen behalf sich Hildegard mit für ihre Zwecke fraglos
ausreichenden Verhältnisangaben wie »ein Drittel«, »doppelt soviel
wie«, »gleiche Mengen von« oder »die Hälfte von«.

Anmerkungen

[1] s. dazu R. *Hänsel:* »Phytopharmaka in der Präventivmedizin und zur Selbstmedikation«, sowie das aufschlußreiche DAZ-Interview mit R. Hänsel und H. Schilcher über
Phytopharmaka in der Deutschen Apotheker-Zeitung 121 (1981) 1315 f; 1319–1322. –
vgl. auch den Bericht »Sind Naturstoffe bessere Arzneimittel?« über ein Symposium
zum Thema »Synthetische Arzneimittel versus Naturstoffe« 1978 in Freiburg in:
Nachr. Chem. Techn. Lab. *26* (1978) 719 f.

[2] 1980 haben sich nach Aussage des Präsidenten des Verbandes Deutscher Heilprakti-
ker, Ekkehart Scharnick, immerhin zwölf Millionen Bundesbürger von Heilprakti-
kern behandeln lassen gegenüber rund 250 Millionen Behandlungsfällen bei Ärzten
(in: Medikament und Meinung, Nr. 5, 15. Mai 1981).

[3] s. dazu die knappe und konzentrierte Übersicht von A. Führkötter über die Herkunft
Hildegards und wichtigsten Stationen ihres Lebens (s. Bibliogr. Nr. 8)

[4] s. Bibliogr. IV, E, Nr. 81–95

[5] s. Bibliogr. Nr. 45

[6] s. dazu, die Bibliogr. zur Natur- und Heilkunde Hildegards, S. 211 ff.

[7] *Gottfried Hertzka:* Das Wunder der Hildegard-Medizin. Aschaffenburg 1978, S. 8,
S. 53

[8] s. dazu D. *Goltz:* Mittelalterliche Pharmazie und Medizin. Dargestellt an Geschichte
und Inhalt des Antidotarium Nicolai. Stuttgart 1976 (= Veröff. Int. Ges. Gesch.
Pharm. N. F. Bd. 44), besonders S. 103: Zur Nosologie und Problematik der Deutung
von Krankheitsnamen.

[9] s. dazu Teil IV, E der Bibliogr.

[10] s. dazu G. *Hertzka* (wie Anm. 7); außerdem von demselben Autor: So heilt Gott. Die
Medizin der hl. Hildegard von Bingen als neues Naturheilverfahren. Stein a. Rhein,
Christiana Verlag, 1. Aufl., 1970, 6. Aufl. 1978

[11] s. dazu Bibliogr. Nr. 23

[12] Anlaß zur Annahme eines visionären Ursprungs ihrer Werke hat vor allem der Prolog
zum »Liber vitae meritorum« (Das Buch der Lebensverdienste, 1972 (Salzburg) von
H. *Schipperges* unter dem Titel: »Der Mensch in der Verantwortung« herausgegeben)
geboten. Dort wird unter den Schriften, die Hildegard in einer wahrhaftigen Schau
empfangen haben soll, auch der »Liber subtilitatum rerum diversarum naturarum
creaturarum« (Die Feinheiten der verschiedenen Naturen der Geschöpfe) genannt.

[13] *M. Schrader, A. Führkötter,* s. Bibliogr. Nr. 23, S. 58

[14] s. dazu die Diskussion der Quellenfrage in dem 1. Band der kritischen Ausgabe der
Hildegard-Werke (Hildegardis-Scivias, ed. *A. Führkötter* u. *A. Carlevaris.* Turnholt:
Brepols 1978 [= Corpus Christianorum, Continuatio mediavalis XLIII] S. XIV ff); die
dort über Hildegards Stellung gegenüber der theologischen Tradition und ihre Kenntnis des mittelalterlichen Schrifttums grundsätzlichen Ausführungen dürften auch für
die naturkundlich-medizinischen Schriften zutreffen.

[15] über die verschiedenen Handschriften und Ausgaben s. die Bibliogr. IV, A–D. Von der
»Physica« existieren lediglich die editio princeps aus dem Jahre 1533 sowie die fehlerhafte Ausgabe in der Patrologia latina von *Migne* nach der Pariser Handschrift aus
dem 15. Jahrhundert, die keineswegs die beste Variante darstellt. Ähnlich unzurei-
chend ist die Quellenlage für die »Causae et curae", die abgesehen von dem 1882
durch *Pitra* veröffentlichten Auszug in den Analecta sacra nur in der unkritischen
Edition von *Paul Kaiser* aus dem Jahre 1903 nach der einzigen Handschrift in Kopen-

hagen vorliegt. Um eine Basis für die Diskussion um die Autorschaft, Originalität und eventuelle Übernahmen traditioneller Elemente in die Naturkunde zu schaffen, ist vom Verf. die kritische Edition in Angriff genommen worden, um durch eine Annäherung an die ursprüngliche Textgestalt die antiken und frühmittelalterlichen Quellen sowie den Anteil volksmedizinischer und populärer Vorstellungen deutlicher bestimmen zu können.

[16] eine Übersicht über die Gesamtheit der konsultierten Werke bietet die Liste S. 211 ff. Zur Schwierigkeit und Problematik der Identifizierung mittelalterlicher Drogen s. die beiden grundsätzlichen Erörterungen von *O. Beßler:* »Die Identifikation von mittelalterlichen Drogen«. In: Veröff. Int. Ges. Gesch. Pharm. N. F. Bd. 13 (1958) 43–55; und »Prinzipien der Drogenkunde im Mittelalter – Aussagen und Inhalt des Circa instans und Mainzer Gart.« Habil. Schr. Halle/Saale 1959.

[17] s. dazu die grundlegende Untersuchung von *Erich Schöner:* Das Viererschema in der antiken Humoralpathologie (= Sudhoffs Archiv, Beiheft 4), Wiesbaden 1964

[18] weitere Nachweise s. *I. Müller* (Bibliogr. Nr. 71)

[19] s. dazu *Johannes Duft* (Hrsg.): Studien zum St. Galler Klosterplan (= Mitteilungen zur vaterländischen Geschichte, hrsg. vom Historischen Verein des Kantons St. Gallen, 42) St. Gallen 1961 – weiterhin: *Johannes Duft:* Notker der Arzt. Klostermedizin und Mönchsarzt im frühmittelalterlichen St. Gallen. St. Gallen 1972, S. 32–36; vgl. auch: *Gerhard Baader*. Naturwissenschaft und Medizin im 12. Jahrhundert und Hildegard von Bingen (Bibliogr. Nr. 46).

[20] *D. Goltz:* Über die Rolle des Arzneimittels in antiken und christlichen Wunderheilungen. In: Sudhoffs Archiv *50* (1966) 392–410; s. a. *Schipperges* (Bibliogr. Nr. 84).

[21] s. den Vortrag von *F. Hefendehl:* »Qualitätssicherung bei Phytopharmaka« auf der 29. Tagung der Gesellschaft für Arzneipflanzenforschung (9.–13. 6. 1981) in: Planta medica *42* (1981) Nr. 2, S. 111

[22] s. Anm. 10

[23] s. *D. Goltz,* (wie Anm. 8) S. 159 ff

[24] *D. Goltz* (wie Anm. 8) S. 160

[25] *Bartholomaeus Anglicus:* De rerum proprietaibus lib. 19, 56; s. dazu: *W. Wackernagel:* Mete, Bier, Win, Lit, Lutertranc in: Zschr. dtsch. Altertum *6* (1948) 261–280

[26] *Galen.* Opera omnia, ed. *Kühn* XIV, 42; XIV, 51 – s. a. *D. Goltz* (wie Anm. 8) S. 174 ff

[27] vom gr. »λείχειν« = lecken, auflecken

[28] *D. Goltz* (Anm. 8) S. 161 ff

[29] »Kollyrion« Deminutiv von gr. »kollyra«, grobes Brot, antike Brötchen von stangen- oder wabenähnlicher Form (s. Goltz [Anm. 8] 205)

[30] *D. Goltz,* (Anm. 8) S. 58

II. Die pflanzlichen Heilmittel

VORBEMERKUNG

Der folgende Teil umfaßt eine Auswahl, vornehmlich die pharmakologisch relevanten Drogen aus dem pflanzlichen Arzneischatz Hildegards, die mit dem antiken und mittelalterlichen, medizinisch-botanischen Schrifttum, vor allem der Rezeptliteratur, verglichen werden und aufgrund der heutigen phytochemischen und phytopharmakologischen Kenntnisse über die Wirkungsweise mit allem Vorbehalt (s. S. 11 f.) eine abwägende Beurteilung ihrer therapeutischen Eignung und Angemessenheit erfahren. Zur Erläuterung der einzelnen Drogenkapitel sei folgendes bemerkt:

Deutsch-lateinische Pflanzennamen:
Die alphabetische Anordnung wurde nach den *deutschen* Pflanzennamen der Physica getroffen, da Hildegard vorwiegend die deutschen Namen verwendet. Meßgeblich ist die lateinische Edition von *J. P. Migne* (s. Bibliogr. Nr. 34); wo die lateinischen Bezeichnungen der Editio princeps (1533) entnommen sind, wurde dies durch den Zusatz »(ed.)« angezeigt.
Die Stellennachweise »Ph:PL« bzw. »CaCu (Kaiser)« beziehen sich auf die Physica-Edition von *Migne* (Nr. 34) und die Ausgabe der »Causae et curae« von *P. Kaiser* (s. Nr. 36).

Ma. Bez.:
Der Absatz enthält ähnliche und anders lautende Bezeichnungen der Pflanze, die im Mittelalter üblich waren. Als Bestimmungshilfen wurden der Synonymenschlüssel von *H. Fischer,* die althochdeutschen Glossen von *Steinmeyer-Sievers,* das Wörterbuch der Pflanzennamen von *Marzell,* das *Mlat Wb* sowie das etymologische Wörterbuch der botanischen Pflanzennamen von *Genaust,* schließlich das Lexikon botanischer Termini von *André* und die als *Alphita* bekannte Drogen- und Synonymenliste des 13. Jahrhunderts berücksichtigt; wenn andere Hilfsmittel benutzt wurden, so ist dies eigens vermerkt. Der Zusatz »W« bei einigen Termini weist auf die Verwendung in der Wolfenbütteler Handschrift (s. Bibliogr. Nr. 26) hin, während Varianten des Pflanzennamens innerhalb des Textes bei Hildegard durch den Zusatz »H« angedeutet werden.

Hildegard (Ph. Riethe):
In diesem Abschnitt sind die Indikationen der bei Hildegard genannten jeweiligen Pflanzen in kurzgefaßter Form, unter Hinweis auf die deutsche Übersetzung der »Physica« von Riethe (s. Bibliogr. Nr. 40) angeführt.

St. Pfl.:
An dieser Stelle wird die moderne botanische Nomenklatur der von Hildegard vermutlich beschriebenen Pflanze genannt. Die botanische Nomenklatur der Drogen und ihrer Stammpflanzen folgt dem Internationalen Codex (ICBN) von 1966 (zusammengestellt in: *Encke-Buchheim-Zander:* Handwörterbuch der Pflanzennamen, 10. Aufl. Stuttgart 1972) sowie der »Liste der Gefäßpflanzen Mitteleuropas« von *Ehrendorfer, F.* u. Mitarbeitern (Wien, Graz 1967).

Herk.
Hier sind Angaben über Heimat und Verbreitung der Pflanze, vorwiegend nach *Hegi, Hagers Handbuch, Brücher* und *Wagner* gemacht.

Inh.:
Der Abschnitt enthält Angaben über die Hauptwirkstoffe bzw. Wirkstoffgruppen nach Drogenhandbüchern bzw. modernen Darstellungen von:
Wagner, Hildebert
Pharmazeutische Biologie. Bd. 2: Drogen und ihre Inhaltsstoffe. Stuttgart, New York 1980.
Steinegger, E., Hänsel, R.
Lehrbuch der Pharmakognosie. Auf phytochemischer Grundlage. 3. Aufl., Berlin, Heidelberg, New York 1972
Hagers Handbuch der Pharmazeutischen Praxis.
4. Aufl., Bd. I–VIII, Berlin, Heidelberg, New York 1967–1979
Gessner, Otto
Gift- und Arzneipflanzen von Mitteleuropa.
3. Aufl., hrsg. v. G. Orzechowski.
Heidelberg 1974
Hoppe, Heinz
Drogenkunde.
2 Bde., 8. Aufl., Berlin, New York 1975–1977
Schormüller, J.
Lehrbuch der Lebensmittelchemie.
Berlin, Heidelberg, New York 1974

Anw.:

Der Abschnitt enthält Angaben über die Verwendung der Pflanzen in der Antike und im Mittelalter aufgrund der nachfolgend aufgeführten Literatur (s. S. 189 ff.). Die Aussagen Hildegards werden auf dem Hintergrund der medizinischen Tradition und volksmedizinischen Überlieferung sowie der heutigen Kenntnis über die pharmakologische Wirkung der Pflanze und ihre Anwendung in der modernen Heilkunde diskutiert.

AB:

Zum Schluß werden Hinweise auf die Berücksichtigung der jeweiligen Droge in einem der derzeit geltenden deutschsprachigen Arzneibücher, in den Bänden des Europäischen Arzneibuches sowie im Deutschen Arzneimittel-Codex gegeben. Bei heute obsolet gewordenen Drogen wird, sofern möglich, auf ihr Vorkommen im DAB 6 bzw. EB 6 verwiesen.

Folgende Abkürzungen wurden verwendet:

DAB 6: Deutsches Arzneibuch, 6. Ausgabe 1926
DAB 7: Deutsches Arzneibuch, 7. Ausgabe 1968
DAB 8: Deutsches Arzneibuch, 8. Ausgabe 1978
Ph. Eur. I: Europäisches Arzneibuch (deutsch) Bd. I 1974
Ph. Eur. II: Europäisches Arzneibuch (deutsch) Bd. II, 1975
Ph. Eur. III: Europäisches Arzneibuch (deutsch) Bd. III, 1978
EB 6: Ergänzungsbuch zum Deutschen Arzneibuch 6. Ausgabe
DAC 1972: Deutscher Arzneimittel-Codex 1972
DAC 1979: Deutscher Arzneimittel-Codex 1979
HAB I: Homöopathisches Arzneibuch 1. Ausgabe 1978
DAB 7 (DDR) Arzneibuch der Deutschen Demokratischen Republik, 7. Ausgabe 1964
ÖAB 9: Österreichisches Arzneibuch, 9. Ausgabe 1960
Helv. VI: Schweizer Arzneibuch, 6. Ausgabe 1971

Anw.:

Die expektorierende Wirkung der Droge scheint schon in der Antike bekannt und genutzt worden zu sein: in den *hippokratischen* Schriften wird Arum als Heilmittel gegen Lungenleiden und Atembeschwerden genannt. *Dioskurides* (II, 197) empfahl darüber hinaus die Wurzeln der Pflanze äußerlich als Linderungsmittel gegen Ohrenschmerzen, zur Beseitigung von Nasenpolypen, als Salbe gegen Krebsgeschwüre sowie als Umschlag bei Gichtleiden. Bei der Gichtbehandlung dürfte sich die nachhaltige lokale Hyperämie infolge von Hautreizung durch das Aroin günstig auf die Gelenkschmerzen ausgewirkt haben. Den Angaben des *Dioskurides* fügten die mittelalterlichen Autoren kaum Neues hinzu. Auch Hildegard wiederholt die Indikation »Gicht«, merkwürdigerweise jedoch verordnet gerade sie, die in der Medikation stark wirkender Drogen eher zurückhaltend ist, diese Pflanze innerlich. Dabei fällt die Ähnlichkeit der beschriebenen Krankheitssymptome (Versagen der Zunge beim Sprechen, Versteifung der Gelenke, Lähmung der Glieder) mit den charakteristischen Vergiftungssymptomen des Aronstabs wie Stimmverlust und Lähmungserscheinungen auf. Man kann daher vermuten, daß Hildegard ihre Empfehlung aufgrund des Simileprinzips, der Symptomähnlichkeit, getroffen hat.

Nicht nur im Mittelalter, sondern bis ins 18. Jahrhundert hinein spielte der Aronstab besonders als Husten-, Magen- und Fiebermittel in der offizinellen Materia medica eine bedeutende Rolle. Wegen seiner Giftigkeit wird der Aronstab in der Schulmedizin heute nicht mehr verwendet, in der Homöopathie indes ist er noch immer ein beliebtes Mittel bei Affektionen des Nervensystems mit Lähmungserscheinungen, bei chronischen Katarrhen der Luftröhre und Magenschleimhaut, sowie bei rheumatischen Erkrankungen und Gicht.

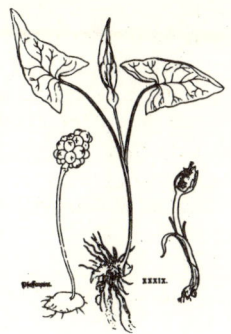

1

Aaron
Ph: PL: I, cap. XLIX

Ma. Bez.:
a(a)ron, iarus, barba aron, pes vituli, drachen-, slangwurz[1], serpentaria minor, dracontea, basilisca

Hildegard (Ph. Riethe S. 27):
innerlich zur Erleichterung der Todesqualen bei der Beulenpest, gegen Versteifungen der Glieder infolge von Gicht, sowie Fiebererkrankungen und Melancholie.

St. Pfl.:
Arum maculatum L. – Araceae, Gefleckter Aronstab.

Inh.:
Aronstab enthält, wie die meisten Arazeen, einen bisher in seiner chemischen Konstitution noch nicht aufgeklärten giftigen Scharfstoff, das Aroin, das auf der Haut und Schleimhaut Brennen, Rötung, Entzündung und Blasenbildung hervorruft. Diesem Inhaltsstoff wird auch eine auswurffördernde Wirkung zugeschrieben, innerlich führt er zur Lähmung des Zentralnervensystems, Vergiftungen mit der Wurzel sind daher nicht auszuschließen.

[1] als Schlangen- oder Drachenwurz wurden im Mittelalter auch andere Arazeen bezeichnet.

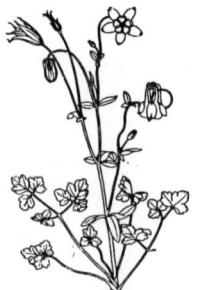

2

Agleva-Acoleia (ed.)
Ph: PL: I, cap. CXXXII,
CaCu (Kaiser): 214,6

Ma. Bez.:
acaleya, agleykraut, aqui-
leia¹, agleia, ageleia, ackeleia
(H)

Hildegard (Ph. Riethe
S. 44):
gegen Krampfanfälle der
Kinder (»freislich« – »frai-
sen«), gegen Skrofulose
(Lymphknotenschwellun-
gen an Hals und Nacken),
gegen schleimigen Auswurf
und Fieber.

St. Pfl.:
Aquilegia vulgaris L.-Ran-
nunculaceae, Akelei

Herk.:
heimisch in Süd- und Mitteleuropa, Nordafrika und ge-
mäßigtem Asien

Inh.:
Die Wirkstoffe sind bisher
noch nicht untersucht.

¹ *Albertus Magnus* (De vegetab.
II, 135) leitet das lateinische Wort
wegen der Blütenformen von
»aquila«, Adler, ab.
² *R. Fritz:* Aquilegia. Die symboli-
sche Bedeutung der Akelei. In:
Wallraf-Richartz-Jahrbuch *16*
(1952) 99–110.
³ s. dazu: *L. Behling:* Die Pflanze.
in der mittelalterlichen Tafelmalerei. 2. Aufl. Köln, Graz 1967, S.
36–38.
⁴ *I. Krumbiegel:* Die Akelei
(Aquilegia). Eine Studie aus der
Geschichte der deutschen
Pflanze. In: Janus *36*(1932) 71–92;
129–145.

Anw.:

Die Akelei ist eine spezifisch deutsche Garten-
und Heilpflanze, die sich namentlich im klassischen Latein nicht nachweisen läßt. Hildegards
Naturkunde ist der früheste Beleg für die Bezeichnung dieser Pflanze. Daß sie nicht nur eine
geschätzte Heil-, sondern eine ebenso bedeutsame Symbolpflanze war, deren verlorengegan-
gene Symbolik neuerlich R. *Fritz* ² wiederentdeckt
hat, bezeugt die mittelalterliche Tafelmalerei, in
der sie auffallend häufig abgebildet ist.³ Die geheimnisvolle Bedeutung der Akelei, die sich nicht
nur als Marienpflanze deuten läßt, sondern in der
Gestalt ihrer Blüte die vielfältig wiederholte
Anrufung Gottes versinnbildlicht, hat Hildegard
ohne Zweifel gekannt, und es ist einleuchtend,
daß der mittelalterliche Mensch das himmlische
Heil mit dem irdischen verknüpfend, diese heilige
Pflanze auch als Heilpflanze vielseitig verwende-
te⁴: sie galt als wirksames Mittel zur Behandlung
offener Wunden und Geschwüre, wobei die adstringierende Wirkung des frischen Pflanzensaftes
nicht ohne Effekt gewesen sein dürfte; außerdem
wurde sie bei Ausschlägen, Grind, Skrofulose vor
allem bei skorbutischen Erkrankungen, aber auch
bei Gelbsucht, Milz- und Leberleiden empfohlen,
wenngleich ihre arzneiliche Verwendung nicht
sehr ausgedehnt gewesen sein dürfte, denn *Alber-*
tus Magnus erwähnte sie nur wegen ihrer Schönheit für den Ziergarten, und noch im 16. Jahrhundert weist der Botaniker *Bock* auf die geringe
Verbreitung der Akelei als Arzneimittel hin,
obwohl er ihre wunderheilende Wirkung bei inneren und äußeren Verletzungen sehr rühmt. Aus
dem offiziellen Gebrauch ist die Pflanze um 1800
verschwunden, wohingegen sie in der Volksheilkunde weiterhin gegen Leber-, Galle- und Hauterkrankungen benutzt wurde.
In der Homöopathie hat sie noch heute Bedeutung als ein Mittel gegen klimakterische Beschwerden, Schlaflosigkeit und Globus hystericus
(Halsneurosen, »Kloßgefühl im Hals«).

3

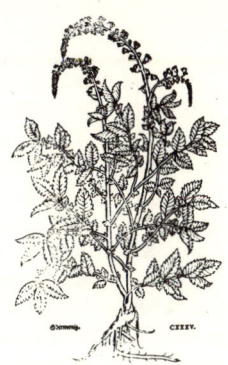

Agrimonia
Ph: PL: I, cap. CXIV;
CaCu (Kaiser):
188, 20–213, 1–215, 6

Ma. Bez.:
sarcocolla, argemonion, avermonia, odermenie, bibona, concordia, salvia silvestris

Hildegard (Ph. Riethe S. 40):
äußerlich in Form von Kopfwaschungen und -umschlägen als unterstützendes Mittel gegen Geistesschwäche, innerlich in Form von Pillen gegen Verdauungsbeschwerden, äußerlich als Badezusatz zur Behandlung hartnäckiger Geschwüre infolge venerischer Erkrankungen, außerdem soll sie gegen Sehschwäche und zusammen mit Weidenrinde gegen akute Fieber helfen.

St. Pfl.:
Agrimonia eupatoria L.-Rosaceae, Odermennig

Herk.:
Nord- und Mitteleuropa, Balkanländer, Rußland.

Inh./Wirk.:
Hauptwirkprinzip: Catechingerbstoffe, die medizinische Anwendung beruht auf der adstringierenden (zusammenziehenden), eiweißfällenden Wirkung der Gerbstoffdroge, die auf Schleimhäuten und Wunden eine zusammenhängende Koagulationsmembran hervorruft. Sie kann infolgedessen kleinere Blutungen zum Stillstand bringen, auch gehen Schwellung, Rötung und vermehrte Sekretion entzündeter Schleimhäute zurück.

Anw.:

Der Odermennig ist eine alte Heilpflanze, die schon von *Dioskurides* (IV, 41) äußerlich gegen schwer heilende Geschwüre, innerlich gegen Dysenterie gerühmt, und deshalb, weil sie »das Fleisch zusammenleimte« auch »sarkokolla« [von »sarx«, gr. Fleisch. »kolla«, gr. Leim] genannt wurde. Die mittelalterlichen Autoren empfahlen die Droge ebenfalls in erster Linie zur Behandlung von Hieb- und Stichverletzungen und schlecht heilenden Wunden und Geschwüren. Daneben fand sie vielseitige Verwendung gegen Magenbeschwerden, Fieber, Leberverhärtung und Milzleiden. Hildegards Empfehlungen stimmen somit nicht nur im wesentlichen mit den zeitgenössischen Angaben, sondern auch mit der heutigen Verwendung der Droge annähernd überein: noch heute wird der Odermennig als Adstringens bei mit Durchfall verbundenen Verdauungsbeschwerden, als Umschlag oder Lokalbad bei Wunden und Geschwüren sowie als Gurgelmittel bei Entzündungen der Mund- und Rachenschleimhaut und nicht zuletzt bei Funktionsstörungen von Leber und Galle in der Volksmedizin verwendet.

AB: DAC 1979; ÖAB

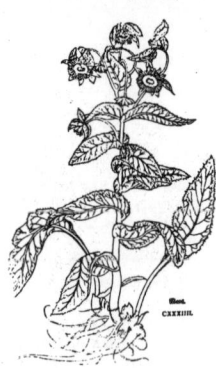

Anw.:

Der Alant gehört zu den ältesten Arzneipflanzen überhaupt. Die aromatische Wurzel, die schon *Dioskurides* (I, 27) als wirksames Mittel gegen Husten, Engbrüstigkeit, Krämpfe, Blähungen, Biß giftiger Tiere, Ischias und Blutsturz empfahl, spielte auch im Mittelalter eine große Rolle. Besonders in der Form des Alantweines galt sie als Universalmittel gegen die verschiedensten Krankheiten des Kopfes, Magens, der Brust sowie gegen Schlagfluß, Pest und Zahnkrankheiten, als harn- und menstruationsförderndes Mittel. Hildegard benutzte sie vor allem gegen Verschleimung der Atmungsorgane, Husten und Bronchitis-Indikationen, die auch noch heute im Vordergrund der arzneilichen Verwendung in der Volksmedizin und Homöopathie stehen und aufgrund der Kenntnis der Inhaltsstoffe sinnvoll erscheinen. Die Wirksamkeit des Alants gegenüber Magen- und Darmbeschwerden dürfte auf dem Gehalt an Bitterstoffen beruhen.

4

Alant-Enula (ed.)

Ph: PL: I, cap. XCV –
CaCu (Kaiser) 175,28

Ma. Bez.:
aland wurtz, enula, campan(e)a[1], elecampane, elempnium, ala

Hildegard (Ph. Riethe S. 36):
Mittel gegen Lungenleiden

St. pfl.:
Inula helenium L.-Asteraceae, Alant.

Herk.:
Heimat Zentralasien, in Europa angebaut.

Inh.:
Die Pflanze enthält neben Bitterstoffen ätherisches Öl, dessen Hauptwirkstoff der für den hustenreizlindernden Effekt verantwortliche Alantcampher (= Helenin) ist.

[1] »enula campana« hieß der Alant bei den Römern, weil der Anbau besonders in der Landschaft Campanien (nordwestlich von Neapel) betrieben wurde.

AB: EB 6

Anw.:

Die Aloe war schon im Altertum eine bekannte und hochgeschätzte Droge. Da den ausleerenden Kuren im Rahmen der Säftelehre eine, über die einfache Beseitigung von Verstopfung hinausgehende Bedeutung zukam, weil die Abführmittel gleichsam den Körper von aller Krankheitsmaterie schlechthin reinigen sollten, war ihre Indikation weit ausgedehnter als wir sie heute kennen. So pries bereits *Dioskurides* (III, 22) ihre universale Heilkraft und empfahl sie äußerlich als Mittel zur Verklebung und Vernarbung von schlecht heilenden Wunden (Harzwirkung!), zur Stillung von Blutungen, Linderung von Kopfschmerzen in Form von Einreibungen, zur Behandlung von Augen-, Mandel- und Zahnfleischentzündungen, aber auch als wirksames Abführ-, Magen- und Lebermittel. Die Verwendung als Arznei gegen Gelbsucht dürfte auf die leberähnliche, gelbbraune Färbung des Aloeharzes zurückzuführen sein.

Die frühmittelalterlichen Rezeptarien und mittelalterlichen Arzneibücher lehnen sich eng an diese Indikationen an. So war auch im Mittelalter die Aloe Bestandteil vieler Laxantien und die meisten arabischen und salernitanischen Autoren erwähnen sie zur Heilung von Augen- oder Lebererkrankungen, Gelbsucht, Milzleiden, Entzündungen im Mund- und Rachenraum sowie starken Hustens. Vor allem zur Behandlung eitriger Geschwüre, zur Wundreinigung und Entfernung des Eiters in Form von Pflastern wird Aloe immer wieder genannt. Offenbar übertrug man ihre innerlich »reinigenden« Eigenschaften auch auf die äußerliche Anwendung. In ähnlicher Weise wurden die Blätter der Aloe in der Volksmedizin, wahrscheinlich hier jedoch als Sympathiemittel, bei Verwundungen und Verbrennungen genutzt. Ein Rezept Hildegards läßt vermuten, daß ihr diese volkstümliche Verwendung bekannt war: sie empfiehlt, gegen Geschwüre die Blätter der Aloe anzuschneiden, die Löcher mit einer Mischung aus Birnbaum-Mistel und Galläpfeln zu stopfen, und

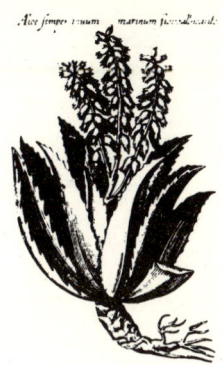

5

Aloe

Ph: PL: I, cap. CLXXIV, cap. CCXXIV – CaCu (Kaiser) 166,30–174,6

Ma. Bez.:
alene, azabare, aloepatide, aloe epaticum, aloe citrinum, aloe caballinum

Hildegard (Ph. Riethe S. 50, 56):
äußerlich als Umschlag bei fieberhaften Magenerkrankungen und Husten, als Packung um den Kopf gegen Migräne, als Räucherung gegen Zahnfäule, als Zugpflaster zur Entfernung des Eiters bei bösartigen Geschwüren, innerlich als Trank gegen Gelbsucht.

St. Pfl.:
Verschiedene Arten der Gattung Aloe, vor allem Aloe ferox Mill., Aloe spicata Baker (Kap-Aloe) und Aloe perryi Baker (Socotra-Aloe) – Liliaceae/Asphodeloideae.
Aloe ist der eingedickte Saft aus den Blättern.

Herk.:
Aloe ist heimisch in Afrika, nach Asien und Europa ist sie eingeführt.

aus den so präparierten, zusammengebundenen Blättern mit Wein einen Trank zu bereiten.

Wie aus den Beispielen deutlich wird, bewegen sich Hildegards Angaben über die Heilkraft der Aloe ganz im Rahmen der überlieferten Indikationen, allerdings läßt die auffallende Betonung der besonderen Heilkraft des Duftes bzw. Rauches vermuten, daß Hildegard wie die meisten mittelalterlichen Botaniker und Ärzte hier das im Mittelalter hoch geschätzte Aloeholz, Lignum Aloes (xilaloes, aloxilon, agallochum), das nicht von Aloe-, sondern Aquilaria-Arten abstammt und sich durch seinen feinen aromatischen Duft auszeichnet, nicht streng von der echten Aloe geschieden hat. Wenngleich sich schon *Albertus Magnus* (De vegetab. VI, 13–14) um eine deutliche Unterscheidung von Aloe und Aloeholz bemühte, hat bis ins späte 18. Jahrhundert Unklarheit über die Herkunft des Lignum Aloes bestanden.

Die echte Aloe ist von der Antike bis heute ein Bestandteil vieler Komposita gewesen, sie fehlte in keinem Arzneibuch und gehört noch heute zu den wichtigsten Abführmitteln in der offiziellen Medizin.

[1] Die Beinamen beziehen sich auf die verschiedenen Handelssorten.

AB: Ph. Eur. III; DAB 7 (DDR); Helv. VI; ÖAB 9

Der Wirkstoff der Mandeln, Amygdalin, wird im Körper durch Enzyme in Benzaldehyd, Blausäure und Zucker gespalten. Blausäure ist ein schnell wirkendes Gift, das in größeren Dosen lebenswichtige, eisenhaltige Atmungsfermente blockiert, so daß der Sauerstoff vom Blut nicht mehr an die Gewebe abgegeben werden kann und es zum Atemstillstand kommt. Bei der Verwendung therapeutischer Dosen nutzte man früher den lokal anästhesierenden Effekt der Blausäure und verwendete blausäurehaltige Präparate – am bekanntesten ist das Bittermandelwasser, Aqua amygdalarum amararum, als Sedativum bei Hustenreiz, Übelkeit, Erbrechen und Magenschmerzen.

In der Antike waren diese Anwendungsgebiete der Mandelpräparate bereits bekannt. *Dioskurides* (I, 39, 176) empfahl sie darüberhinaus gegen Kopfschmerzen, zur Beseitigung von Sommersprossen, gegen faulende Geschwüre, Blutsturz, Nieren- und Leberaffektionen, Hundebiß und Trunkenheit. Ähnliche Indikationen kehren im mittelalterlichen Schrifttum wieder. Hildegard indes beschränkte sich auf wenige, aber sinnvolle Anwendungsgebiete, die sie aus der Vielzahl der Indikationen, vielleicht aufgrund eigener Erfahrung, auswählte und die sich pharmakologisch begründen lassen. Auch die äußerliche Verwendung zur Verbesserung der Gesichtshaut- und -farbe läßt sich mit der heutigen Verwendung eines Teiles der Droge in Verbindung bringen: der bei der Ölgewinnung aus den Samen verbleibende Pressrückstand, die Mandelkleie, ist noch heute in der Kosmetik ein beliebtes Waschmittel; das Mandelöl selbst dient als Salbengrundlage (Unguentum leniens) für besonders feine Hautcreme.

AB: ÖAB 9, Helv. VI; DAB 6

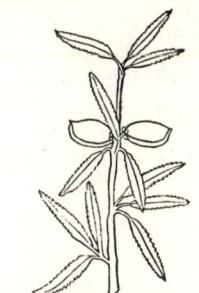

*Amigdalus   Mantelbaum (*Cap. peu.

6
Amygdalus
Ph: PL: III, cap. X

Ma. Bez.:
amandalarios, amigdala, amandola, mandelboum, nux graeca, nux amara.

Hildegard (Ph. Riethe S. 68):
gegen Kopfschmerzen, Blässe der Haut, Lungenerkrankungen und Leberleiden.

St. Pfl.:
Prunus amygdalus STOKES var.amara (DC.) und var.sativa (dulcis) DC.-Rosaceae, Mandelbaum

Herk.:
Heimat wahrscheinlich Vorderasien, seit den ältesten Zeiten im Mittelmeergebiet kultiviert, vermutlich wurde der Baum von den Griechen aus Asien eingeführt; in Deutschland wird er in den wärmsten Gegenden, im Kaiserstuhlgebiet, an der Bergstraße, in Rheinland-Pfalz gezogen. Er wird bereits in der Karolingerzeit unter den in den kaiserlichen Hofgütern anzupflanzenden Bäumen im »Capitulare de villis« angeführt.

Inh.:
fettes Öl (50%), Eiweiß, Schleim, Blausäureglykosid (Amygdalin), das jedoch nur in den bitteren Mandeln vorhanden ist.

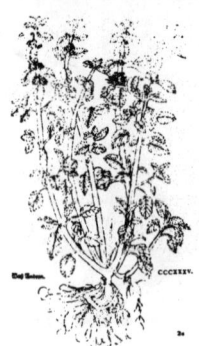

7

**Andron-Marru-
bium (ed.)**

Ph: PL: I, cap. XXXIII –
CaCu (Kaiser) 167,7

Ma. Bez.:
antorn, antron, marrubium
(album), prassium

*Hildegard (Ph. Riethe
S. 23):*
innerlich als Trank gegen
Halsschmerzen, Husten und
Eingeweidebrüche, als
Dampfbäder gegen Schwer-
hörigkeit, äußerlich als
Salbe gegen Kopfschmer-
zen.

St. Pfl.:
Marrubium vulgare L.-La-
miaceae, Andorn

Herk.:
Heimat Südeuropa, in Mit-
tel- und Nordeuropa eingebürgert.

Inh.:
Bitterstoffe, darunter Mar-
rubiin, Harze, ätherisches
Öl, das nicht näher untersucht ist, Gerbstoffe.

Anw.:

Der Andorn gehört zu den ältesten bekannt gewordenen Arzneipflanzen. Bei den Ägyptern
wurde er als Antidot gegen Gifte und vor allem
gegen Krankheiten der Atmungsorgane verwendet. Die Beliebtheit der Pflanze als Heilmittel in
der Antike bezeugt das breite Anwendungsgebiet,
das *Dioskurides* (III, 109) für den Andorn angibt.
Er empfiehlt die von ihm »prasion« genannte
Droge gegen Phthisis, Asthma, Husten, Ohrenleiden, gegen Seitenschmerzen, zur Beförderung der
Menstruation und Geburt, gegen Vergiftungen
ebenso wie zur Behandlung fressender Geschwüre
und Wunden. Kopfgrind, Hämorrhoidalleiden
(Gerbstoffgehalt!) und Magenschmerzen fügen
die mittelalterlichen Autoren als weitere Indikationen hinzu.
Die noch heute in der Homöopathie und Volksmedizin übliche Verwendung des Andorn gegen
chronische Katarrhe und Bronchitis hob bereits
der Benediktinermönch *Walahfrid Strabo* in seinem Lehrgedicht über den Gartenbau als Hauptwirkung der Pflanze hervor. Ebenso betonte Hildegard die besonderen Eigenschaften als Expektorans; die Wirkung ist, wie man heute annimmt,
auf den sekretionsfördernden Effekt des Marrubi-
ins zurückzuführen. Der Gerbstoffgehalt der
Droge, ihr adstringierender Effekt auf die
Schleimhäute und die damit verbundene Beseitigung der Infektionserreger, dürfte für die von
Hildegard erwähnte Heilkraft des Andorns gegen
Halsschmerzen verantwortlich sein.

AB: ÖAB 9 (Marrubii Herba); EB 6

34

Die schon den Griechen und Römern bekannte alte Kulturpflanze kam erst im Mittelalter aus Italien nach Mitteleuropa. Sie wird im »Hortulus« des *Walahfrid Strabo,* im Capitulare de villis und St. Galler Klosterplan erwähnt. Sie galt vornehmlich als harntreibend und menstruationsfördernd, als Heilmittel gegen Nieren- und Blasen-, Milz- und Leberleiden, Verdauungsbeschwerden sowie Übelkeit. Hildegards Empfehlung, die Früchte der Sellerie als Heilmittel bei Gicht und rheumatischen Erkrankungen, die zu ihrer Zeit noch nicht streng voneinander unterschieden wurden[2], zu verwenden, mag auf der Beobachtung beruht haben, daß bei der Gicht häufig Gelenkveränderungen mit Steinbildung in den ableitenden Harnwegen zusammentreffen. Ähnliche Hinweise auf die Mitbeteiligung der Nieren bei Gicht lassen sich schon bei den antiken Ärzten, z. B. *Aretaios von Kappadokien* im 2. nachchristlichen Jahrhundert, finden. Gicht und gichtähnliche Erkrankungen als Indikation der Sellerie als harntreibender Droge war daher durchaus sinnvoll. Die von Hildegard erwähnte Verwendung gegen Gicht und Rheumatismus ist noch heute in der Volksmedizin bekannt.

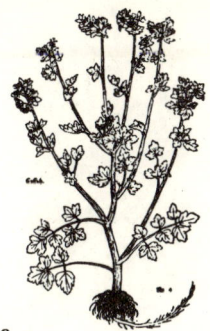

8

Apium

Ph: PL: I, cap. LXIX –
CaCu (Kaiser): 207,22

Ma. Bez.:
eppich, ephi, effe, ephich[1], sylenon, selinum

Hildegard (Ph. Riethe S. 32):
ein mit Sellerie- und Fenchelsaft bereiteter Umschlag gegen Tränenfluß, die pulverisierten Früchte, mit Raute, Muskatnuß, Nelken und Steinbrech vermischt, sollen gegen Gicht und Gliederzittern helfen.

St. Pfl.:
Apium graveolens L.-Apiaceae, Sellerie

Herk.:
fast über die ganze Erde verbreitet

Inh.:
ätherisches Öl (in den Früchten 2–3%, in der Wurzel nur 0,01%) mit diuretisch wirkenden Komponenten.

---

[1] Seit dem 16. Jahrhundert erscheint »eppich« und ähnliches auch als Bezeichnung für den Efeu.
[2] Erst der englische Kliniker *Thomas Sydenham*(1624–1689) unterschied 1683 aufgrund von Selbstbeobachtungen exakt den akuten Gichtanfall von akutem Rheumatismus; vgl. dazu: I. Müller: Epidemiologische, psychosoziale und medizinhistorische Aspekte der Gicht. In: Therapiewoche *31* (1981) 3966–3980.

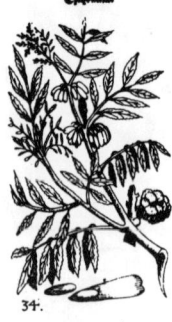

34.

Weiße Eschen.

9
Asch-Fraxinus
(ed.)
Ph: PL: I, cap. XXVII

Ma. Bez.:
aska, ascha, esch, äsch, oesch, esscheyn, eschenboum, fraxinus lingua avis (Bezeichnung für die Samen)

Hildegard (Ph. Riethe S. 72):
feuchte Packungen aus der Abkochung der Blätter gegen Gichtschmerzen in der Seite und in den Gliedern, die Blätter zur Herstellung von Bier ohne Hopfen, das den Magen reinigen und die Brust frei machen soll.

St. Pfl.:
Fraxinus excelsior L.-Oleaceae, Gemeine Esche, Steinesche

Herk.:
verbreitet über den mittleren und nördlichen Teil Europas sowie in Nordasien, an feuchten Standorten häufig, kultiviert in Nordsizilien.

Inh.:
Rutin, Quercitrin und andere Flavonoide, Cumarinderivate (Fraxin, Fraxinol, Fraxetin), Bitterstoffe, Harz, Gummi, Äpfelsäure, Gerbstoffe, ätherisches Öl, Zucker.

Anw.:

Im Mittelalter wandte man die Blätter des Eschenbaumes, der in der germanischen Mythologie als der, Erde und Himmel umfassende Weltenbaum besonders verehrt wurde, gegen Leber- und Milzleiden sowie als Diuretikum an. Die nachweislich stark diuretische Wirkung der Droge beruht auf dem Gehalt an Fraxin, das zugleich die Harnsäureausscheidung steigert, so daß die Indikation gichtähnliche und rheumatische Erkrankungen, die Hildegard als Hauptanwendungsgebiete der Esche anführt, als sinnvoll erscheint. Die Blätter, die aufgrund des hohen Gehaltes an Äpfelsäure eine schwach laxierende Wirkung haben, dienten auch als leichtes Abführmittel, die Rinde äußerlich als Wundheilmittel, sowie zur Heilung von Knochenbrüchen in der Form des Umschlags. Bis heute wird die Esche in der Volksheilkunde in ganz ähnlicher Weise benutzt, sie wird als Antirheumatikum, Diuretikum und Zusatz zu sogenannten »Blutreinigungstees« verwendet, in der Homöopathie wird sie als Fiebermittel empfohlen. Interessant ist Hildegards Hinweis auf die Verwendung der Esche als Hopfenersatz bei der Bierbereitung. Die Bierbrauerei war bereits den Babyloniern und im alten Ägypten bekannt, doch verwendete man dort noch keinen Hopfen als Würze. Der Hopfen – Hopfengärten werden in West- und Mitteleuropa erst im 8. Jahrhundert n. Chr. urkundlich erwähnt – ist wahrscheinlich zuerst in den mittelalterlichen Klöstern, die in Deutschland an der Biererzeugung stark beteiligt waren, ehe sich die Brauereien mehr in die Städte verlagerten, zur Verbesserung des Bieres erprobt worden. Bis der Hopfenzusatz zum Bier allgemein üblich wurde (14. Jahrhundert), konkurrierten eine Menge anderer Würzkräuter, besonders der Gagelstrauch (Myrica gale L., s. Nr. 73) sowie die Moos-, Heidel- und Preiselbeere (Vaccinium-arten) mit dieser Pflanze. Offensichtlich war auch Hildegard mit der Bierbrauerei aus eigener Erfahrung vertraut; sie erwähnt nicht nur die für die Bierbrauerei wesentlichen Eigenschaften des Hopfens, seine Bitterkeit und die konser-

vierende Wirkung (Ph: PL: cap. LXI, s. Nr. 55),
sondern gibt auch genaue Anweisung über die
Zubereitung von Bier aus Hafer und Eschenblät-
tern, das leicht abführend sein sollte (wohl aufgrund des Eschenlaubzusatzes).

AB: EB 6 [Folia Fraxini]

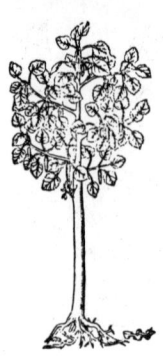

10

Aspa-Tremulus (ed.)

Ph: PL: III, cap. XXVIII

Ma. Bez.:
espe, aspim

Hildegard (Ph. Riethe S. 72):
Umschläge mit frischen Espenblättern gegen fieberhafte Zustände der Säuglinge, Baden in Abkockungen des Holzes und der Rinde gegen gichtartige Beschwerden, der Saft zu einer Salbe verarbeitet gegen heftige Kopf-, Rücken- und Lendenschmerzen.

St. Pfl.:
Populus tremula L.-Salicaceae, Zitterpappel, Espe

Herk.:
heimisch in Mitteleuropa, den Balkan- und Kaukasusländern, Sibirien und Nordafrika.

Inh.:
Salicin, Populin (Benzoylderivat der Salicins), Tremuloidin (Isomeres des Populins), Zucker, Gerbstoffe, ätherisches Öl als therapeutisch wichtige Bestandteile.

[1] ihre Zubereitung wird schon in dem ersten mittelalterlichen Arzneibuch, dem um 1200 entstandenen Antidotarium Nicolai, beschrieben.
[2] sie ist noch im EB 6 enthalten.

Verschiedene Pappelarten, meistens Populus nigra und P.alba, fanden schon in der antiken Medizin Verwendung. *Dioskurides* (I, 100) empfiehlt die Blätter der Schwarzpappel bereits gegen Podagraschmerzen. Im Mittelalter erfreute sich eine aus den frischen Pappelknospen zubereitete Salbe, Unguentum populeon, einer besonderen Beliebtheit bei akuten Fiebererkrankungen, Hüftweh und Gliederschmerzen.[1] Sie ist bis in die jüngste Zeit als Wundheilmittel, besonders bei Hämorrhoiden und Verbrennungen, in Gebrauch gewesen.[2] Hildegards Empfehlung der Espenblätter als Antipyretikum und Antirheumatikum steht ganz im Einklang mit der heutigen Therapie fieberhafter und rheumatischer Zustände: Die Wirkung der Zitterpappel beruht auf ihrem Gehalt an den Phenolglykosiden Salicin, Populin und Tremuloidin. Als Glykosidkomplexe bewirken sie Senkung der Harnsäure im Blut und fördern ihre Ausscheidung. Im Organismus werden sie größtenteils gespalten und zu Salicylsäure oxidiert. Die fiebersenkenden, schmerzlindernden und entzündungshemmenden Eigenschaften der Salicylsäure sind demnach für den therapeutischen Effekt der Espenblätter verantwortlich. Im Grunde handelt es sich bei ihrer Anwendung um eine Salicylsäuretherapie, die noch heute zur Behandlung rheumatischer Erkrankungen sowie Schmerz- und febriler Zustände eingesetzt wird. Da die Salicylsäure auch durch die Haut resorbiert wird, bleibt eine äußerliche Anwendung, wie sie Hildegard bevorzugt, nicht ohne Wirkung.
Während in der heutigen Schulmedizin die pflanzlichen Präparate durch synthetische Produkte, wie etwa das bekannte Aspirin (= Acetylsalicylsäure), ersetzt sind, hat in der Volksheilkunde der Pappeltee als Diuretikum bei Erkrankungen der Harnorgane, insbesondere akuter und chronischer Cystitis und seniler Blasenleiden, sowie bei rheumatischen Leiden seine Bedeutung noch nicht verloren.

Anw.:

Die Meisterwurz, eine echte germanische Heilpflanze, wird von den antiken Schriftstellern nicht
erwähnt. Da mit ihren Namen auch andere Dol-
denblütler, insbesondere Astrantia major L. und
Peucedanum officinale L., bezeichnet werden,
läßt sie sich in den mittelalterlichen botanischen
Werken nicht eindeutig bestimmen. Möglicherweise ist die als »ostrutium« im »Macer floridus«
beschriebene Pflanze mit der Meisterwurz, die im
Mittelalter den Ruf eines Allheilmittels genoß,
identisch. Der vermutliche Verfasser dieses botanischen Lehrgedichts aus dem 11. Jahrhundert,
Odo von Meung, preist ihre Wurzel als Universalmittel gegen so vielfältige Leiden wie Leber-
und Milzerkrankungen, Steinleiden, Menstruationsstörungen, Husten und Atembeschwerden,
äußerlich gegen Aussatz.

Die Vielfalt der Anwendungsgebiete, die häufig
bei ätherischen Öldrogen zu beobachten ist, resultiert aus der chemischen Heterogenität der ätherischen Öle selbst, die immer ein Gemenge zahlreicher Verbindungen darstellen. Wenngleich sich
die einzelnen ätherischen Öle im Wirkungs-
grad unterscheiden, so zeigen sie doch insgesamt eine Reihe charakteristischer Allgemein-
wirkungen. Besonders auffällig sind ihre lokal
reizende, antiseptische und desinfizierende Wirkung, die ihre gleichzeitige Verwendung als
Wund-, Magen-, Leber- und Gallemittel, als
Expektorans und Diuretikum erklären. Wie auch
andere stark riechende Drogen wurde die Meisterwurz im Mittelalter vornehmlich als Prophylaktikum und Desinfiziens gegen Pest und andere
Seuchen verwendet – eine zweifellos sinnvolle
Maßnahme, da, wie man heute weiß, gerade die
ätherischen Öle, bzw. Terpene über besondere
antiparasitäre Eigenschaften verfügen. Bei Hildegard ist der Gebrauch der Meisterwurz weniger
umfassend und sehr viel eingeschränkter als bei
den mittelalterlichen Autoren; er entspricht mehr
dem heute üblichen Indikationsgebiet der Droge.
Die Hauptwirkung der Wurzel beruht auf dem
Gehalt an ätherischem Öl, das die Magensekre-

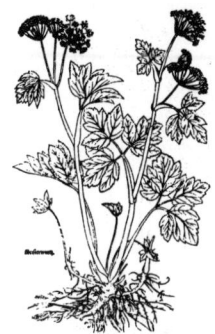

11

Astrencia
Ph: PL: I, cap. CLXVII

Ma. Bez.:
astrantia[1], astricum, ostriz,
ostricium, strucion, meister-
wortz[2]

*Hildegard (Ph. Riethe
S. 49):*
Fiebermittel, zusammen mit
anderen Drogen als verdauungsförderndes Stomachi-
kum.

St. Pfl.:
Peucedanum ostruthium
(L.) Koch- (= Imperatoria
ostruthium L.) -Apiaceae,
Meisterwurz, Kaiserwurz

Herk.:
heimisch in Mittel- und
Nordeuropa, auf dem Bal-
kan und in Rußland.

Inh.:
ätherisches Öl (95% Ter-
pene), Bitterstoffe, Gerbstoffe, Cumarine, Harz

[1] Mit dem Namen »astrantia«
wurde später ein anderer Dolden-
blütler, die Strenze, Astrantia major L., bezeichnet.
[2] Der Name dürfte sich auf die
große Wertschätzung beziehen,
die die Pflanze in der alten und
noch jetzt in der volkstümlichen
Heilkunde genießt.

tion anregt, sowie an Bitterstoffen, die den appetitanregenden Effekt des ätherischen Öls noch
unterstützen. Diesen Eigenschaften entsprechend
wird die Wurzel noch heute bei Verdauungsstörungen sowie als Zusatz zu Bitterschnäpsen verwendet.

AB: EB 6 [Rhizoma Imperatoriae]

Den antiken Schriftstellern war der Hafer als Getreidesorte zwar bekannt, er wurde jedoch nicht in größerem Umfang als Nahrungsmittel angebaut. *Dioskurides* (II, 116) erwähnt den Hafer, »bromos«, worunter wahrscheinlich der Flughafer, Avena fatua, zu verstehen ist, aus dem der Saathafer hervorging, ausschließlich als Arzneimittel zur Bereitung von Kataplasmen; der Brei sollte gegen Durchfall, der Haferschleim gegen Husten nützlich sein. Aus Bemerkungen des *Plinius* (XVIII, 149 f), der den Hafer als eine Entartung des Getreides betrachtete und den die Gewohnheit der Germanen, Hafer zu säen und ihn als Brei zu essen, besonders beeindruckte, geht hervor, daß die Römer bei den Germanen, wo der Hafer ein Hauptnahrungsmittel darstellte, die ihnen fremde Haferkultur fertig ausgebildet vorfanden.

Als Heilmittel wurde der Hafer in der mittelalterlichen Medizin vor allem zu erweichenden Umschlägen bei Geschwüren angewandt. Der darüberhinaus von Hildegard betonte Nutzen der Haferflocken bei Schwächezuständen und als Diätetikum bei Ernährungsstörungen ist bis heute unumstritten geblieben, auch die Verwendung von Haferstrohbädern, wie sie Hildegard bei Gicht und Lähmungen empfiehlt, wird noch heute in der Volksheilkunde geübt. In der Homöopathie wird ein alkoholischer Auszug bei nervösen Erschöpfungszuständen und Nervenschwäche benutzt. Wenn Hildegard über den Hafer berichtet, er verschaffe dem Menschen einen heiteren Geist, reinen und hellen Verstand, so scheint sie einen ähnlichen, nervenstärkenden Effekt beobachtet zu haben. Der Wirkungsmechanismus ist bisher unbekannt. Der therapeutische Effekt soll durch ein im Haferstroh enthaltendes Alkaloid mit sedativen Eigenschaften, dessen Existenz jedoch umstritten ist, hervorgerufen werden.

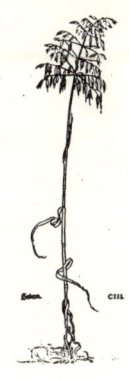

12
Avena
Ph: PL: I, cap. III

Ma. Bez.:
harbaro, habere, habbern

Hildegard (Ph. Riethe S. 17):
als Diätetikum und nervenstärkendes Mittel, Haferstrohbäder gegen Gicht und Lähmungen.

St. Pfl.:
Avena sativa L.-Poaceae, Echter Hafer

Herk.:
In Mitteleuropa ist der Anbau des Hafers seit der Bronzezeit nachgewiesen.

Inh.:
Albuminoide, Kohlehydrate, Vitamine, Mineralstoffe, Kieselsäure

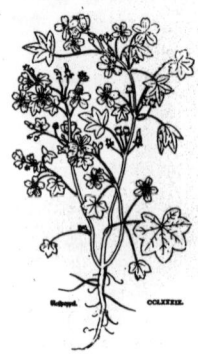

13
Babela-Malva
(ed.)
Ph: PL: I, cap. XCVII –
CaCu (Kaiser):
166, 8–196, 6

Ma. Bez.:
papela[1], papula, bapilla,
wilde bappel, malva agrestis,
molochia, babbela (W).

*Hildegard (Ph. Riethe
S. 36):*
innerlich als leichtes Abführmittel und zusammen
mit anderen Drogen als Gegenmittel gegen Gifte, äußerlich als Umschlag zur Behandlung von Fieberdeli-
rien und Sehschwäche.

St. Pfl.:
Malva silvestris L., Roßpap-
pel, wilde Malve; Malva
neglecta Wallr. – Malvaceae,
kleine Malve, Weg-Malve,
Käsepappel[2]

Herk.:
heimisch in Europa, Kleinasien, im Mittelmeergebiet
und in Vorderindien.

Inh.:
Schleimstoffe, Gerbstoffe

[1] zu mhd. »pap«-Brei, weil die
schleimhaltigen Malven seit den
ältesten Zeiten zu Breiumschlä-
gen benutzt wurden.
[2] in der Volksbenennung werden
die Arten meist nicht voneinander
unterschieden.

Anw.:

Die Malve, die schon seit der Jungsteinzeit als
Kulturbegleiter des Menschen nachgewiesen ist,
gehört in Südeuropa zu den ältesten Nutzpflanzen. In der Antike hatte sie nicht nur als Heilpflanze Bedeutung, sondern sie wurde auch als
Gemüsepflanze gegessen. Bereits in den hippokratischen Schriften wird sie als erweichendes
Mittel erwähnt. *Dioskurides* (II, 144) lobt sie als
ein für die Eingeweide und Blase heilsames Mittel,
außerdem sollen die Blätter in Form von Umschlägen bei Brandwunden und als Sitzbäder
gegen Gebärmutterleiden helfen. Die Indikationen der verschiedenen Zubereitungen der Malve,
die bereits in karolingischer Zeit in Gärten angebaut wurde, blieben im Mittelalter im wesentlichen die gleichen. Die Droge ist noch heute offizinell (DAB 7), aufgrund ihres hohen Schleimgehaltes wird sie innerlich bei Husten und als mildes
Laxans, zu Gurgelwässern besonders bei Katarrhen der oberen Luftwege und des Rachens, in der
Volksheilkunde äußerlich zur Wundbehandlung
zu erweichenden Umschlägen verwendet. Hildegard ist in der Empfehlung der Droge als Heilmittel zurückhaltend, vielleicht gerade aufgrund des
hohen Schleimgehaltes der Droge, da sie in der
übermäßigen Ansammlung schleimiger Substanzen, des Phlegma, im Organismus eben den Grund
für zahlreiche Krankheiten sah. Sie kennt zwar die
leicht abführende Wirkung der Droge, empfiehlt
die Malve aber vornehmlich als äußerliches reiz-
milderndes Mittel. Die Erwähnung der Malven-
wurzel als Bestandteil eines Rezeptes gegen Gift
und magische Zauberworte dürfte auf *Dioskur-*
ides zurückgehen, der die angeblich brechenerregende Abkochung der Pflanze als Gegenmittel
gegen jegliche Art tödlicher Gifte lobte.

AB: DAB 7 (BRD); Helv. VI; ÖAB 9

Anw.:

Das wohlriechende, angenehm aromatisch duftende Frauenblatt läßt sich bei den antiken Schriftstellern nicht eindeutig nachweisen.[3] Die erste sichere Nachricht über ihren Anbau im Abendland liefert das Capitulare de villis, in dem eine als »costus« bezeichnete Pflanze aufgeführt wird. Da es sich hier nicht um die asiatische, in der Antike hoch geschätzte Kostwurz[4] *(Theophrast IX, 7, 73; Dioskurides I, 156; Plinius XII, 41),* die in Mitteleuropa als Freilandpflanze nicht gedeiht, handeln kann, verschiedene aromatische Kräuter im Mittelalter jedoch als Ersatz für die echte Kostwurz dienten, darunter auch das Frauenblatt, so kann man mit großer Wahrscheinlichkeit annehmen, daß mit dem Costus des Capitulare de villis das Frauenblatt gemeint ist, das bei den spätmittelalterlichen Botanikern ausdrücklich neben »balsamita« auch »costus hortorum« hieß.[4] Als »costus« erscheint das Frauenblatt auch im St. Galler Klosterplan und bei *Walahfrid Strabo,* der die abführende Wirkung rühmt.

Ob unter der bei Hildegard als »balsamita« beschriebenen Pflanze ebenfalls das Frauenblatt zu verstehen ist, bleibt zweifelhaft. Ihre Indikationen Ohnmacht, Bewußtlosigkeit, Gifte aller Art, Läuse, Lepra und Fieber lassen sich nicht mit den für »costus« angegebenen Anwendungsbereichen (Circa instans, Macer floridus, Hort. sanit., kap. 107) in Übereinstimmung bringen, sie scheinen eher auf eine ebenfalls als »balsamita« bezeichnete Mentha-art zuzutreffen. Daß mit »balsamita« auch die Mentha aquatica L. Bachminze, gemeint sein konnte, geht deutlich aus der wörtlichen Übereinstimmung des Textes des »balsamita«-Kapitels im Lex.plant. (S. 41) mit dem »sisimbrium«-Kapitel (= Mentha aquatica) im Circa instans (S. 112) hervor. Das »sisimbrium« aber galt im Mittelalter neben seiner menstruationsfördernden und harntreibenden Wirkung auch als ein Mittel, das gegen Kopfleiden, Fieber und Insektenstiche half (s. a. Cod. Vindob. 93, S. 175, 305). Für die Deutung der

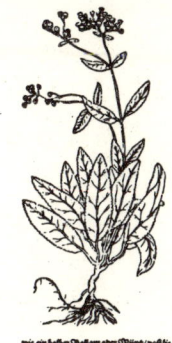

wie ein heller Balsam oder Wind/ daß sie

14

Balsamita[1]

Ph: PL: I, cap. CXCV, CaCu (Kaiser) 168, 29

Ma. Bez.:
costum, costus, sante marien mince, unser vrowen mynze[2], costus hortorum

Hildegard (Ph. Riethe S. 53):
gegen Ohnmacht, Besinnungslosigkeit, Gift, Läuse, Lepra und dreitägiges Fieber.

St. Pfl.:
Tanacetum balsamita L.-Asteraceae, Frauenblatt, Marienblatt (vielleicht auch Mentha aquatica L., Lamiaceae, Bachminze)

Herk.:
Heimat in Vorderasien, die Pflanze wird seit dem frühen Mittelalter als Heil- und Gewürzpflanze in Gärten gezogen.

[1] Die Bezeichnung »Balsamita« wurde auch für andere aromatisch riechende Lippenblütler, vor allem Menthaarten verwendet, deshalb ist nicht sicher, ob hier wirklich das Frauenblatt gemeint ist.
[2] Die Pflanze wurde vor allem in der Frauenheilkunde, besonders als menstruationsförderndes Mittel, benutzt.
[3] s. *H. Marzell:* Zur Geschichte des Frauenblattes (Chrysanthemum balsamita L.) In: Centaurus *I* (1951) 235–241.
[4] gr. kostos, lat. costus von Costus speciosus (J. G. Koenig) Sm, Zingiberaceae oder Saussurea Lappa, Asteraceae.

»balsamita« als Bachminze, Mentha aquatica, spricht weiterhin, daß im *Rinio* herbar unter der als Balsamita und Sisimbrium bezeichneten Pflanze (Kap. 227) eben jene Bachminze abgebildet ist, wohingegen das Frauenblatt (T. balsamita) eindeutig unter dem Namen »Menta saracenica« bzw. »costus dulcis« (irrtümlich statt »costus hortorum«) erscheint (Kap. 225). Erst in den Kräuterbüchern des 16. Jahrhunderts ist mit »balsamita« durchweg und mit einiger Zuverlässigkeit das Frauenblatt gemeint, das als krampfstillendes, menstruationsförderndes und die Eingeweidewürmer vertreibendes Mittel beliebt war. Heute hat die Pflanze arzneilich keine Bedeutung mehr.

Aromatische Pflanzen wie das Basilienkraut galten im Altertum ganz allgemein als antidämonisch. Auch Hildegard scheint der Basilie eine derartige magische Wirkung zuzuschreiben, wenn sie das Blatt dieser Pflanze gegen plötzlich auftretende Störungen bzw. Verlust des Sprachvermögens empfiehlt, die sie, wie aus anderen Textstellen hervorgeht, mit der Einwirkung von Dämonen oder bösen Geistern in Zusammenhang bringt. Vermutlich sind aber auch hier aufgrund des Gleichklangs von »basiliscus« und »basili(s)ca« die magischen, Dämonen abwehrenden Eigenschaften des Basilisk, jenes drachenähnlichen Ungeheuers, das angeblich seine Verfolger allein durch den Blick zu bannen, ja zu töten vermochte, auf die ähnlich lautende uralte Heilpflanze übertragen worden. Schon in der Antike hielt man das, wahrscheinlich in Vorderindien beheimatete, bereits im alten Ägypten als Zier- und Küchengewächs kultivierte Kraut für ein wirksames Schutz- und Gegenmittel gegen den Biß giftiger Tiere. Dem Bericht, die Basilie vertreibe Schlangen aus der Umgebung des Menschen, wenn er diese bei sich trage, begegnet man noch im 14. Jahrhundert in der Naturkunde des *Konrad von Megenberg*, der sich allerdings von der abergläubischen Überlieferung, die Pflanze wachse an jener Stelle, wo der Basilisk erzeugt werde, unmißverständlich distanzierte, indem er hinzufügte: »Ich der Megenberger, weiß Nichts davon« (V, 15).

Der griechische Beiname »basilikon«, das »königliche«, den das ursprünglich »okimon« genannte Kraut im 6. Jahrhundert n. Chr. erhielt und der in fast alle europäischen Sprachen einging, deutet auf die große Wertschätzung der Basilie als Heilpflanze nicht nur in der Antike, sondern auch im Mittelalter hin. Bereits *Dioskurides* (II, 170) hatte die Gewinnung des ätherischen Öls durch ein kompliziertes Extraktionsverfahren beschrieben und verschiedene Zubereitungen der Pflanze, innerlich als harn- und blähungstreibendes sowie milchförderndes Mittel, äußerlich als Kataplasma

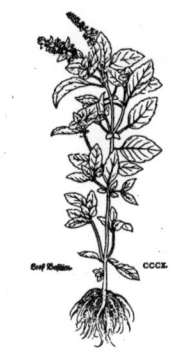

CCCX.

15

Basilisca

Ph: PL: I, cap. CCXXX –
CaCu (Kaiser): 210, 21
(»basilia«)

Ma. Bez.
basili(c)a, basilie, basilig, basilicon[1], ozymum, basilia(W)

Hildegard (Ph. Riethe S. 56):
gegen Zungenlähmung und Sprachverlust, Drei- und Viertagefieber.

St. Pfl.:
Ocimum basilicum L.-Lamiaceae, Basilikum, Basilienkraut.

Herk.:
heimisch in Vorderindien, nördlich der Alpen wird die kälteempfindliche Pflanze in Gärten und Kulturen gezogen.

Inh.:
ätherisches Öl, Gerbstoffe, Saponin.
Basilikum regt den Appetit und die Magensaftabsonderung an und fördert die Verdauung.

[1] Gelegentliche Verwechslungen in der Volksbenennung mit Aronstab (Arum maculatum) und südlichen Verwandten (Dracunculus vulgaris Schott-Drachenwurz), die ebenfalls als »basilisca« bezeichnet wurden, sind möglich. Da Hildegard aber dem Aronstab ein eigenes Kapitel widmet (Nr. I), ist anzunehmen, daß hier die Basilie gemeint ist.

gegen Lungenerkrankungen empfohlen. Ähnlich dienten auch im Mittelalter wässrige und weinhaltige Auszüge aus dem Kraut bzw. den Samen als herz- und magenstärkende, harntreibende und menstruationsfördernde Präparate, auch sollten sie den Kopfschmerz, Nervenschwäche und die »Melancholie« heilen.

In Deutschland wurde die kälteempfindliche Pflanze spätestens seit dem 12. Jahrhundert in Gärten und als Topfpflanze gezogen. *Konrad von Megenberg* wußte darüber zu berichten, daß »die gelehrten Männer in Paris« das angenehm duftende Kraut »in ihren Gärtchen vor ihren Schlafkammern ziehen«.

Die große Wertschätzung der Heilpflanze reichte weit über das Mittelalter hinaus, sie fehlte in kaum einem der Kräuterbücher des 16. bis 18. Jahrhunderts, wobei sich die aus der Antike und dem Mittelalter bekannten Indikationen wenig veränderten. Während die Pflanze im 19. Jahrhundert noch in einige Länderpharmakopöen (z. B. Preußische Pharmakopöe bis 1827) aufgenommen wurde, ist sie heute in den amtlichen Arzneibüchern nicht mehr zu finden. In der Volksmedizin und Homöopathie jedoch hat sie als Magenmittel bei Appetitlosigkeit, Blähungen und Stuhlverstopfungen, als Gurgel- und Hustenmittel sowie als Beruhigungsmittel und Schlafmittel eine gewisse Bedeutung behalten. Daneben wird Basilikum in der Küche noch immer als ein beliebtes Gewürz für Gemüse- und Fischsuppen sowie zum Einlegen von Gurken und Gemüsen verwendet.

Anw.:

Die Betonie, die schon bei den Ägyptern, Griechen und Römern in hohem Ansehen stand und als eine Pflanze mit geheimnisvollen Kräften galt[1], war im Mittelalter eines der bekanntesten und beliebtesten Allheilmittel. Ihr wurden nicht nur mehr als 40 verschiedene Wirkkräfte zugeschrieben [*Ps.-Apulejus,* 1−11], sondern sie spielte auch im Pflanzenaberglauben eine bedeutende Rolle. Sie sollte vor Unglück und giftigen Schlangen schützen. Auch *Albertus Magnus* [De vegetab. V, 118; VI, 289] und *Konrad von Megenberg* berichteten, daß die Zauberer die Pflanze besonders häufig aufsuchten und mithilfe dieses Krautes wunderbare Dinge ausführten. Auf diese magischen Eigenschaften, die der Pflanze im Volksaberglauben zugeschrieben wurden, scheint auch Hildegard anzuspielen, wenn sie von der Betonie als einer Pflanze spricht, die das Wissen vermehrt und vor trügerischem Liebeswahn schützt. Ganz konkrete Beobachtungen hingegen zeigt ihre Empfehlung der Pflanze als blutstillendes Mittel. Aufgrund des hohen Gerbstoffgehaltes hat die Droge adstringierende, eiweißfällende Wirkung, die zur Stillung von kleineren Blutungen führen kann. Darüber hinaus soll speziell das Stachydrin blutstillende Eigenschaften haben. In der Volksheilkunde wird die Betonie noch immer als Antidiarrhoikum, Carminativum und Sedativum, bei Lungenverschleimung, Katarrhen, Blasen- und Nierensteinen verwendet. Als wirksames Adstringens, besonders bei Halsentzündungen und als Antidiarrhoikum ist die Pflanze zu Unrecht aus dem offizinellen Arzneischatz verschwunden.

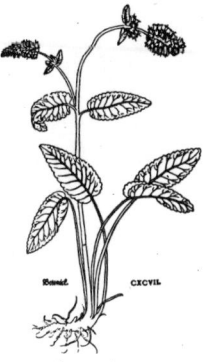

16

Bathenia-Pandonia (ed.)

Ph: PL: I, cap. CXXVIII − CaCu (Kaiser): 187,25; 208,16; 217,25.

Ma. Bez.:
vettonica, betonica, bat(t)onica, cestros, cestrum

Hildegard (Ph. Riethe S. 23):
Pflanze mit übernatürlichen Eigenschaften, Abwehrmittel gegen Liebeszauber, Heilmittel gegen Wassersucht, Viertagefieber, übermäßige Blutungen.

St. Pfl.:
Stachys officinalis (L.) Trev. (= Betonica officinalis L.) -Lamiaceae, Heilziest, Betonie.

Herk.:
heimisch in fast ganz Europa bis Rußland und zum Kaukasus, in Deutschland bereits im 9. Jahrhundert angebaut.

Inh.:
Gerbstoffe, Bitterstoffe, Betaine (Stachydrin).

---

[1] Es ist nicht sicher, ob die »vettonica« der Antike und des Mittelalters mit unserer einheimischen Betonie wiklich identisch ist.

47

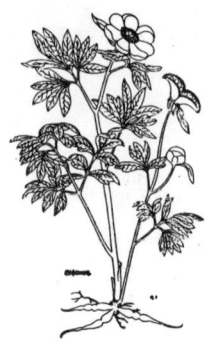

17

Beonia-(Plionia)– Dactylosa (ed.)

Ph: PL: I, cap. CXXVII, cap. CCXXV – CaCu (Kaiser) 177,31.

Ma. Bez.:
peonia, pionia, peoni, pyonia, peonkraut, pionikraut

Hildegard (Ph. Riethe S. 43, 56):
Wurzel gegen Drei- und Viertagefieber, Samen gegen Geisteskrankheit und Epilepsie, ein Auszug mit Wein gegen Lähmung, Krämpfe, Brustverschleimung und Verdauungsstörungen, äußerlich gegen Kopfgrind.

St. Pfl.:
Paeonia officinalis L.-Paeoniaceae, Pfingstrose, Gichtrose

Herk.:
heimisch in Gebirgsgegenden des südlichen Europa bis ins südliche Ungarn, vielfach als Gartenpflanze kultiviert.

Anw.:

Die medizinische Verwendung der Pfingstrose ist schon in der Antike bekannt. *Dioskurides* [III, 147], der eine männliche und weibliche Art der Paeonia anführt, rühmt ihre Heilkraft gegen Magenschmerzen, Gelbsucht, Nieren- und Blasenleiden, Durchfall und Gebärmutterleiden. Die Pfingstrose spielte aber auch im antiken Aberglauben als zauberkräftige Pflanze eine große Rolle. Schon *Theophrast* berichtet von den Gefahren, die mit dem Ausgraben der geheimnisvollen Pflanze verbunden sind (Mastdarmvorfall, Sehstörung), und nennt verschiedene Schutzmittel zu ihrer Verhütung. Nach *Dioskurides'* Angaben sollen die Samen vor allem gegen Alpdrücken, das man auf den Einfluß von Dämonen zurückführte, helfen. Im Mittelalter galt die Pfingstrose ebenfalls als dämonenabwehrend, auch als Mittel gegen die »Gichter«[1] oder den »Schreck« der kleinen Kinder (epileptiforme Krämpfe, die ihre Ursache in plötzlichem Erschrecken haben sollten). Den Kindern wurden daher die schwarzen Samen an einer Schnur als Amulett um den Hals gehängt, sie sollten ihnen zugleich das Zahnen erleichtern, indem sie darauf bissen. Darüber hinaus hielt man die Pflanze für ein wirksames Mittel gegen Epilepsie, Paralyse, Podagra, Harnzwang, Gelbsucht, Leberverstopfung und Magenkrämpfe. *Albertus Magnus* [De vegetab. VI, 417 f.] pries außerdem die blutstillenden Eigenschaften und erwähnte die Räucherungen aus den Samen als ein brauchbares Gegenmittel gegen Besessenheit.

Auf dem Hintergrund dieser zeitgenössischen Vorstellungen von der Wirksamkeit und vielseitigen Verwendbarkeit der Pflanze werden auch Hildegards Empfehlungen verständlich. Wie an anderer Stelle ihrer Werke deutlich wird[2], rückte sie die Epilepsie ebenso wie die Gemüts- und Geisteskrankheiten hinsichtlich ihrer Pathogenese in die Nähe von Besessenheit in theologischem Sinn und betrachtete sie als Folge der Einflüsterungen und Blendwerke des Teufels, die nur

---

[1] daher der Name »Gicht« oder »Gichterrose«.
[2] s. *I. Müller*, 1979 (Bibliogr. Nr. 71).

eine mit übernatürlichen Kräften begabte Pflanze wie die Paeonie zu bannen und zu vertreiben vermochte. Die übrigen Indikationen entsprechen den aus der Antike überlieferten Angaben; sie lassen sich nur zum Teil aufgrund der bisher bekannten Inhaltsstoffe erklären. Die blutstillenden Eigenschaften sollen auf dem Gehalt an Peregrinin beruhen. Dieser die Blutgerinnung beschleunigende Wirkstoff in Verbindung mit dem Gerbstoffgehalt der Pflanze könnte auch den angegebenen Heilerfolg bei Erkrankungen der Kopfhaut, wie sie Hildegard anführt, erklären. In der Homöopathie wird Paeonia als Antispasmodicum, besonders bei Krampfdiathese der Kinder, Magenkrämpfen, Gicht, Epilepsie sowie bei Hämorrhoiden, Varizen und Flechten verordnet.

Inh.:
Peregrinin (in Wurzel und Samen) und andere alkaloidartige Verbindungen, ätherisches Öl, Anthocyanglykosid Paeonin und Cyamin (in den Blüten), Gerbstoff – die eigentlichen Wirkstoffe der Pflanze sind noch nicht erforscht.

AB: EB 6 [Flores Paeoniae]

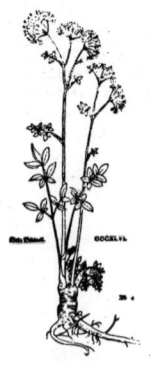

18
Bibinella

Ph: PL: I, cap. CXXXI –
CaCu (Kaiser): 178, 33;
199, 34

Ma. Bez.:
pi(m)pinella, pibenella, bi-
venella (W), eraclea

*Hildegard (Ph. Riethe
S. 44):*
Bestandteil von Rezepten
gegen Übelkeit und Verdauungsbeschwerden; Hilde-
gard hält die Pflanze wegen
ihres scharfen Saftes für wenig nützlich, um den Hals
gebunden soll sie vor den
Anfechtungen des Teufels
und Zauberworten schüt-
zen.

St. Pfl.:
Pimpinella saxifrage L.,
Kleine Bibernell-Pimpi-
nella major (L.) Huds.-Apia-
ceae, Große Bibernell[1]

Herk.:
heimisch in Europa mit Ausnahme des hohen Nordens,
Portugals und des südlichen
Teils der Balkanhalbinsel.

[1] Die beiden Arten werden in der
Volksbenennung nicht unterschieden.

Anw.:

Die Bibernellwurzel ist bei den antiken Schriftstellern nicht eindeutig nachzuweisen. Der lateinische Name »pimpinella« (6. Jh., Dynamidia) bzw.
»pipinella« (7. Jh., *Benedictus Crispus*) taucht erst
in der frühmittelalterlichen Rezeptliteratur auf,
wobei nicht eindeutig festzustellen ist, welche
Pflanze darunter zu verstehen ist. Gelegentlich
wird die »bibenelle« mit »armoracia«, der lateinischen Bezeichnung für den ebenfalls scharf
schmeckenden Meerrettich, glossiert. Auf den
Meerrettich könnte auch Hildegards Bemerkung
über den scharfen Saft sowie ihr Hinweis auf seine
Verwendung als Amulett zutreffen, denn aus der
Volksmedizin Mährens ist bekannt, daß Stücke
der Meerrettichwurzel als Amulett gegen Fieber
um den Hals gehängt wurden (*Hovorka/Kronfeld*
(1909) II, 334; s. a. Marzell, Heilpflanzen (1938)
S. 155). Andererseits widerspricht dieser Deutung, daß Hildegard den Meerrettich in einem
gesonderten Kapitel noch an anderer Stelle erwähnt (merrich, Ph: PL, I, cap. CXIX). Oftmals
scheinen die älteren Botaniker auch »pimpinella«
auf die »Welsche oder Garten-Bibernelle«, San-
guisorba minor, bezogen zu haben (*Marzell*
(1977) III, 754 ff; IV, 84 ff), die in ihren einfach
gefiederten Blättern eine gewisse Ähnlichkeit mit
Pimpinella saxifraga erkennen läßt. Noch die
Kräuterbuchautorität des 16. Jahrhunderts,
Hieronymus Bock beklagte sich 1539 über die
Unsicherheit der Botaniker in der Namengebung
dieser Pflanze, die Bock als steinlösendes,
schmerz- und krampfstillendes, magenstärkendes
und wundheilendes Mittel, als Diuretikum und
Emmenagogum rühmte.
Die Pflanze spielte in der Pestsage eine bedeutsame Rolle. Ihr wurde insbesondere zu Zeiten der
Pest eine heilkräftige Wirkung nachgesagt, die
den Menschen auf verschiedene geheimnisvolle
Weise offenbart sein sollte. In der frühmittelalterlichen Rezeptliteratur wird sie darüber hinaus als
Pulver gegen Gicht, als Mittel gegen Fieber, Sehschwäche und Antidot gegen Gifte sowie äußer-

lich als Wundheilmittel und zur Behandlung von Leberleiden empfohlen. Hildegard schätzt den medizinischen Wert der Droge hingegen sehr viel geringer ein; der Amulettcharakter, den sie der Wurzel beifügt, steht ohne Zweifel im Zusammenhang mit der Rolle, die die Bibernellwurzel in der Pestsage spielte.

Die Droge und ihre Zubereitungen, die durch das ätherische Öl und die Saponine bronchosekretolytisch wirken, wird noch heute in der Schulmedizin als mildes Expektorans bei Bronchitis, Asthma, Pharyngitis und Laryngitis benutzt. Die Angaben über eine diuretische Wirkung sind unbestimmt und nicht gesichert. In der Volksmedizin hat sie ihre Bedeutung vor allem als Gurgelmittel bei Halsentzündungen erhalten, in der Homöopathie gelten Nasenbluten, Kopfschmerzen, steifer Nacken, Frostschauer und Ohrgeräusche als ihre Indikationen.

Inh.:
ätherisches Öl von widerlich bitterem, kratzendem Geschmack und unangenehmen Geruch, Cumarine, Saponine, Gerbstoffe, Bitterstoffe.

AB: Helv. VI; DAB 6 [Radix Pimpinellae]

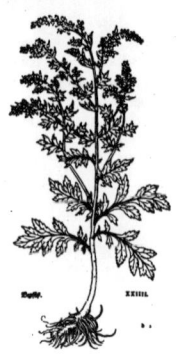

19
Biboz-Artemisia
(ed.)

Ph: PL: I, cap. CVII –
CaCu (Kaiser) 184, ß

Ma. Bez.:
bivoz, bibôt, bifuoz, mater
herbarum, matricaria[1], alep-
tafilos, monoglossa

*Hildegard (Ph. Riethe
S. 38):*
gekocht als Beikost zu fetten
und schwer verdaulichen
Speisen, als verdauungsförderndes Gewürz, äußerlich
gegen Ekzeme der Haut.

St. Pfl.:
Artemisia vulgaris L.-Aste-
raceae, Beifuß, Gänsekraut

Herk.:
in ganz Europa, außer im Süden, heimisch

---

[1] von lat. »matrix« = Gebärmut-
ter, wegen der bevorzugten Anwendung bei Frauenkrankheiten.
Der Name »matricaria« bezog
sich zunächst nicht auf die heute
als Matricaria chamomilla L. bekannte Kamille, sondern wurde
im Mittelalter bis ins 16. Jahrhundert ganz allgemein Pflanzen bei-
gegeben, die als wirksames Mittel
gegen Frauenleiden galten.
[2] Schon der Name, der sich nach
Plinius von der griechischen Göt-
tin und Geburtshelferin Artemisia Ilithya ableitet, weist auf die
ursprüngliche Anwendung der
Pflanze in der Geburtshilfe und
bei Frauenleiden hin.

Die aromatische, mit dem Wermut eng verwandte
Bitterstoffdroge wirkt anregend auf die Magensaftsekretion und wird noch heute gelegentlich in
der Volksmedizin als leichtes krampflösendes und
galletreibendes Mittel sowie bei Nervenleiden
verwendet. Wegen seines Thujongehaltes wurde
Beifußöl auch als Wurmmittel benutzt. Der
Thujongehalt ist jedoch bedeutend geringer als
der des Wermuts (s. Kap. 96), so daß seine Toxizität und die Gefahr, die Pflanze bzw. das Öl als
Abortivum mißbräuchlich zu verwenden, entsprechend geringer ist. Das einstige Ansehen, welches
der Beifuß als universales Heilmittel seit der
Antike bis in die Neuzeit genoß, ist heute indes bis
auf seine Beliebtheit als Gewürz zu schwer verdaulichen und fetten Speisen fast gänzlich verschwunden.

Wegen seiner verdauungsfördernden Eigenschaften als Gewürz schätzte auch Hildegard den Beifuß in besonderem Maße. Darüber hinaus wies sie
auf die Bedeutung der Droge als Wundarznei hin,
die auf die antiseptische Wirkung des ätherischen
Öls zurückzuführen sein dürfte.

Die im Mittelalter bekannteste Indikation der
Pflanze: die Frauenkrankheiten, hingegen ver-
mißt man bei Hildegard – vielleicht verzichtete sie
aufgrund ihrer Kenntnis des möglichen Mißbrauchs als Abortivum auf die seit der Antike
traditionelle Verwendung in der Geburtshilfe, die
sich bereits bei *Dioskurides* (III, 117) nachweisen
läßt. In mittelalterlichen Rezeptsammlungen wird
»artemisia«[2] hauptsächlich gegen Husten und
Lungenerkrankungen, Gebärmutterleiden und
Nervenschmerzen verwendet. Mehrfach, unter
anderem auch von *Albertus Magnus* (De vegetab.
VI, 286), wird von mittelalterlichen Autoren der
Aberglaube erwähnt, Beifuß in die Schuhe gelegt,
lasse die Füße nicht ermüden – eine Vorstellung,
die auf *Plinius* zurückgeht und nicht, wie man
vermuten sollte, mit dem Namen »Beifuß« in
Beziehung steht. Dieser leitet sich vielmehr von
der althochdeutschen Bezeichnung der Pflanze

»biboz« ab, die auch Hildegard benutzte und wahrscheinlich mit dem Verb »bozzen«, »schlagen, stoßen«, in Beziehung steht, weil das Kraut als Gewürz zu Speisen geschlagen oder gestoßen wurde.

Inh.:
ätherisches Öl mit Cineol als Hauptbestandteil und einem geringen Thujonanteil, Bitterstoffe

Mit dem aromatischen Duft der Pflanze mag es zusammenhängen, daß sie schon früh auch als zauberwidriges Mittel in hohem Ansehen stand. Nicht nur *Plinius* rühmte sie als ein bewährtes Mittel, das vor Gift und wilden Tieren schütze, sondern auch nach dem bekannten, im Mittelalter weit verbreiteten Kräuterbuch des *Pseudo-Apulejus* (Kap. 12) sollte sie, im Hause oder am Dachfirst aufgehängt, die Dämonen vertreiben. Bis in die jüngste Zeit hat sich in einzelnen Gebieten der Brauch erhalten, zur Sommersonnenwende sich beim Tanz um das Johannisfeuer mit den Stengeln des Beifuß zu umgürten, um sich vor Krankheit im kommenden Jahr zu schützen (*Marzell*, Heilpflanzen, S. 285). Daß Hildegard diese magischen Wirkungen in ihrer Darstellung ausklammerte und sich allein auf die Mitteilung der nachweisbaren Wirkung beschränkt, zeugt für ihren kritischen, in der Naturbeobachtung wurzelnden Geist.

AB: EB 6 [Herba Artemisiae]

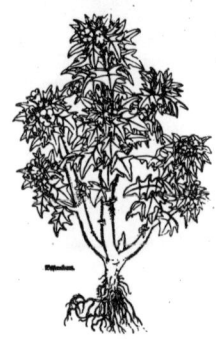

20
Bilsa
Ph: PL: I, cap. CX

Ma. Bez.:
belisa, bilisa, bilene, bilze (W), pilsenkraut-jusquiamus (W), caniculata, simphoniaca

Hildegard (Ph. Riethe S. 39):
Genuß der Pflanze oder des Öles ist todbringend, äußerlich zu Einreibungen gegen Geschwüre und Entzündungen, als kalter Umschlag auf Stirn, Schläfen und Hals gegen Trunkenheit.

St. pfl.:
Hyoscyamus niger L.-Solanaceae, Bilsenkraut, Toll-, Zigeuner-, Saukraut

Herk.:
ursprüngliche Heimat nicht bekannt, findet sich in ganz Europa mit Ausnahme des Nordens, in Nord- und Westasien, Indien und Nordafrika.

Inh.:
Hauptalkaloide Hyoscyamin und Scopolamin

Anw.:

Bilsenkraut gehört zu den ältesten arzneilich genützten Giftpflanzen. Es läßt sich als Mittel gegen Zahnschmerzen schon in der babylonischen Heilkunde nachweisen. *Dioskurides* (IV, 69) kannte den Extrakt aus den Blättern und Samen innerlich und äußerlich in Form eines Umschlages als schmerzstillendes Mittel und berichtete auch schon, daß Bilsenkraut Wahnsinn und Lethargie hervorrufe. Von den einschlafenden Eigenschaften des Bilsenkrautes machte die mittelalterliche Chirurgie praktischen Gebrauch, indem sie die Pflanze zur Herstellung von Schlafschwämmen zu Zwecken der Narkose benutzte. Außerdem war Bilsenkraut Bestandteil der berüchtigten Hexensalben, mit denen sich nach mittelalterlichem Aberglauben die Hexen vor dem Flug durch die Luft einrieben. Der Aberglaube hängt ohne Zweifel mit den toxischen Eigenschaften der Hauptinhaltsstoffe zusammen, die Gefühle des Fliegens und Halluzinationen verursachen, wie sie die Hexen als erlebte Wirklichkeit darstellten.

Diese Wirkungen verdankt die Pflanze ihrem Gehalt an den Alkaloiden Hyoscyamin und Scopolamin, die ähnlich wie Atropin in arzneilichen Dosen die Speichel-, Schweiß- und Magensaftsekretion hemmen und Spasmen des Magen-Darm-Kanals, der Gallen- und Harnwege sowie der Bronchialmuskulatur lösen. In höheren Dosen führen sie zur Erregung, Krämpfen, Halluzinationen; bereits nach 10 Minuten kommt es zu Verwirrung und Unruhe, die Pupillen werden weit und starr, das Verhalten ist das eines Betrunkenen und nach einer halben Stunde tritt tiefer Schlaf ein. Größere Dosen bewirken in wenigen Minuten volle Bewußtlosigkeit.

Man muß vermuten, daß Hildegard die toxische Wirkung des Bilsenkrauts bekannt gewesen ist, denn sie warnt ausdrücklich vor der innerlichen Applikation der Pflanze oder ihres Öles als todbringend und beschränkt die Indikation auf die durchaus sinnvolle äußerliche Anwendung des Öls bei Entzündungen und Geschwüren, denn die

¹ s. Kapitel »Papaver«, Kap. 79.

hyoscyaminhaltigen Präparate bewirken bei Einreibung in die Haut teilweise Lähmung der sensiblen Nervenendigungen, so daß sie, besonders wenn die Haut oberflächlich verletzt ist, ein wirksames, lokal schmerzstillendes Mittel darstellen. Im Gegensatz zu dem großzügigen Gebrauch von Narkotika wie Opium, Bilsenkraut und Mandrogara – in den 142 Vorschriften des Antidotarium Nicolai, des weithin verbreiteten Rezeptbuches des Mittelalters, sind allein 53 Präparate mit narkotischen oder das Zentralnervensystem beeinflussenden Eigenschaften enthalten (Antidot. Nicolai, S. 153) – mahnte Hildegard, wohl aus dem Wissen um die schädliche Wirkung der stark wirkenden, in ihrer Toxizität schwer zu bestimmenden Drogen zu besonderer Vorsicht im Umgang mit diesen Pflanzen. Opium, selbst in Form des opiumhaltigen, so beliebten Theriak, erwähnt sie z. B. überhaupt nicht. Vom Schlafmohn führt sie allein die schlafbringende und läusebetäubende Wirkung der Samen an, das Öl nennt sie als indifferentes Mittel zur Herstellung äußerlich anzuwendender Päparate.[1] Die giftige, in höheren Dosen Sinnesstörungen auslösende Wirkung der Mandragora und Nachtschattengewächse scheint ihr ebenfalls bekannt gewesen zu sein, wie aus ihren Bemerkungen zu schließen ist [s. Kap. 71; Kap. 76].

AB: Ph. Eur. I, DAB 7 (DDR), Helv. VI [Folium Hyoscyami und Oleum Hyoscyami] ÖAB 9; HAB I

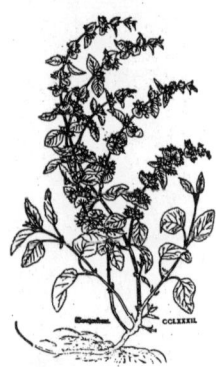

21

Binsuga-Apiago (ed.)

Ph: PL: I, cap. LIX

Ma. Bez.:
bin(e)suga, bynesuge(W)[1], apiacum, apiastrum[2], citraria, citrago[3]

Hildegard (Ph. Riethe S. 29):
innerlich genossen, macht die Pflanze fröhlich und erheitert sie das Herz, äußerlich als Umschlag zur Beseitigung der weißen Hornhautflecken im Auge.

St. Pfl.:
Melissa officinalis L.-Lamiaceae, Melisse, Herzkraut

Herk.:
die Pflanze ist im östlichen Mittelmeer heimisch, Kulturen in Osteuropa und Spanien.

Inh.:
ätherisches Öl, Catechingerbstoffe, Triterpensäuren, Phenolcarbonsäuren, Flavonglykoside, Wässrige Auszüge, vor allem die darin enthaltenen Tannin- und Kaffeesäure-Komponenten sollen gegen verschiedene Viren wirksam sein.

[1] Wahrscheinlich bezeichnen diese Namen auch andere ähnliche, stark duftende, honigreiche Lippenblütler, vor allem Lamium album, die von Bienen besucht werden.

Anw.:

Die Melisse, die im Altertum als heilkräftiges Mittel bei Frauenleiden, Zahnschmerzen und gegen den Biß giftiger Tiere galt, kam im Mittelalter nach Deutschland, wo sie als Heil-, Gewürz- und Duftkraut vor allem in den Klostergärten gezogen wurde. Ihr späterer Beiname »Pfaffenkraut« [*Brunfels* (1532), *Bock* (1539), *Gesner* (1542)] scheint darauf hinzuweisen, daß sie hauptsächlich von Mönchen angepflanzt wurde. Die Behandlung von Herzbeschwerden mit Melissenzubereitungen, die auch Hildegard besonders hervorhebt, geht auf die herzähnliche Form der Blätter zurück, in der man die Signatur des Herzens erblickte. Die Bezeichnungen »Herzkraut« [*Brunschwyg* (1500), *Brunfels* (1532) oder Herzentrost *(Paracelsus)*] deuten auf diese Anwendung der Pflanze bei Herzklopfen, Herzfehlern und Herzkrankheiten hin, bei denen sich zweifellos die sedative Wirkung des ätherischen Öls günstig auswirkt. Melissenöl war auch der Hauptbestandteil des berühmten, im 18. Jahrhundert als klösterlichliches Produkt in den Handel gebrachten Karmeliter- oder Melissengeistes (Spiritus Melissae compositus), der heute allerdings hauptsächlich aus dem ähnlich zusammengesetzten und duftenden Oleum Citronellae, dem Hauptinhaltsstoff der ostindischen Grasart Cymbopogon winterianus Jowitt, hergestellt wird. Noch heute werden Melissenpräparate aufgrund des sedativen, spasmolytischen und antibakteriellen Effektes des Melissenöls als Beruhigungsmittel bei Nervenleiden, Migräne, nervösen Herzbeschwerden sowie nervösen Magenleiden, -krämpfen und Darmstörungen verwendet.

AB: DAB 8; ÖAB 9; Helv VI.

[2] Abgeleitet vom lat. apis, Biene. Die Melisse wurde schon in der Antike als Bienenfutterpflanze gezogen und wegen ihres starken Geruchs zum Ausreiben der Bienenstöcke benutzt.
[3] Anspielung auf den zitronenartigen Duft der frischen Blätter.

Anw.:

Die Birke, die im südlichen Europa nur selten vorkommt, wird von den antiken Autoren kaum erwähnt. Bekannter und volkstümlicher hingegen war sie bei den nordeuropäischen Völkern, vor allem bei den Slawen, wo seit den ältesten Zeiten die Birkenverehrung eine Rolle spielte (*Marzell,* Heilpflanzen, 74 ff). Im deutschen Aberglauben galt sie als Frühlingsbaum, als Sinnbild des wiedererwachenden Lebens und der sommerlichen Freude. Die Deutung, die auch Hildegard kennt, mag mit dem jeweils im Frühjahr in den Birkenstämmen zu beobachtenden Ansteigen des Kambialsaftes zusammenhängen, der nach Verletzung der Stämme kontinuierlich ausfließt. Der auf diese Weise gewonnene, zuckerhaltige Birkensaft wird noch heute als diätetisches und Naturheilmittel innerlich bei Blasen- und Nierenleiden, Rheuma und Gicht sowie äußerlich bei Haarausfall und Hautausschlägen angewendet. Die Blätter und die noch ölreicheren Birkenknospen haben schwach desinfizierende Wirkung und werden daher zu Bädern bei Hautkrankheiten und in Form von Umschlägen gegen Abszesse angewandt. Hildegards Therapieanweisung stimmt demnach mit der modernen Verwendung der Birkenpräparate überein. Darüber hinaus werden heute die Blätter, deren kräftige diuretische Wirkung experimentell bestätigt ist und in der Hauptsache auf den Saponingehalt der Droge zurückgeführt wird, als harntreibendes Mittel, bei Rheuma, Gicht und Wassersucht verordnet.

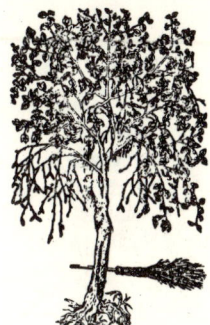

Betula Theophrasti, scilicet auff Griechisch runda.

22
Bircka-Vibex (ed.)
Ph: PL: III, cap. XXXII

Ma. Bez.:
biriha, pircha, birca, birche, betula, fibex

Hildegard (Ph. Riethe S. 73):
Die Birkenknospen als Umschlag gegen Hautausschläge und Geschwüre. Die Birke ist Sinnbild der Fröhlichkeit.[1]

St. Pfl.:
Betula pendula Roth (syn. B. verrucosa Ehrh.)-Betulaceae, Hängebirke, Weißbirke und Betula pubescens Ehrh., Besenbirke, Moorbirke.[2]

Herk.:
heimisch in Mittel- und Nordeuropa sowie Asien.

Inh.:
ätherische Öle, Flavonglykoside, Saponine, Methylsalicylat, Harze, Gerbstoff

[1] In der deutschen Ausgabe wird irrtümlich »felicitas« mit Fruchtbarkeit übersetzt.
[2] Die beiden Birkenarten werden in der Volksbenennung nicht immer voneinander unterschieden.

AB: DAB 8; DAB 7 (DDR); Helv. VI; ÖAB 9

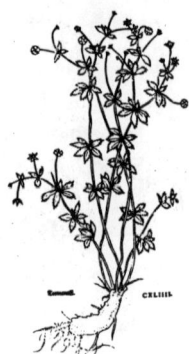

CXLIII.

23

**Birckwurtz, Blut-
wurtz**

Ph: PL: I, cap. CLXVI –
CaCu (Kaiser) 201,10

Ma. Bez.:
blutwurz, bluthcruth, burck-
wurz – sanguinaria (W), tormentilla, trementilla, tor-
bentilla

*Hildegard (Ph. Riethe
S. 48):*
Der mit Wein zubereitete
Trank aus der Blutwurz be-
seitigt überflüssige und ver-
dorbene, giftige Säfte, außer-
dem ist er wirksam gegen
Blutfluß.

St. Pfl.:
Potentilla erecta L. Raeusch
(syn. Potentilla tormentilla
Neck. et Schrank.) – Rosa-
ceae, Tormentillwurzel,
Blutwurz

Herk.:
heimisch in Europa und
Westasien

Inh.:
Catechingerbstoffe (Tor-
mentillgerbsäure, Tormen-
tillrot), Harz, Gummi, Spuren von äther. Öl

Anw.:

Als »blutwurz« bzw. lateinisch »sanguinaria«
wurden im Mittelalter verschiedene Pflanzen mit
blutstillenden Eigenschaften bezeichnet, vor
allem das Hirtentäschelkraut Capsella bursa-pa-
storis (L.) Meidk, sowie der hiermit vielfach ver-
wechselte Vogelknöterich Polygonum aviculare
L., insbesondere aber die noch heute als Blutwurz
bekannte Potentilla erecta. Unter diesen gerb-
stoffhaltigen Pflanzen wurde die Tormentillwurzel aufgrund der roten Färbung ihres Wurzelstok-
kes, die nach der Signaturenlehre auf ihre Verwendung hinweist, als Hämostyptikum bei Nasenbluten, Bluthusten, chronischen Durchfällen,
Magen- und Uterusblutungen besonders geschätzt. Noch 1532 preist *Brunfels* die Pflanze in
seinem Kräuterbuch: »Tormentilla ist auch die
aller kostlichest blutstellung, ein secret den frawen
iren blumen (Monatsfluß) zu stellen, so sie den-
selbigen zu vil haben ...« Aufgrund ihrer blutstillenden und stopfenden Wirkung, die offenbar
auch Hildegard bekannt war und auf dem hohen
Gerbsäuregehalt des Wurzelstockes beruht, wird
die Blutwurz noch heute als Adstringens bei chronischen und akuten Entzündungen des Magen-
Darmtraktes, als Antidiarrhoicum und äußerlich
zu Pinselungen und Spülungen bei Schleimhaut-
entzündungen, besonders der Rachenhöhle,
benutzt. Außerdem dient der Wurzelstock wegen
seines Farbstoffgehaltes zur Tintenfabrikation.

AB: ÖAB 9; DAB 6 [Rhizoma Tormentillae]

Die Judenkirche, die wegen ihres, eine schar-
lachrote kirschförmige Beere umschließenden
Kelches besonders auffällt und deswegen noch
heute als Zierpflanze beliebt ist, erhielt schon in
der Antike außer ihrer botanischen Bezeichnung
»Strychnos halikakabos« (*Dioskurides* IV, 72)
den Beinamen »Physalis« (Physalis gr. = Blase);
der blasenartig aufgetriebene Fruchtkelch, in dem
die Frucht wie ein Stein in einer großen Blase
schwebt, gab der Pflanze auch ihren mittelalterlichen Namen »boberella« (von bobbel, Blase),
und deutete zugleich gemäß der mittelalterlichen
Signaturenlehre auf ihre Verwendung hin: die
Judenkirche wurde vorrangig als Diureticum und
heilkräftiges Mittel gegen Blasen- und Steinleiden
empfohlen, daneben galt sie als wirksam gegen
Gelbsucht, äußerlich gegen Geschwüre und
Ohrenleiden (*Ps.-Apulejus* 75; *Avicenna* lib. II,
tract. II, cap. 379; Lex. plant. S. 16). Von diesen
Indikationen erwähnt Hildegard nur die äußerliche Anwendung; die schon von den antiken Autoren hervorgehobene nahe Verwandtschaft der
Judenkirche zu anderen als giftig bekannten
»Strychnos«-arten mag sie von dem innerlichen
Gebrauch der Pflanze abgehalten haben. Obwohl
bis heute über die pharmakologische Wirkung
sichere Angaben fehlen, wurde die Pflanze in der
Volksmedizin bis in die neueste Zeit als wasser-
treibendes Mittel bei Nieren- und Blasenleiden
sowie rheumatischen Erkrankungen geschätzt.

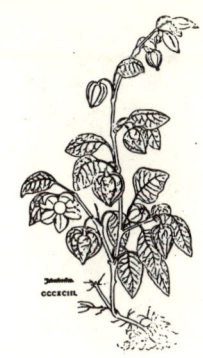

**24
Boberella**
Ph: PL: I, cap. LVIII

Ma. Bez.:
bovizia, pubarella, alchi-
kingi[1]

*Hildegard (Ph. Riethe
S. 29):*
äußerlich als Umschlag gegen Augentrübung, Ohren-
leiden und Asthma, als
Breiumschlag gegen Einge-
weidegeschwüre auf die Ma-
gengegend.

St. Pfl.:
Physalis alkekengi L.-Sola-
naceae, Judenkirsche, Bla-
senkirsche,   Laternen-
pflanze,

Herk.:
heimisch in Südeuropa, im
mittleren und südlichen
Deutschland zerstreut.

Inh.:
Gerbstoff, Alkaloide, Physa-
lin (Bitterstoff), Schleim,
Vitamin C (in den eßbaren
Früchten).

[1] arabischer Name für die griechische Bezeichnung der Pflanze
Strychnos *halikakabos.*

Citronatöpffel. Citria mala.

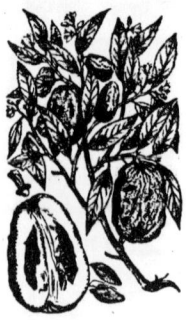

25
Bontziderbaum[1]
Ph: PL: III, cap. XVIII

Ma. Bez.:
bonezider (H: Bezeichnung
der Frucht), citrin epphel,
poncidrapoum, poma cedri

*Hildegard (Ph. Riethe
S. 70):*
Blätter und Früchte drängen
das Fieber zurück, der Baum
ist Sinnbild der Keuschheit.

St. Pfl.:
Citrus medica L.-Rutaceae,
Zedrat-Zitrone

Herk.:
heimisch in Südostasien,
Vorderindien, kultiviert im
Mittelmeergebiet, beson-
ders in Italien und Spanien.

Inh.:
In der Schale ätherisches Öl
mit Citral, Limonen und Dipenten, Bitterstoffe, im
Fruchtfleisch Ascorbin-
säure (Vitamin C).

Die erste schriftliche Nachricht über die als »me-
dische oder persische Äpfel« beschriebenen Zi-
trusgewächse stammt von dem griechischen Gelehrten *Theophrastos* von Eresos, der ihre giftwi-
drige, insektenabwehrende und Atem desinfizierende Wirkung erwähnt. Seine Nachfolger bis hin
zu den mittelalterlichen Autoren übernahmen
diese Indikation und fügten noch die Verwendung
der Samen als Universalmittel gegen Schmerzen
aller Art hinzu. *Theophrasts* Darstellung bezieht
sich jedoch noch nicht auf die heute weitaus besser
bekannte, dünnschalige und saftreiche Zitrone
(Citrus limon (L.) Burm. f), die im Englischen und
Italienischen genauer als »lemon« bzw. »limone«
bezeichnet wird, sondern auf die sehr viel größere,
bis zu zwei kg schwere Zedrat-Zitrone, die durch
eine höckerigwarzige, dicke aromatische Rinde
charakterisiert ist und kaum Fruchtfleisch enthält.
Die Rinde dient heute zur Bereitung des »Zitro-
nats«. Wann die Limone, als deren Heimat Vorderindien oder China angenommen wird, in
Europa bekannt wurde, ist bisher nicht sicher
geklärt. Wie die aus dem Arabischen »limûn«
entlehnte Bezeichnung für die Frucht vermuten
läßt, waren die Araber an ihrer Verbreitung
maßgeblich beteiligt.

Sie sollen die Früchte um das 10. Jahrhundert
nach Sizilien, die Kreuzfahrer im 11. Jahrhundert
in die Mittelmeerländer bis Spanien und Marokko
gebracht haben.

Plinius hingegen berichtete bereits abgesehen von
dem assyrischen Apfelbaum (»Malus assyrica«,
Zedrat-Zitrone-Hist. nat. XII, 15), der nur in
Persien gedeihe, auch von Zitronenbäumen
(Arbor citri – Hist. nat. XIII, 91), die bei den
Mauren in Nordafrika häufig vorkommen. Diese
Bemerkung im Zusammenhang mit den Pompe-
janischen Wandmalereien, auf denen neben Fei-
gen-, Zwetschgen-, Kirsch- und Erdbeerbäumen
deutlich Limonenbäume dargestellt sind, lassen
vermuten, daß die Limone schon zur Römerzeit
im Mittelmeergebiet bekannt gewesen sein muß,

[1] Verstümmelung aus »poma
citri«, Zitrusapfel.

wenngleich ihre Kultur noch selten war und ihre arzneiliche Verwendung keine Rolle gespielt haben mag. Hildegards Angabe bezieht sich ohne Zweifel auf die in Europa am längsten bekannte Zitrusfrucht, die Zedrat-Zitrone, wie man aus ihrer ausdrücklichen Betonung der *großen* Frucht des Baumes schließen muß. Von den im Mittelalter bekannten Indikationen der Zedrat-Zitrone, Herzbeschwerden, Appetitlosigkeit, Intoxikationen, Schmerzen aller Art, nimmt sie keine Notiz; hingegen empfiehlt sie die Blätter und Vitamin-C-haltigen Früchte ausschließlich gegen Fieber. Da, wie man heute weiß, Ascorbinsäure (Vitamin C) einerseits die Immunitätsvorgänge des Organismus steigert, andererseits bei Infektionskrankheiten, als deren Begleitsymptom häufig Fieber auftritt, ein erhöhter Vitamin-C-Bedarf besteht, so erscheint die Empfehlung der vitaminhaltigen Zitrusfrüchte bei fieberhaften Erkrankungen, die zumindest als symptomatische Maßnahme das Allgemeinbefinden bessern, durchaus als sinnvoll und läßt auf eigene Erfahrung Hildegards schließen. Für Hildegard hat der Zitronenbaum nicht nur eine therapeutische Bedeutung, sondern er steht in einem heilsgeschichtlichen Bezug und verkörpert einen geistigen Sinn: Der fremdartige, wunderbare und kostbare Baum, der Blüten und Früchte zugleich treibt und über so geheimnisvolle Kräfte verfügte, daß er vor allem Bösen, Gift, Tod und Pestilenz schützte, galt Hildegard zugleich als Symbol der Keuschheit. Daß Hildegard hier nicht der eigenen spirituellen Perspektive, sondern einem allgemeineren Symbolkanon folgte, wird deutlich, wenn man die Darstellung des Zitronenbaums und seiner Symbolik in der Kunst näher betrachtet. Noch in späteren Jahrhunderten verwenden die Künstler die Zitronen- und Orangenbäume in ähnlicher Bedeutung: Als Symbol der Unschuld wächst der Zitronenbaum z. B. auf dem berühmten Einhornteppich im Musée de Cluny (Paris, 15. Jahrhundert) auf den schwebenden Inselparadiesen, wohin sich die Dame mit dem Einhorn geflüchtet hat, und auf dem Gemälde »Madonna della Vittoria« umgibt *Andrea Mantegna* (1431–1506) die Himmelskö-

nigin Maria als Zeichen ihrer Keuschheit mit rei-
chen, aus blühenden und fruchtenden Zitronen-,
Limonen- und Pomeranzenzweigen gewundenen
Girlanden.[2]

[1] s. dazu: *I. Müller*, Zitrusfrüchte (Agrumen) in Kunst und Pharmazie. Pharmazeutische Zeitung *119* (1974) 1883–1890.

AB: Helv. VI [Citri rec. Pericarpium – frische Zitronenschalen]; DAB 8 [Oleum Citri]

Anw.:

Die Wolfsmilchgewächse spielten schon im Altertum als Abführmittel eine wichtige Rolle. *Dioskurides* zählte, abgesehen von dem »Euphorbion« genannten Harz (von der medizinisch am bekanntesten, in Nordafrika verbreiteten, Species Euphorbia resinifera L.), mehr als 10 Euphorbiaarten von unterschiedlicher Abführwirkung auf. Im Mittelalter ist ihre Bedeutung nicht geringer gewesen, sie wurden hauptsächlich im Rahmen humoralpathologischer Vorstellungen zur »Reinigung« des Körpers von Schleim, schwarzer Galle und verdickten Säften benutzt und dienten entsprechend als Abführ- und Brechmittel, sowie harntreibende Mittel bei Wassersucht, Gicht und Gelenkentzündungen. Sie wurden außerdem gegen Lepra und Fieber empfohlen. Die botanische Unterscheidung der einzelnen Arten indes, die in der volkstümlichen Benennung meist nicht näher unterschieden oder uneinheitlich bezeichnet wurden, bereitet heute große Schwierigkeiten. Schon *Albertus Magnus* fügte seiner Beschreibung der »esula« (De vegetab. VI, 336) die Bemerkung hinzu: »esula est non herbae species sed genus« (Die Eselswolfmilch ist keine (spezielle) Pflanzenart, sondern eine Gattung), woraus geschlossen werden kann, daß schon zu seiner Zeit keine Eindeutigkeit in der taxonomischen Bestimmung herrschte.

Hildegards Empfehlungen entsprechen den zeitgenössischen Angaben über die Anwendung der Wolfsmilchgewächse; die teilweise drastische Wirkung als Abführmittel war ihr offensichtlich ebenso bekannt wie der hautreizende Effekt, den sie anschaulich als »plötzliche Wärme, die das Fleisch des Menschen verbrennt«, beschreibt. Fraglos kannte sie auch die Gefahr der Vergiftung durch Resorption des Saftes durch die verletzte Haut oder durch die Einnahme übergroßer Dosen, sie äußert sich daher nur sehr zurückhaltend über die Verwendung der Droge.

Die Wolfsmilchgewächse haben abgesehen von dem offizinellen Harz Euphorbium, das als hautreizendes Mittel in Form blasenziehender Pflaster

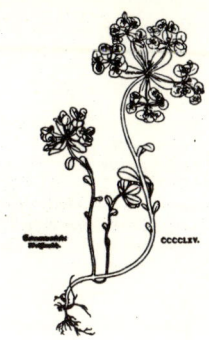

CCCCLIV.

26a
Brachwurz-Esula (ed.)
Ph: PL: I, cap. LIV – CaCu (Kaiser) 216,34

Hildegard (Ph. Riethe S. 27):
innerlich als Trank gegen Gicht und ihre Begleitsymptome, äußerlich als Brustpackung; als Pulver mit Süßholz, Bryonia und Pfingsrosensamen gegen Heiserkeit und verschleimte Brust, Bestandteil eines Rezeptes gegen Viertagefieber.

26b
Wulffesmilch-[1] Cardus niger (ed.)[2]
Ph: PL: I, cap. LI

Hildegard (Ph. Riethe S. 27):
stark hautreizende Wirkung, wird als Gift bezeichnet, nützlich als Abführmittel

[1] Zusammensetzungen des Namens mit Wolf-, Hund-, Teufelusw. soll auf die Unbrauchbarkeit bzw. Schädlichkeit der Pflanzenmilch hinweisen.
[2] Der später hinzugefügte lateinische Name beruht auf einer Verwechslung. Cardus niger (= Dipsacus silvester L. Schuttkarde, eine der Weberkarde sehr ähnliche Distel) heißt in den althochdeutschen Glossen auch »wolvesdistel, wolfszagel, wolfhunha«, – Namen, die wahrscheinlich Anlaß

63

Ma. Bez.³ (für Brachwurz und Wulffesmilch):
brachwurz (W), eusole, titimalus, wolvismilch (W)

a + b: St. Pfl. (für Brachwurz und Wulffesmilch):
Euphorbia esula L., Scharfe Wolfsmilch – Euphorbia peplus L., Garten-Wolfsmilch – Euphorbia helioscopia L., Sonnen-Wolfsmilch – Euphorbiaceae

Herk.:
heimisch in Mitteleuropa

Wirkung:
Der Saft der Euphorbiazeen enthält hautreizende Wirkstoffe, die auf den Schleimhäuten Brennen, Anschwellung und erysipelartige Entzündung mit Blasenbildung hervorrufen. Bei Verletzung der Haut kann die Resorption des Saftes allgemeine Vergiftungserscheinungen erzeugen. Der Saft hat außerdem abführende Wirkung.

bis ins 20. Jahrhundert (DAB 6) benutzt wurde, in der Volksheilkunde als Laxans, Hautreizmittel, zur Entfernung von Warzen, in der Homöopathie bei chronischen Reizzuständen der Schleimhäute und Haut, vor allem bei Katarrhen der Atmungsorgane, trockenem Husten, Magenkrämpfen und Brechdurchfall Verwendung gefunden.

zur falschen lateinischen Deutung gegeben haben. Die therapeutische Verwendung spricht für die Deutung der Wolfsmilch als einer Euphorbiaart. Die Synonyme »esula« und »wolvismilch« in der Wolfenbüttler Handschrift bestätigen diese Interpretation.
³ In Mitteleuropa kommen etwa 30 Arten vor, die einander ähnlich sind und in der Volksbenennung nicht näher unterschieden werden.

Die Brombeere gehört zu den ältesten Heilpflanzen, sie wird schon in den *hippokratischen* Schriften als Heilmittel bei eiternden Geschwüren erwähnt. *Dioskurides* (IV, 37) berichtete von der blutstillenden Wirkung und empfahl, die Blätter zur Kräftigung des Zahnfleisches und Desinfektion der Mundschleimhaut zu kauen. Die mittelalterlichen Autoren übernahmen wie gewöhnlich die Indikationen, sie führen die Wurzeln, Blätter, Früchte und Saft als Blutreinigungsmittel, Styptikum und Antidiarrhoikum an. Darüber hinaus nennen sie aber auch die Verwendung bei Brusterkrankungen sowie bei Entzündungen, Abszessen und Brandwunden. Auch Hildegard folgt diesen Empfehlungen, sie bedient sich des Brombeerstrauches aber noch zusätzlich in origineller Weise: sie rät bei angeschwollenem und vereitertem Zahnfleisch zu einer Abszeßspaltung mit Hilfe eines Brombeerdorns anstelle eines Aderlaßmessers, um dem Eiter einen Abfluß zu verschaffen – eine Maßnahme, die lange Zeit das Mittel der Wahl bei Zahnvereiterungen und skorbutischen Geschwüren darstellte und die ohne Zweifel eine augenblickliche Erleichterung brachte. Ebenso sinnvoll erscheint ihre weitere Gebrauchsanweisung, die gepulverten Blätter auf die Geschwüre aufzustreuen oder gegen Blutungen einen weinhaltigen Auszug der Blätter einzunehmen. Die heilende Wirkung beruht in beiden Fällen auf dem adstringierenden Effekt der in den Blättern enthaltenen Gerbstoffe.

Die günstige Wirkung der Brombeerblätterzubereitungen bei Erkrankungen der Atmungsorgane, wie sie Hildegard angibt, ist ebenfalls auf den Gehalt an Gerbstoffen zurückzuführen, die die Schwellung, Rötung und vermehrte Sekretion entzündeter Schleimhäute mildern und aufgrund ihrer eiweißfällenden Eigenschaften die Infektionserreger aus dem Mund- und Rachenraum beseitigen.

AB: EB 6 [Folia Rubi fruticosi]

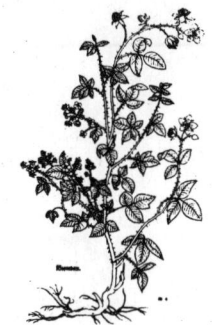

27
Brema
Ph: PL: I, cap. XLXIX –
CaCu (Kaiser) 201, 20;
122, 21

Ma. Bez.:
Brama, prama, brambere, pranper, bremencrut, bramberecruth, mora (silvatica), mora rubi[1]

Hildegard (Ph. Riethe S. 49):
Brombeerdorn zur Eröffnung eitriger Geschwüre an der Zunge oder am Zahnfleisch, gegen Geschwüre die gepulverten Blätter aufstreuen, als Trank gegen Lungenleiden und Husten, um den Schleim aus der Brust zu befördern, als weniger Auszug gegen Blutungen.

St. Pfl.:
Rubus fruticosus, L.[2], Brombeere – Rubus caesius L., Kratzbeere, Rosaceae.

Herk.:
heimisch in Europa, Nordafrika, Nord- und Südamerika

Inh.:
Gerbstoffe (Gallotannine), organische Säuren, Vitamin C, Arbutin, Hydrochinon.

[1] Wegen der Ähnlichkeit der Früchte mit denen des Maulbeerbaumes, Morus nigra.
[2] R. fruticosus ist eine Sammelart, die Hunderte von eigentlichen Arten einschließt.

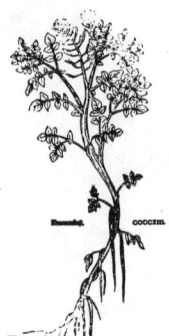

Bramméng.   coccem.

28
Burncrasse
Ph: PL: I, cap. LXXIII

Ma. Bez.:
burncharse (W), crasso, crasse, cressa, wiltcresso, brunnecresso, burnkresse, nasturtium, cardamus, timbra

Hildegard (Ph. Riethe S. 33):
weder nützlich noch schädlich, gegen Fieber, Gelbsucht und Verdauungsbeschwerden soll man gedünstete Brunnenkresse essen.

St. Pfl.:
Nasturtium officinale (Dc.) R. Br.-Brassicaceae, Brunnenkresse.

Herk.:
Die Brunnenkresse ist in fast ganz Europa, Amerika, Asien und Afrika verbreitet, sie findet sich besonders an Quellen, Bächen und Flüssen.

Inh.:
in der frischen Pflanze als Hauptbestandteil Senfölglykosid (Gluconasturtiin), das bei Zerfall (Phenyläthylsenföl liefert, Vitamin A, C, D, Jod, Gerbstoff.

[1] Lepidium sativum als »Crasso-Nasturtium (ed.)« (Ph: PL: I, cap. LXXII).

Anw.:

Die Brunnenkresse wird als Heil- und Genußpflanze bereits von *Dioskurides* unter dem Namen »sisymbrion« (IV, 155) angegeben; er hat nicht nur sehr genau die anfangs runden, später zerteilten Blätter beobachtet und beschrieben, sondern hebt ausdrücklich hervor, daß sie eine Wasserpflanze sei. Er gibt an, daß sie harntreibend wirke, gegen Leberflecken helfe und roh gegessen werde. Im Mittelalter wurde die Brunnenkresse zum Unterschied von der Gartenkresse (Lepidium sativum L.-Brassicaceae) vielfach durch den Zusatz »aquaticum« als Hinweis auf den Hauptstandort gekennzeichnet, teilweise galten ihre Namen (s. Ma. Bez.) aber auch für beide Pflanzen, so daß es heute schwierig ist, die jeweilige Art zu bestimmen, zumal die Indikationen ähnlich lauteten. In der größeren Zahl der Fälle ist wohl unter dem »nasturtium« der mittelalterlichen Botaniker die Gartenkresse zu verstehen, die nicht nur als Prophylaktikum gegen innere Erkrankungen, sondern auch gegen akute Brust- und Herzkrankheiten, Gicht und Harnsteine sowie akute Fieber-, Rheuma- und Milzleiden angewandt wurde.

Hildegard führt beide Arten in getrennten Kapiteln auf, ohne ihre Heilkraft allerdings besonders hervorzuheben. Während sie die Gartenkresse[1] für ausgesprochen schädlich ansah, hielt sie in Übereinstimmung mit der mittelalterlichen Rezept- und Kräuterbuchliteratur die Brunnenkresse für ein nützliches Leber-, Fieber- und Verdauungsmittel. Die genannten Indikationen lassen sich mit den Hauptinhaltsstoffen der Pflanze, den bekannten Scharfstoffen der Senföle, in Übereinstimmung bringen: Senfölglykoside (Glucosinolate) lösen eine stark hautreizende Wirkung aus, indem sie durch primäre Reizung sensibler Hautnerven auf reflektorischem Wege eine stärkere Durchblutung gewisser Haut- und Muskelbezirke hervorrufen. Dieser hyperämisierende Effekt erklärt die erfolgreiche äußerliche Anwendung senfölhaltiger Pflanzen wie der Brunnen- und Gartenkresse als schmerzstillendes Mittel bei

Nervenschmerzen aller Art, rheumatischen und gichtischen Schmerzen; auf der Reizwirkung auf die Nieren wie die Magenschleimhäute indes beruht die Empfehlung zum innerlichen Gebrauch als Diuretikum und Stomachikum. Bei hoher Konzentration allerdings kann es äußerlich zur Blasenbildung auf der Haut und Zerstörung des subkutanen Gewebes, innerlich zu schädlicher Nierenreizung und starker Hyperämisierung der Unterleibsorgane kommen, die einen Abort auslösen kann, worauf schon *Albertus Magnus* (De vegetab. VI, 393) hingewiesen hat.

Heute werden Senfölglykoside (Glucosinolate) in stabiler Form in standardisierten Präparaten in den Handel gebracht, sie haben sich als antibiotisch wirksame Substanzen erwiesen, ohne die Nebenwirkungen der klassischen Antibiotika zu erzeugen, und werden daher bei Bronchitiden, grippalen Infekten und unspezifischen Infektionen der ableitenden Harnwege empfohlen. Interpretiert man Hildegards Angabe »Fieber« als Begleitsymptom der genannten Erkrankungen, und berücksichtigt man, daß Scharfstoffe wie die Senfölglykoside auf reflektorischem Wege die Magensaftsekretion und Peristaltik des Darms anregen, so erscheinen Hildegards Indikationen der Brunnenkresse als durchaus sinnvoll.

In der Volksmedizin werden die frischen vitaminreichen Blätter der Brunnenkresse zusammen mit Löwenzahn und Brennesselblättern noch heute gerne zu den sogenannten Frühjahrskuren verwendet.

AB: EB 6 [Herba Nastùrtii]

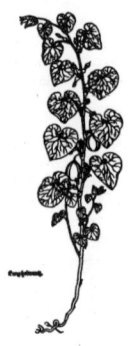

29
Byverwurtz-Rustica (ed.)
Ph: PL: I, cap. CXLVI –
CaCu (Kaiser) 178,32;
186,13

Ma. Bez.:
bibirwurz, biverwurz u. ä.,
ebemwrz (W), ostilucie,
lange holwurz, castoreum[1],
aristologia, aristolocia

*Hildegard (Ph. Riethe
S. 46):*
allgemeines Prophylaktikum gegen schwere und
langanhaltende Krankheiten (Infektionen), Abführmittel, menstruationsfördernd.

[1] Der Name leitet sich vermutlich
vom althochdeutschen »bibar«
bzw. mittelhochdeutschen »biber« (Biber) ab, weil der stark aromatische Geruch der Knolle von
A. rotunda L. an den des Bibergeils, lat. »Castoreum« (von Castor, lat. der Biber) erinnert. Später brachte man offensichtlich
den Namen mit dem mittelhochdeutschen »fiever« in Zusammenhang, da schon Dioskurides die
Pflanze gegen Fieber empfohlen
hatte.
[2] Verwechselungen mit dem Alpenveilchen (Cyclamen purpurascens Mill.) und Lerchensporn (Corydalis cava) in der Volksbenennung sind möglich.
[3] Auf die bis in die Antike zurückgehende Verwendung der Pflanze
in der Geburtshilfe u. im Wochenbett deutet schon der Name hin:
»aristos« gr. der beste, »lochois«
gr. den Wöchnerinnen.

Anw.:

Die Aristolochiaarten spielten in der mittelalterlichen Medizin die Rolle eines Universalheilmittels, was *Albertus Magnus* andeutete, wenn er von der Pflanze behauptete: »est herba multarum et mirabilium operationum«: »Sie ist eine Pflanze von vielen und wunderbaren Wirkungen« (De vegetab. VI, 277 f). In Anlehnung und Ergänzung der Empfehlungen des *Dioskurides* (III, 4), der verschiedene Aristolochiaarten als Antidot gegen Gifte, Emmenagogum, menstruationsförderndes und fiebersenkendes Mittel sowie zur Behandlung von Wunden aufführte, galten die Osterluzeigewächse im Mittelalter als heilkräftig gegen Gifte aller Art, Asthma, Menstruationsbeschwerden, Fieber, Epilepsie, Brust- und Lungenerkrankungen, Bluthusten, Gicht und Steinleiden, als wirksames Mittel zur Behandlung eitriger Wunden und Zahnfleischerkrankungen, zum Ausziehen von Splittern und Dornen sowie zur Austreibung der Nachgeburt.[3]

Es ist verblüffend, daß Hildegard auf empirischer Grundlage die Pflanze bereits zur unspezifischen Infektionsabwehr und zur Stärkung der Abwehrkräfte benutzte, lange bevor die Heilwirkung experimentell bestätigt und mithilfe moderner Analysenmethoden nachgewiesen werden konnte. Ihre Empfehlung der Droge als Abführmittel indes scheint sich eher auf die im Mittelalter mit der Osterluzei oftmals verwechselten Wurzelknollen des Alpenveilchens (s. Anm. 2) zu beziehen, die als Hauptbestandteil das sehr giftige Saponin Cyclamin enthalten, das eine heftige örtliche Reizwirkung ausübt, schon in kleinen Dosen Übelkeit, Erbrechen und Diarrhöen hervorruft und daher früher als drastisches Abführmittel beliebt war.

Die bis ins 17. Jahrhundert äußerst geschätzte Droge gewann in jüngster Zeit wieder an Interesse, nachdem man entdeckt hatte, daß der wirksame Inhaltsstoff, die Aristolochiasäure, die leukozytäre Abwehr bei Infektionen deutlich zu steigern vermag. Diese Eigenschaft erklärt sowohl die günstige Wirkung der Aristolochiapräparate bei schlecht heilenden Wunden, Fisteleiterungen und Furunkulose als auch die Verbesserung der Infektionsresistenz, die eine der Hauptindikationen der Droge darstellten. Worauf die ebenfalls beobachtete Uteruswirksamkeit beruht, ist bisher nicht geklärt worden. Die weitere Anwendung von Aristolochiapräparaten ist allerdings in jüngster Zeit wegen eines eventuellen karzinogenen Risikos infrage gestellt.

St. Pfl.:
Aristolochia clematitis-L., Osterluzei-Aristolochia rotunda-L.-Aristolochiaceae[2]

Herk.:
heimisch im Mittelmeergebiet, sie wächst in Deutschland gelegentlich in Weinbergen, an Zäunen, Mauern und auf Schutt.

Inh.:
Aristolochiasäure, ätherisches Öl Gerbstoffe, Bitterstoff, Saponin, Flavonglykoside.

AB: HAB 1 (Aristolochia Clematitis)

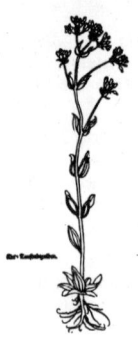

30
Centaurea

Ph: PL: I, cap. CXXV –
CaCu (Kaiser): 185, 27
(»febrifuga«)[1]

Ma. Bez.:
centaurium minor[2], aurine,
dusentgulden, er(t)galla, fel
terrae[3], fieberkraut (*K. v.
Megenberg*)

*Hildegard (Ph. Riethe
S. 42):*
innerlich als Trank, äußerlich als Umschlag gegen
Brüche, und gichtartige Lähmungserscheinungen, men-
struationsförderndes Mittel.

[1] Im Mittelalter wurden viele
Pflanzen, die als Fiebermittel galten, als »febrifuga« bezeichnet, es
ist daher nicht eindeutig, ob an
dieser Stelle Centaurium minus
gemeint ist.
[2] (»Kraut des Centauren«), nach
dem gr. Kentauren Chiron, der
nach griechischer Mythologie
über besondere Kenntnisse in der
Heilkunst verfügte und seine eigene, durch einen Giftpfeil des
Herakles verursachte Wunde mit
dem »Kentaurion« geheilt haben
soll. Im Mittelalter führte man
den Namen auf lat. »centum«,
hundert, und »aurum«, Gold,
Gulden, zurück. Aus dem volkstümlichen   »Hundertgülden-
kraut« aber wurde, um die hohe
Wertschätzung noch stärker zu
betonen, das Tausendgüldenkraut.
[3] »Erdgalle«, wegen des bitteren
Geschmacks.

Anw.:

Der griechische Name der Pflanze, der schon in
der Antike mit dem mythologischen Fabelwesen,
dem heilkundigen Kentaur Chiron, in Verbindung
gebracht wurde (s. Anm. 2), deutet auf das große
Ansehen des Krautes als Heilmittel hin. *Dioskurides* rühmte die als »kentaurion lepton« bzw.
»mikron« (zart bzw. klein) beschriebene Pflanze
(III, 7) besonders wegen ihrer vorzüglichen wund-
reinigenden und wundheilenden, die Narbenbil-
dung fördernden Eigenschaften; daneben empfahl er sie gegen Sehschwäche, Nervenleiden,
Fieber, Verstopfung und als menstruationsförderndes Mittel. Nach der Überlieferung des
Plinius (Nat. hist. 25, 68) sollte sie über eine so
wunderbare Heilkraft verfügen, daß sie zerschnit-
tenes Fleisch beim Kochen wieder miteinander
verbinden könnte. Noch *Albertus Magnus* (De
veget. VI, 311) erwähnte diesen wunderbaren
Effekt, allerdings ohne ihn zu bestätigen. Die von
Dioskurides genannten Indikationen des
Tausendgüldenkrautes kehren allesamt in der
mittelalterlichen Rezeptliteratur und in den
Arzneibüchern wieder. Darüber hinaus wurde die
Pflanze gegen Leber- und Milzschwellung, Herzklopfen, Brustleiden, Gicht, Nieren- und Blasenleiden sowie als vorzügliches Antidot gegen Gifte
aller Art empfohlen. Mit der roten Farbe der
Blüten dürfte zusammenhängen, daß die Wirkung
des Krautes mit Blutungen in Verbindung gebracht wurde. Die hohe Wertschätzung, die die
Droge auch als Fiebermittel genoß, spiegelt sich in
dem, im Mittelalter auch für das Centaurium
minor zu belegende Synonym »febrifuga« wieder.
Im Rahmen dieser Therapieempfehlungen bewegen sich auch Hildegards Angaben über die arzneiliche Verwendung der Pflanze, die heute aufgrund des Gehaltes an Bitterstoffen hauptsächlich

AB: DAB 8; Helv. VI; ÖAB 9 [Herba Centaurii]

als bitteres Magenmittel, besonders bei Dyspepsie mit Leber- und Gallestörungen, benutzt und in der Volksmedizin zudem als Fiebermittel geschätzt wird, ohne daß die antipyretische Wirkung bisher experimentell bestätigt werden konnte.

St. Pfl.:
Centaurium minus Moench (Erythraea centaurium L.)- Gentianaceae, Tausendgüldenkraut, Bitter-, Fieberkraut, Erdgalle.

Herk.:
heimisch in fast ganz Europa, Persien, Nordafrika, Nord-Amerika.

Inh.:
Bitterstoffe (Amarogentin, Gentiopikrin), ätherisches Öl.

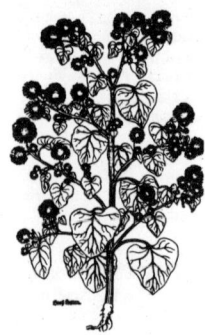

31

Cletta-Lappa (ed.)

Ph: PL: I, cap. XCVIII –
CaCu (Kaiser) 198,13;
211,31

Ma. Bez.:
cletho, cledda, cleddun (H.),
herba cledde (W), bardana,
parduna

*Hildegard (Ph. Riethe
S. 37):*
als Diureticum gegen Steinleiden, äußerlich als Pulver
gegen grindige und aussätzige Hauterkrankungen, gegen Darmkolik.

St. Pfl.:
Arctium lappa L. (Lappa
major Gaertn.), Große
Klette; Arctium minus
(Hill) Bernh. (= Lappa mi-
nor Hill), Kleine Klette –
Asteraceae[1]

Herk.:
heimisch in ganz Europa,
Afrika, Nordasien, Nord-
amerika.

Inh.:
Inulin, Fettsäuren, Zucker,
Harz, Schleim, Gerbstoff,
ätherisches Öl, Polyacety-
lenverbindungen mit bakteriostatischen und fungiziden Eigenschaften.

Anw.:

Die Klette, von *Dioskurides* unter der Bezeichnung »arkeion« (IV, 105) als Mittel gegen Bluthusten, Lungengeschwüre und zum äußeren
Gebrauch gegen Gliederschmerzen beschrieben,
wurde in den medizinischen Schriften des Mittelalters gegen Nieren- und Steinleiden, rheumatische Erkrankungen, Fieber, Biß tollwütiger
Hunde, Husten, Darmbluten sowie lepröse und
grindige Hauterkrankungen empfohlen. Aus der
Vielzahl von Indikationen werden von Hildegard
nur diejenigen genannt, die auch noch heute für
die ärztliche und volksmedizinische Anwendung
der Droge bestimmend geblieben sind: Die Droge
enthält chemische Verbindungen mit bakteriostatischen und fungiziden Eigenschaften, die den
schon von Hildegard angeführten noch heute
genutzten therapeutischen Effekt bei Ekzemen,
Flechten und schuppigen Erkrankungen besonders der Kopfhaut sowie bei Furunkulose erklären. Neben der beobachteten diuretischen und
diaphoretischen Wirkung fördert die Klettenwur-
zel auch die Leber- und Gallefunktion. Die
volksmedizinische Verwendung des Klettenwur-
zelöls als Haarwuchsmittel indes dürfte eher Vorstellungen der mittelalterlichen Signaturenlehre
entspringen, wonach die dichte Behaarung der
Blütenköpfchen der Klette mit dem Haarwuchs
des Menschen in Analogie gesehen wird, als auf
einer beobachteten, nachweisbaren Wirkung
beruhen.

[1] Die Arten wurden in der mittelalterlichen Bezeichnung nicht immer voneinander geschieden.

AB: EB 6 [Radix Bardanae]

Anw.:

Als hervorragende Eigenschaft des Beinwells gilt seit der Antike der wundheilende Effekt bei Verletzungen und Knochenbrüchen. Die griechische Bezeichnung »Symphytum« für diese Pflanze, die *Dioskurides* gegen Blutspucken, innere Abszesse sowie als Wundverschluß und Kataplasma bei Entzündungen empfahl (IV, 10), deutet ebenso wie die mittelalterlichen Namen auf die heilende Kraft bei Beinbrüchen und Knochenverletzungen hin, die von den mittelalterlichen Autoren neben Geschwüren und Entzündungen als bevorzugte Indikation der Pflanze genannt werden. Der für die äußere lokale Verwendung maßgebliche Inhaltsstoff ist, wie man heute weiß, das Allantoin, das für viele Pflanzen Endprodukt des Purinstoffwechsels zu sein scheint, bei niederen wirbellosen Tieren anstelle von Harnstoff oder Harnsäure ausgeschieden wird. Der wundheilende Effekt dieser Substanz wurde entdeckt, als man im Ersten Weltkrieg beobachtete, daß mit Maden durchsetzte Wunden oft auffallend rasch heilten. In späteren Untersuchungen konnte nachgewiesen werden, daß das von den Maden als Exkret ausgeschiedene Allantoin für diesen Effekt verantwortlich zu machen ist (*Steinegger/Hänsel* 1972, S. 247 f). Allantoin beschleunigt die Wundheilungsprozesse und fördert die Kallusbildung. Auf diese Weise wurde die seit der Antike bekannte Indikation der Wurzel nachträglich begründet und bestätigt. Der Schleimstoffgehalt des Rhizoms, ferner die auf dem Gerbstoffgehalt beruhenden, adstringierenden Eigenschaften wirken sich zusätzlich als entzündungswidriger und reizmildernder Effekt günstig aus.
Die Wurzel wird heute äußerlich in Form von Umschlägen und Salben bei Knochenhauterkrankungen und Knochenbrüchen zur Förderung der Kallusbildung, bei Prellungen, Zerrungen, Hämatomen, Thrombophlebitis, Sehnenscheiden- und Muskelentzündungen sowie schlecht heilenden Wunden angewendet. Außerdem dient es zu Mund- und Gurgelwässern bei Paradontose, Stomatitis, Pharyngitis und Angina.

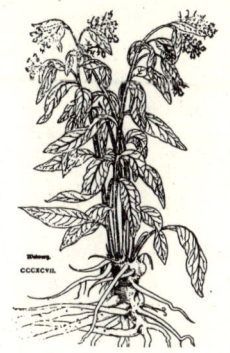

CCCXCVII.

32

Consolida[1]
Ph: PL: I, cap. CXLV –
CaCu (Kaiser) 179, 29

Ma. Bez.:
consolida (major)[2], beinwelle, wal(l)wurz[3], simphitum[4], simfitum, svarzwrz

Hildegard (Ph. Riethe S. 46):
zur Heilung äußerlicher Geschwüre, Verwundungen und Eingeweidebrüche, Warnung vor Mißbrauch.

Symphytum officinale L., Boraginaceae – Große Wallwurz, Schwarzwurzel, Beinwell

Herk.:
heimisch in ganz Europa und Sibirien.

Inh.:
Hauptwirkstoff Allantoin, Schleimstoffe, Gerbstoffe, Alkaloide mit zentrallähmender Wirkung.

[1] von lat. consolidare = festmachen.
[2] Consolida major im Gegensatz zu C. media = Günsel (Ajuga reptans), und C. minor, Gänseblümchen (Bellis perennis), ebenfalls zwei berühmte Wundkräuter.
[3] »wellen«: zusammenheilen von Knochen und Knochenbrüchen, vgl. Hildegard, Physica, Ph: PL: I, cap. CXXV: » ... conglutinatur id est ›wellet‹.«
[4] von gr. »σύν« und »πήυο«: zusammenwachsen lassen.

AB: DAC 1979 (Radix Symphyti]

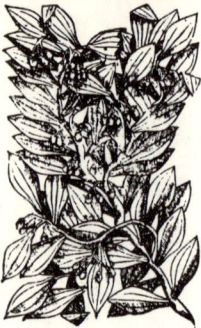

Planta de la Canela.

33

Cynamomum

Ph: PL: I, cap. XX – CaCu
(Kaiser) 201, 13

Ma. Bez.:
cinamomum, cassia lignea

*Hildegard (Ph. Riethe
S. 21):*
Zimt verfügt über starke
Heilkraft und vermindert
die schlechten Säfte; Hämostyptikum, gegen Benom-
menheit im Kopf, Fiebererkrankungen, gichtige Läh-
mung (Atembeschwerden).[1]

St. Pfl.:
Cinnamomum aromaticum
Nees (= C. cassia Bl.), chi-
nesischer oder Kassia-Zimtbaum – Cinnamomum zey-
lanicum Bl., Ceylon-Zimt-
baum – Lauraceae

Herk.:
Kassia-Zimtbaum: heimisch
in Südchina, kultiviert in
China und Vietnam, dane-
ben in Japan, auf Sumatra
und Ceylon.
Ceylon-Zimtbaum: hei-
misch in Südindien und auf
Ceylon; im südlichen Ostindien, auf Java und Sumatra
kultiviert.

Inh.:
ätherisches Öl mit Zimtal-
dehyd, Eugenol und Zimt-
säure als Hauptbestandteilen, Gerbstoff.

[1] Zusatz der lateinischen Edition.

Anw.:

Zimt- und die ihr nahe verwandte Kassiarinde
gehören zu den am längsten bekannten Gewürzen, die zugleich als Heilmittel benutzt wurden.
Von den antiken Schriftstellern wird Zimt zu therapeutischen Zwecken häufig genannt, wenngleich sich heute die verschiedenen Arten nicht
mehr eindeutig bestimmen lassen. *Dioskurides*
allein beschrieb 5 Kassia- und 7 Zimtarten (I,
12–13), die sich in ihren Anwendungsbereichen
nicht unterschieden, sie sollten als erwärmendes,
erweichendes, harntreibendes, verdauungs- und
menstruationsförderndes Mittel, gegen Husten,
Katarrh, Schlangenbisse und Skorpionstiche wirksam sein. Noch bis ins 16. Jahrhundert herrschte
Unsicherheit über die Herkunft der teuer gehan-
delten Rindenarten, die mit Absicht aus Konkur-
renzgründen von den Chinesen wie arabischen
Zwischenhändlern streng geheim gehalten wurde,
obwohl die ersten schriftlichen Zeugnisse über
Zimtbäume, die auf Ceylon beobachtet wurden,
bereits aus dem 13. Jahrhundert stammen (*Heyd*,
II, S. 661). Verwirrend wirkte sich weiterhin aus,
daß unter »Cassia« auch die Röhrenhülsen von
Cassia fistula, einer Leguminose, verstanden
wurden, die ein schwärzliches, abführendes Mus
enthalten. Die Schwierigkeit, die beiden Zimtbäume voneinander zu unterscheiden, war so
groß, daß man Kassia- und Zimtbaum zwar für
zwei verschiedene Arten ansah, jedoch eine
Umwandlung der einen in die andere Art für
möglich hielt. So lassen sich über die Stammpflanzen des im Mittelalter als Zimt- oder Cinnamomum genannten Produktes keine sicheren Aussagen machen außer der, daß es sich um in China
heimische Arten handelte, da die Chinesen im
Altertum und Mittelalter fast ausschließlich das
Monopol im Zimthandel besaßen, bis im Gefolge
der ersten portugiesischen Entdeckungsreisen der
Zimtbaum auch auf Ceylon aufgefunden wurde,
dessen Produkt vorher höchst selten nach Europa
über den arabischen Zwischenhandel gekommen
sein dürfte.

Zimt als kostbares Heil- und Gewürzmittel war im Abendland kaum weniger geschätzt als im Orient. Als wertvolles Gewürz wird es nicht selten unter den fürstlichen Geschenken aufgeführt, in der mittelalterlichen Rezeptliteratur wird es häufig und vielseitig benutzt. Das Anwendungsgebiet reicht von Schlaflosigkeit, Sehschwäche, Benommenheit im Kopf über Husten, Fieber, Atem-, Herz- und Magenbeschwerden, Gliederzittern und Wassersucht bis hin zu Nieren-, Blasen- und Gebärmutterleiden sowie Schlangenbissen und Skorpionstichen.

Hildegard hingegen beschränkt sich nur auf eine allgemeine Charakterisierung der Eigenschaften. Welche Schlüsse aus diesen Aussagen für die Therapie im Rahmen ihrer humoralpathologischen Vorstellungen zu ziehen sind, läßt sich vergleichsweise den Angaben bei *Albertus Magnus* (De vegetab. VI, 64–67) entnehmen, der als besonderes Merkmal der Droge ebenfalls die, jede Fäulnis aus den Säften vertreibende reinigende Kraft des Zimt hervorhebt und entsprechend als Indikation Brustverschleimung, Leberverstopfung, Gliederzittern, Verdauungsbeschwerden, Wassersucht und Nierenleiden angibt, – Indikationen, die sinngemäß auch für Hildegard zutreffen dürften. Die von Hildegard im Zusammenhang mit anderen Styptika erwähnte Verwendung des Zimts gegen zu starke Monatsblutungen hat sich bis heute in der Volksmedizin erhalten, in der noch immer sogenannte »Zimttropfen« als Uterusstyptikum und Mittel gegen Blutungsanomalien benutzt werden. Im übrigen haben Zimtöl und Zimtrinde heute nur noch als Geruchs- und Geschmackskorrigens Bedeutung.

AB: DAB 7 (BRD); ÖAB 9; Helv. VI [Cortex Cinnamomi]

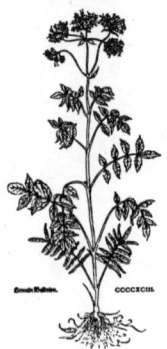

34
Denemarcha[1]
Ph: PL: I, cap. CXLII

Ma. Bez.:
valeriana (W)[2], bald(e)rian, boldrian, tenemarg, dennemark, amantilla, fu, marcorella

Hildegard (Ph. Riethe S. 46):
gegen Gicht und Pleuresis.

St. Pfl.:
Valeriana officinalis L.[3], Valerianaceae – Gemeiner Baldrian.

Herk.:
in ganz Europa wild vorkommend.

Inh.:
ätherisches Öl und die nicht wasserdampfflüchtigen Valepotriate als Hauptwirkstoffgruppen.

[1] Der Name hat sich bis heute in der Schweiz und an einigen Orten Mittelbadens erhalten (*Marzell* IV, S. 994). Die Etymologie ist unklar, wahrscheinlich geht der Name auf ahd. »tenemarke« für Dänemark zurück: die Kräuterhändler bezeichneten sie möglicherweise als »dänische Wurzel«, um ihren Wert durch den Hinweis auf die ausländische Herkunft zu steigern.
[2] Der lat. Name »valeriana« fehlt im klassischen Latein, er erscheint erst im Mittelalter und ist wahrscheinlich nach der römischen Provinz Valeria gebildet; mit lat. »valere« (gesund sein) dürfte der Name ursprünglich nicht in Verbindung stehen.
[3] Der botanische Name bezeichnet eine polymorphe Sammelart.

Anw.:

Während nicht eindeutig zu entscheiden ist, ob das von *Dioskurides* als »phu« beschriebene Kraut (I, 10) den echten Baldrian oder eine orientalische nahe Verwandte darstellte, war die Pflanze im Mittelalter unter den verschiedensten Namen gut bekannt (s. Ma. Bez.). In Anlehnung an die Angaben von *Dioskurides* wurde die stark aromatisch duftende Wurzel von den mittelalterlichen Autoren gegen Seitenstechen, als verdauungs- und menstruationsförderndes, sowie harntreibendes Mittel und Zusatz zu Gegengiften (z. B. Theriak) verwendet; Hildegard übernimmt die therapeutische Empfehlung nur zum Teil, wenn sie die Droge als Mittel gegen die, mit heftig stechendem Seitenschmerz verbundene Pleuresis (Rippenfellentzündung) beschreibt und zusätzlich die Gicht miteinbezieht.

Wegen ihres penetranten, unangenehmen Geruchs, der erst beim Trocknen des Rhizoms auftritt, galt die Baldrianwurzel außerdem, wie alle stark riechenden Pflanzen im Volksaberglauben, als zauber- und pestabwehrendes, böse Geister, den Teufel und Hexen vertreibendes Mittel. Die Kräuterbuchautoren des 16. und 17. Jahrhunderts fügten weitere Indikationen wie Atembeschwerden, Sehschwäche, Husten und Kopfschmerz, sowie Wund- und Stichverletzungen hinzu. Dabei ist auffallend, daß bis zum 19. Jahrhundert nirgends von dem therapeutischen Effekt als Nervenberuhigungsmittel und Sedativum die Rede ist, dem heute allein eine Bedeutung beigemessen wird und die Anwendung der Baldriantropfen vom pharmakologischen Standpunkt aus als gerechtfertigt erscheinen läßt.

Nach neueren Forschungen ist die sedierende Wirkung der Droge zu einem Drittel auf das ätherische Öl, zu zwei Drittel auf die Valepotriate zurückzuführen (*Wagner* 1980, S. 70), denen außer der sedativen, angst- und spannungslösenden, psycho-vegetativ ausgleichenden Wirkung ein spasmolytischer Effekt zukommen soll.

AB: Ph. Eur. III; DAB 7 (DDR); ÖAB 9; Helv. VI

Anw.:

Der heute mehr als Gewürz- denn als Heilpflanze bekannte Dill wurde schon im Alten Ägypten zu medizinischen Zwecken angebaut und galt ebenfalls in der Antike als ein vielfältig verwendbares Arzneimittel. Nach Angaben des *Dioskurides* (III, 60) sollte die Pflanze die Milchabsonderung und Diurese befördern, stechende Leibschmerzen lindern, Blähungen vertreiben, Erbrechen stillen die Zeugungskraft unterdrücken, als Sitzbad gegen Uterusleiden und in Form von Umschlägen gegen Hämorrhoiden helfen.

Durch die christlichen Mönche wurde die in Südeuropa heimische Pflanze vermutlich nach Deutschland gebracht. Sie ist sowohl im Klosterplan von St. Gallen (um 820) verzeichnet als auch in der Verordnung des »Capitulare de villis« aus der Zeit *Karls d. Gr.* zum Anbau auf den kaiserlichen Gütern vorgeschrieben. Mit der Pflanze übernahmen die mittelalterlichen Autoren auch die antiken Indikationen; darüberhinaus wird in zahlreichen Rezepten die heilsame Wirkung gegen Brusterkrankungen aller Art, Lungenleiden mit Bluthusten, der sedative, schmerzstillende wundheilende und erweichende Effekt, besonders bei Geschwüren am männlichen Glied, erwähnt, wobei einige Autoren vor zu häufigem Gebrauch wegen angeblicher, schädlicher Nebenwirkungen auf die Sehkraft warnen.

In der Volksmedizin hat sich nicht nur die Verwendung als Stomachikum, Diuretikum, Galaktagogum und Sedativum erhalten, sondern im Volksaberglauben wurden dem aromatisch duftenden Dill, wie vielen stark riechenden Kräutern, seit alters her dämonenabwehrende Kräfte zugesprochen; er galt daher zudem als ein Mittel, das bösen Zauber vertrieb und vor Hexen und Verhexung schützte. Hildegards Empfehlungen bewegen sich zwar im Rahmen der mittelalterlichen Rezeptliteratur, sie ist jedoch in der Medikation eher zurückhaltend, weil der Dill in ihrer Terminologie – »traurig« mache, womit sie wohl auf den einschläfernden Effekt der Droge anspielt. Sie

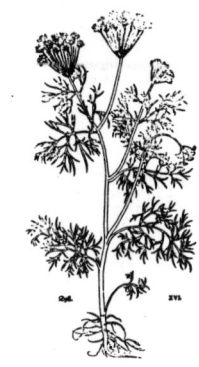

35

Dille – Anetum (ed.)

Ph: PL: I, cap. LXVII – CaCu (Kaiser) 175, 32; 177, 16; 190, 1 u. 16; 194, 9; 217, 33; 218, 1 u. 21.

Ma. Bez.:
tilli, dilli, anetkraut

Hildegard (Ph. Riethe S. 31f):
nur gekocht nützlich, wirksam gegen die Gicht, Nasenbluten, Brust- und Lungenleiden, Milzschmerzen, unterdrückt die Sinnes- und Fleischeslust, macht den Menschen traurig, nützlich in der Veterinärmedizin.

St. Pfl.:
Anethum graveolens L.- Dill, Apiaceae

Herk.:
heimisch im Orient, Kaukasus, Mittelmeerländern

Inh.:
ätherisches Öl mit Carvon als Hauptbestandteil, fettes Öl, Protein

kennt die Verwendung der Droge in der Veterinärmedizin, gegen Lungen- und Milzleiden, auch soll sie gekocht die Gicht zurückdrängen sowie die Sinnes- und Fleischeslust unterdrücken. Den medizinischen Gebrauch des Dills als blähungstreibendes Mittel und Stomachikum, den die Magensaftsekretion anregende Wirkung des Carvons pharmakologisch begründet und der heute die Hauptindikation des Öls und des Samens darstellt, wird von Hildegard indes nicht genannt, gegen diese Beschwerden bevorzugte sie den Fenchel, dem sie all jene Heilkräfte zusprach, die in der mittelalterlichen Rezeptliteratur für den Dill vorgesehen waren.

AB: EB 6 [Fructus Anethi]

Anw.:

Die medizinische Anwendung der Tollkirsche in der Antike ist nicht mit Sicherheit nachzuweisen. Einige Historiker vermuten, daß die von *Theophrast* »mandragoras« genannte Pflanze (VI, 2, 29) wegen der erwähnten schwarzen Beeren nicht die Mandragorawurzel, die gelbe Früchte hervorbringt, bezeichne, sondern mit der Tollkirsche identisch sei. Andere halten die von *Dioskurides* »Strychnos manikos« oder »morion« genannte Mandragoraart (IV, 76) für die Atropa belladonna. Die antiken wie mittelalterlichen Angaben reichen jedoch kaum für einen sicheren Nachweis der Tollkirsche aus, nur so viel kann aufgrund der Beschreibung der Drogenwirkung festgestellt werden, daß verschiedene Nachtschattengewächse und ihre toxischen Eigenschaften bekannt waren. Die Wahrscheinlichkeit indes, daß sich *Avicenna's* Angaben über die physiologische Wirkung der »mala stupefactiva« bzw. »uva vulpis« genannten Giftpflanze (Lib. IV, Fen. VI, tract. I, cap. 7, S. 474) auf die Tollkirsche beziehen, ist groß. Nicht nur taucht die Bezeichnung »uva vulpis« in dem *Rinio*-Herbar (s. unten) für die deutlich zu erkennende Atropa belladonna wieder auf, sondern auch die erwähnten Vergiftungserscheinungen wie Trockenheit in Mund und Rachen, Schluckbeschwerden, Akkomodationsstörungen des Auges weisen auf Atropinvergiftungen hin und lassen sich gut mit der toxischen Wirkung der Pflanze in Übereinstimmung bringen.

Vieles spricht auch dafür, daß Hildegard mit der, wegen ihrer »tollmachenden« Eigenschaften »dolo« genannten Pflanze die Tollkirsche gemeint hat. Ihre Interpretation der giftigen Qualitäten der Pflanze, die Verwirrungszustände sowie Sinnestäuschungen auslöst und den Eindruck von Besessenheit erweckt, läßt auf eigene Anschauung der typischen Symptome von Tollkirschenvergiftungen schließen. Man kann annehmen, daß die aus einem späteren Jahrhundert überlieferte Bemerkung über die Tollkirsche: »würt das kraut

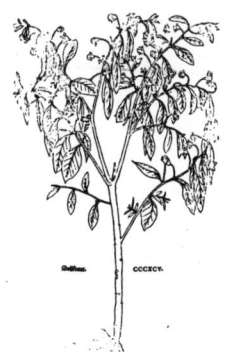

36

Dolo-Stignus (ed.)

Ph: PL: I, cap. LII

Ma. Bez.:
strignus – dol (W)[1], dolwortz, dollwrz, uva lupis, faba inversa.

Hildegard (Ph. Riethe S. 27):
die Pflanze ruft Ekel und Betäubung hervor, sie unterliegt diabolischen Einflüssen, ist den Menschen gefährlich und dient zur äußerlichen Anwendung gegen Geschwüre.

St. Pfl.:
Atropa belladonna L.-Solanaceae, Tollkirsche, Schlaf-, Teufelskirsche.

Herk.:
heimisch in Süd- und Mitteleuropa sowie Vorderasien in schattigen Bergwäldern, bevorzugt auf kalkhaltigen Böden.

Inh.:
Tropa-Alkaloide, unter ihnen L.-Hyoscyamin, Atropin (D, L-Hyoscyamin) und Scopolamin als die wichtigsten.

---

[1] »dolo« wegen der »tollmachenden« Eigenschaften, stignus bzw. strignus aus dem gr. »strychnos«, Bezeichnung für verschiedene Nachtschattengewächse (Solanaceae).

auff der Nahe von etlichen in gärten geziehet«
(Bock (1539) I, 86v) eine längere Tradition charakterisiert und möglicherweise die Pflanze schon
zu Hildegards Zeit im Nahegau verbreitet war.
Die Wahrscheinlichkeit, daß Hildegard in der ihr
vertrauten Umgebung des Nahegaus Vergiftungs-
fälle selbst beobachtet hat, ist demnach groß. Sie
warnt ausdrücklich vor dem innerlichen Gebrauch, weil die Droge den Geist zerrüttet »als ob
man tot sei« – sie kannte offenbar die in hohen
Dosen toxische, betäubende und lähmende Wirkung – und empfahl daher den Saft ausschließlich
zur äußerlichen Anwendung gegen größere und
schlimme Geschwüre in Form von Salben, die
hauptsächlich einen analgetischen Effekt erzeug-
ten, denn Atropin und atropinhaltige Präparate
bewirken, äußerlich auf die Haut gebracht, besonders wenn ihre Oberfläche verletzt ist, teilweise Lähmung der sensiblen Nervenendigungen
und stellen daher ein wirksames schmerzstillendes
Mittel dar. Noch heute nutzt man, abgesehen von
dem therapeutischen Einsatz der Belladonna-
präparate bei spastischen Obstipationen,
Gallensteinkoliken und Asthma bronchiale, die
lokal schmerzstillende Wirkung der Belladonna-
extrakte in Suppositorien und Salben gegen
schmerzhafte Hämorrhoiden sowie in Einreibungen gegen rheumatische Schmerzen aus.
Die Schwierigkeit der mittelalterlichen Botaniker,
die verschiedenen Solanaceendrogen voneinander zu unterscheiden und mit der antiken Terminologie in Übereinstimmung zu bringen, macht
noch in späterer Zeit der Herbarius des *Benedetto
Rinio* deutlich, der mit seinen sorgfältig ausge-
wählten Quellenangaben, Beschreibungen und
Illustrationen als das wichtigste Pflanzenwerk des
15. Jahrhunderts anzusehen ist. Während *Rinio* in
Kapitel 16, »De faba inversa«[1] ein blühendes und
fruchtendes Exemplar der Atropa belladonna klar
erkennbar wiedergibt, stiftet er große Verwirrung
in der Nomenklatur, welche er mit der anderer
Solanazeenarten verwechselt. Als »uva inversa«[2]
und »dolwortz« wird die Tollkirsche auch im
Hortus sanitatis (Mainz 1485, Kap. 419) genannt
und in einem Holzschnitt unzweideutig abgebil-

[2] »verkehrte Bohne«, wegen der
»verkehrt« sitzenden Beeren.

det. Als »Solanum dormitifum-Dollkraut« erscheint sie in dem Kräuterbuch des berühmten *Leonhard Fuchs* 1542 (Mainz 1542, p. 689) in einem hervorragenden Holzschnitt, der Vorbild für zahlreiche botanische Illustrationen wurde und die botanischen Merkmale unverwechselbar erkennen ließ.

In den Kräuterbüchern des 16. und 17. Jahrhunderts häuften sich die Warnungen vor der starken Giftwirkung, und eine zunehmende Abneigung der Ärzte gegen Belladonna ist deutlich zu erkennen. Wie diese Pflanze Schritt für Schritt die Heilkunde eroberte, zunächst in der Therapie äußerer Affektionen wie Geschwüre, Verletzungen und Krebsschäden, dann in der klinischen Medizin und Augenheilkunde angewandt wurde, hat *H. Buess* eingehend beschrieben.[3]

AB: Ph. Eur. I; DAB 7 (DDR); Helv. VI; ÖAB 9
[Belladonnae Folium]

[3] *H. Buess:* Zur Geschichte der Atropa Belladonna als Arzneimittel. In: Gesnerus *10* (1953) 37–52.

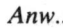

Anw.:

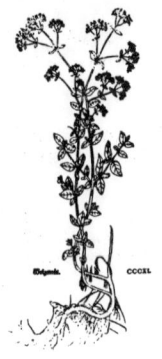

CCCXL

37

**Dost-Origanum
(ed.)**

Ph: PL: I, cap. CXII –
CaCu (Kaiser) 215,25;
167,6

Ma. Bez.:
dosten, thosto, tosta, brun-
dosten, wolgemout, cunela,
cunila[1]

*Hildegard (Ph. Riethe
S. 40):*
innerlich als Zusatz zu
einem Fiebermittel, im übrigen soll der innerliche Genuß schädlich sein; äußerlich in Form von Bädern,
Einreibungen und Packun-
gen als Mittel gegen Aussatz.

[1] Der Name erscheint in den
Glossen auch als Bezeichnung für
andere Labiaten wie z. B. Satureja
hortensis (Bohnenkraut).
[2] Der Theriak (von gr. antidotos
theriake = Arzneigemisch gegen
giftige Tiere) war ursprünglich ein
Gegenmittel gegen Schlangenbisse; später bezeichnete er ein
meist opiumhaltiges Allheilmittel, das angeblich aus 70 verschiedenen Ingredienzien bestand und
bis in die Neuzeit in der Volksmedizin hoch geschätzt war.
[3] Über die Geschichte der Lepra
und die Probleme ihrer Erforschung informiert der Sammel-
band: »Beiträge zur Geschichte
der Lepra« Zürich 1972 (= Züri-
cher medizingeschichtliche Abhandlungen, Neue Reihe, Nr. 93)
mit Darstellungen von H. M.
Koelbing, M. Schär-Send, A. Stett-
ler-Schär und H. Trümpy.

Die mittelalterliche Bezeichnung des Dost als
»Bauerntheriak«[2] (*Rufinus* S. 215) deutet auf die
hohe Einschätzung der Heilkraft der Droge hin,
die gegen so vielseitige Leiden wie Zahn- und
Kopfschmerzen, Husten und Brusterkrankungen,
Hals- und Mandelentzündung, Verdauungsstörungen, Blähungen, Harnzwang,
Menstruationsbeschwerden und Vergiftungen,
äußerlich angewandt gegen Juckreiz, Hautausschläge und Krätze helfen sollte. Die Indikationen
stimmen weitgehend mit denjenigen überein, die
Dioskurides für das sogenannte »herakleotische
Origanum« (III, 29) angibt und der im Mittelalter
mit dem einheimischen gewöhnlichen Dost, Origanum vulgare L., gleichgesetzt wurde (z. B. *Albertus Magnus* VI, 398).

Hildegard hingegen will die Anwendung des Dost,
abgesehen von dem Zusatz zu einem Fiebermittel,
allein auf den äußerlichen Gebrauch beschränkt
wissen. Sie empfiehlt die Pflanze als Zusatz zum
Bad, als Einreibung und Packung bei Lepra, die
allerdings nicht mit der heute unter gleichem
Namen bekannten Infektionskrankheit identifi-
ziert werden darf, sondern mit Lepra oder Aussatz
wurden im Mittelalter die verschiedensten jukkenden und schuppenden, mit Fleckenbildung
und Läsionen einhergehenden Hautkrankheiten
bezeichnet.[3] Hildegards Therapievorschlag war
fraglos bei verschiedenen Hauterkrankungen
symptomatisch wirksam, da die Hauptbestandteile des ätherischen Öls, Thymol und Carvacrol,
hemmend auf das Wachstum der meisten Wund-
bakterien wirken und die Pflanze neben diesem
antiseptischen auch einen adstringierenden Effekt
aufgrund des Gerbstoffgehaltes besitzt. Eigentümlich indes und nicht pharmakologisch zu begründen erscheint Hildegards Warnung vor dem
innerlichen Gebrauch der Pflanze, der Lungenblähung, Leberschwund und Aussatz beim Gesunden hervorrufen soll. Die Spekulation liegt
nahe, daß Hildegard sich von ähnlichen Vorstellungen leiten ließ, wie sie im 19. Jahrhundert
Samuel Hahnemann als Grundlage eines neuen

Heilverfahrens, der Homöopathie, verkündete, die darauf abzielte, Krankheiten nur mit solchen Arzneimitteln zu behandeln, die beim Gesunden ähnliche Symptome wie die zu heilende Krankheit erzeugen. Allerdings erscheint zweifelhaft, ob Hildegard die erwähnten Krankheitserscheinungen am Gesunden nach dem Genuß der Pflanze beobachtete, denn als schädliche Nebenwirkungen des Dost sind bisher nur Thyreotoxikosen (Schädigung der Schilddrüsenfunktion) bekannt geworden, die nicht die genannten Effekte hervorrufen dürften. In der Volksmedizin hat der Dost bis heute seine Wertschätzung nicht verloren, ähnlich wie Thymian wird er bevorzugt bei Krampf- und Keuchhusten, als Stomachikum, Karminativum, Zusatz zu Gurgelwässern und zur äußerlichen Wundbehandlung angewandt.

St. Pfl.:
Origanum vulgare L.-Lamiaceae, Echter oder gewöhnlicher Dost.

Herk.:
heimisch in Mittel- und Südeuropa, Kaukasien, Sibirien.

Inh.:
ätherisches Öl mit Thymol und Carvacrol als Hauptbestandteilen, Gerbstoffe, Bitterstoffe.

AB: EB 6 [Herba Origani]

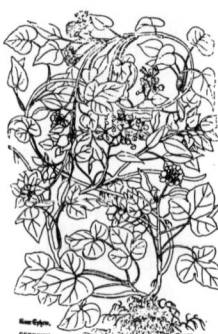

CCXXXVII.

38
Ebich
Ph: PL: I, cap. CXL –
CaCu (Kaiser) 187,20

Ma. Bez.:
ebech, eba(c)h, ebehewi,
epoum, ebbom, yfen, wide-
wynde, hedera

*Hildegard (Ph. Riethe
S. 45 f):*
der Genuß ist für den Menschen schädlich; äußerlich
in Form einer Salbe gegen
Gelbsucht und übermäßige,
unregelmäßige Blutungen;
als Umschlag und Trank zusammen mit Beinwell und
anderen Drogen gegen Ein-
geweidebrüche.

St. Pfl.:
Hedera helix L., Araliaceae
– Gemeiner Efeu, Eppig

Herk.:
heimisch in West-, Mittel-
und Südeuropa.

Inh.:
Saponine (α-, β-Hederin),
Rutin, Gummiharz

Anw.:

In der Antike wurde der immergrüne Efeu sowohl
zu kultischen als auch medizinischen Zwecken
verwandt. *Dioskurides* beschreibt (II, 210) ihn als
vielseitiges, hauptsächlich äußerlich angewandtes
Heilmittel gegen Dysenterie, Menstruationsbeschwerden, Kopf-, Zahn- und Ohrenschmerzen, Geschwüre und Brandwunden sowie Spin-
nenbisse; die Einnahme des Saftes hingegen soll
zu Geistesstörungen führen. Weitgehend dieselben Indikationen werden in den mittelalterlichen
Quellen wiederholt. Hildegard kennt offensichtlich die aus der Antike tradierte Warnung vor dem
innerlichen Gebrauch des Efeus, sie hält daher
den Genuß des Efeus für schädlich und bezeichnet
ihn als »unkrut«. Vielleicht gründet sich ihre Vorsicht auf eigene Erfahrungen, denn das Fruchtfleisch der Beeren enthält toxische Substanzen,
die leicht zu schweren Vergiftungen, sogar zum
Tode führen können. Nach Hildegards Angaben
soll der Efeu deshalb vorwiegend äußerlich als
Wundmittel angewandt werden; der Heilungsef-
fekt soll so groß sein, daß selbst bei Eingeweidebrüchen ein Therapieerfolg eintreten kann.
Eigentümlich erscheint ihre, vermutlich der
Volksmedizin entnommene Behandlung der
Gelbsucht, die offenbar als eine Diffusion der
Galle bzw. schädlichen Säfte durch den gesamten
Körper, die an die Oberfläche treten, aufgefaßt
wird. Wenn Hildegard ausdrücklich betont, die
»gelsucht« gehe unmittelbar in die äußerlich auf-
getragene Efeusalbe über, so scheint hier außerdem die Vorstellung von einer Krankheitsüber-
tragung, der Heilung durch Transplantation einer
Krankheit in ein anderes lebendes oder totes
Wesen, mitzuwirken, die in der Volksmedizin eine
wichtige Rolle spielt.
Der heute genutzte spezifische therapeutische
Effekt der Efeuzubereitungen bei Bronchial-
erkrankungen indes wird von Hildegard nicht
erwähnt. Diese Indikation gewinnt erst im 17. und
18. Jahrhundert an Bedeutung, und konnte in
letzter Zeit experimentell bestätigt werden. Es
ließ sich zeigen, daß die günstige Wirkung der

Efeuextrakte als Bronchotherapeutikum auf den sekretolytischen, spasmolytischen und entzündungshemmenden Eigenschaften der Saponine beruht. Die Efeuextrakte werden daher neuerdings hauptsächlich gegen Husten, Bronchitis und Asthma empfohlen.

AB: DAB 7 (DDR)

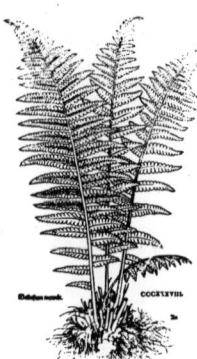

39
Farn-Filix (ed.)
Ph: PL: I, cap. XLVII

Ma. Bez.:
farn, faran, farin, farm, filex
(W)

*Hildegard (Ph. Riethe,
S. 28):*
verhindert teuflischen Einfluß, schützt Wöchnerin
und Säugling vor bösen
Mächten, als Bad wirksam
gegen Gicht, als Augenkompresse gegen Sehschwäche,
»Samen« gegen Taubheit
und Gedächtnisschwäche.

St. Pfl.:
Dryopteris filix-mas Schott
(= Aspidium filix mas) –
Polypodiaceae, Wurmfarn[1]

Herk.:
heimisch in ganz Europa,
Nordasien, Nord- u. Südamerika.

[1] In der Volksbenennung wurde
der Wurmfarn meist nicht näher
von Aspidium-Arten und Athyrium filix-femina, Frauenfarn,
unterschieden. Diese mit zarten
Wedeln versehene Farnart wurde
von den älteren Botanikern im
Gegensatz zu dem kräftigen
Wurmfarn als das »Weiblein« angesehen, daher der Beiname »filix-femina«.

Anw.:

Obwohl das Farnkraut in der Antike als Bandwurmmittel und Abortivum bekannt war (vgl.
Theophrast S. 352; *Dioskurides* IV,183, *Galen*
XI, 756, 767, 865.) geriet es im Mittelalter in
Vergessenheit. Es wird nur selten mit den Indikationen der antiken Schriftsteller erwähnt, etwa im
Pseudo-Apulejus (Kap. 77) oder bei den arabischen Autoren wie *Avicenna* (lib. II, tract. II, cap.
628) und Ibn-al-Baitar (II, S. 9). Um so erstaunlicher ist die Ausführlichkeit, mit der die Hildegard die
Pflanze in der Physica beschreibt, allerdings
knüpft sie weder an die antiken noch arabischen
Autoren an. Sie erwähnt die auffallende anthelminthische Wirkung der Droge mit keinem Wort,
sondern sie schöpft offensichtlich aus der volkstümlichen Überlieferung ihrer Heimat, worauf
schon *Marzell* aufmerksam gemacht hat. Hildegard schreibt der Farnwurzel eine Reihe übernatürlicher, dämonenabwehrender Wirkungen
zu, der Farn soll vor teuflischen Einflüssen, Blitz,
Donner und Hagel schützen und wird deshalb
auch den Wöchnerinnen ins Bett, den Neugeborenen in die Wiege gelegt, um sie beide vor den
Nachstellungen des Teufels zu bewahren. Daneben soll die Pflanze medizinisch wirksam sein
gegen Gicht, Seh- und Gedächtnisschwäche sowie
Taubheit.
Dieser ungebrochene Glaube an die außergewöhnlichen Eigenschaften des Farns ist im klassischen Altertum nicht nachweisbar, selbst *Plinius,*
der von abergläubischen Vorstellungen nicht
immer frei ist, führte lediglich an, der Farn verfüge
über eine die Schlangen vertreibende Kraft. So
scheint, daß Hildegard das älteste Zeugnis für die
Zauberkraft des Farns und den damit verbundenen Aberglauben liefert (HWDA II,125 ff),
indem sie Elemente des einheimischen Volksaberglaubens aufgriff und ihren medizinischen
Betrachtungen einfügte. Spätere Kräuterbuchautoren gehen noch sehr viel ausführlicher auf
diesen Farnaberglauben ein. So hebt z. B. *Brunfels*
neben den apotropäischen Qualitäten besonders
die Eigenschaft des Farns hervor, daß er seine

Träger unsichtbar mache, unedle Metalle in edle verwandle und zur Entdeckung kostbarer Schätze führe.

Die anthelminthische Wirkung des Farns, die die medizinische Bedeutung der Droge begründet, scheint lange Zeit vernachlässigt worden zu sein, bis in der Mitte des 18. Jahrhunderts der Wurmfarn, zunächst als Geheimmittel, dann als offizinelle Droge – als wichtiges Wurmmittel – wieder entdeckt wurde, das zeitweise zu den wertvollsten Bandwurmmitteln zählte. Die anthelminthische Wirkung, besonders gegenüber Bandwürmern und Leberegeln ist auf den lähmenden und Parasiten tötenden Effekt der Filixwirkstoffe zurückzuführen. Durch ihre Einwirkung werden die Bandwürmer gelähmt, verlieren ihre Beweglichkeit und ihren Halt im Darm, so daß sie durch ein nachträglich verschriebenes kräftiges Abführmittel aus dem Darm entfernt werden können. Von großer Bedeutung ist dabei die richtige Dosierung des Wurmfarnextraktes, der zwar den Parasiten schädigen, den Wirtsorganismus jedoch verschonen soll. Die geringe Spanne zwischen therapeutischem Nutzen und schädlicher Nebenwirkung hat den Wurmfarn in der modernen Medizin immer mehr zugunsten synthetischer Wurmmittel verdrängt.

Inh.:
wirksame Stoffe sind Butanonphloroglucide (unbeständige Verbindungen der Butter- und Iso-buttersäure mit Phloroglucin), äther. Öl, Gerbstoffe, Bitterstoff.

AB: DAB 6 (Rhizoma Filicis)

40
Feniculum (ed.)

Ph: PL: I, cap. LXVI –
CaCu (Kaiser) 167, 6–168,
4; 29–180, 16; 26–171,
22–175, 2–181, 15–
184, 10–188,7–190, 15–
197, 34–199, 30–209, 6–217,
37–219, 22

Ma. Bez.:
fenŭclŭm, fenucal, finachal,
fenich, phenichel, venichil
(W).

*Hildegard (Ph. Riethe
S. 31):*
Fenchel erheitert den Menschen, fördert die Verdauung, beseitigt Mundgeruch,
als Kollyrium hilft er gegen
Entzündung der Augenbin-
dehaut, als Kompresse ge-
gen Sehschwäche, als Um-
schlag gegen Kopfschmer-
zen, als Räucherung zusammen mit Dill gegen schmerzhaften Nasenschleimfluß,
als Einreibung gegen Melancholie, als Salbe gegen entzündliche Anschwellung
des männlichen Gliedes, als
warmer Umschlag nützlich
zur Geburtserleichterung,
außerdem wirksam gegen
Lungenleiden, starken Hu-
sten, Herzschmerzen, Ma-
gen- und Darmkoliken und
als Mittel gegen Trunk-
sucht; Fencheltee ist auch
nützlich bei Erkrankungen
der Schafe.

St. Pfl.:
Foeniculum vulgare Miller
var.vulgare, Apiaceae – Gemeiner Fenchel.

Herk.:
heimisch im Mittelmeerge-
biet.

Inh.:
ätherisches Öl mit Fenchon
und Anethol als den Hauptbestandteilen.

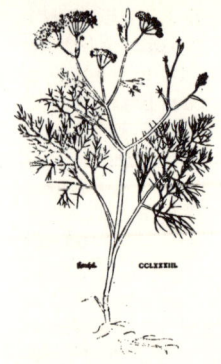

Anw.:

Der heute noch als blähungstreibendes und mildes
Expektorans besonders in der Kinderpraxis beliebte, auch als Zusatz zu Augenwässern geschätzte Fenchel ist eine uralte Kulturpflanze und
wurde schon von den antiken Schriftstellern als
Heilpflanze hoch gerühmt. *Dioskurides* (III, 74)
hebt neben verschiedenen Indikationen der als
»marathron« bezeichneten Pflanze wie Blasen-
und Nierenleiden, Menstruationsbeschwerden,
Biß giftiger Tiere, Übelkeit und Brennen des
Magens, besonders die Wirksamkeit des Saftes bei
Augenleiden und Sehschwäche hervor, die auch
im Mittelalter die bevorzugten Anwendungsgebiete des Fenchels bleiben.
Im Mittelalter gehört der Fenchel zu den Pflanzen,
die nach dem »Capitulare de villis« der Karolingerzeit in den kaiserlichen Hofgütern zu kultivie-
ren sind. So wird die Pflanze bereits im St. Galler
Klosterplan genannt und auch im Hortulus des
Walahfrid Strabo beschrieben. Über die Klostergärten wurde sie rasch in Deutschland bekannt,
wo sie vielfältige Verwendung fand. Hildegards
Angaben sind repräsentativ für die Indikations-
breite, die dem Fenchel in der mittelalterlichen
Literatur immer wieder zugeschrieben wird (vgl.
Alb. Magnus VI, 346 / Circa instans S. 55).
Der pharmakologische Effekt des Fenchels beruht
auf dem Gehalt an ätherischem Öl, das ähnlich
dem Anisöl entspannend auf die glatte Muskula-
tur des Magen-Darm-Traktes und zusätzlich

durch die gallenanregenden und den Gallenfluß steigernden Eigenschaften blähungstreibend wirkt. Fenchelöl beschleunigt überdies den Schlag der Flimmerepithelien in den Atemwegen, so daß seine Verwendung auch als schleimlösendes Mittel bei Erkrankungen der Atmungsorgane gerechtfertigt erscheint.

AB: DAB 8; DAB 7 (DDR); ÖAB 9; Helv. VI

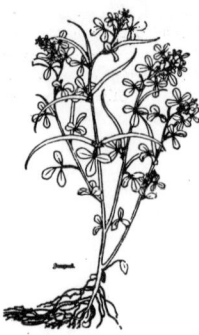

41

Fenugraecum (ed.)

Ph: PL: I, cap. XXXVI –
CaCu (Kaiser):
172,10–174,27–175,8–181,-
16–188,20–192,22

Ma. Bez.:
fenigrecum, fenum grecum,
crischowe, criechesz howe[1]

*Hildegard (Ph. Riethe
S. 24):*
gegen Ein- und Viertagesfie-
ber als warmer Umschlag,
gegen Appetitlosigkeit, Augenkrankheiten, Herz-
schmerzen, entzündliche
Schwellungen des männli-
chen Glieds, nützlich als
mildes Abführmittel.

St. Pfl.:
Trigonella foenum graecum
L.-Papilionaceae, Griechi-
sches Heu, Bockshornklee[2],
Kuhhornklee

Herk.:
heimisch im ganzen Mittelmeergebiet von der Iberi-
schen Halbinsel bis Vorderasien.

[1] = »Griechisch Heu«, deutsche
Übersetzung des lat. Namens »fenum graecum«, der in der Volks-
sprache viele Umdeutungen erfuhr und sich auf den starken
Cumaringeruch, der an den Duft
frischen Heus erinnert, bezieht.
[2] Schon bei *Dioskurides* heißt die
Pflanze nach der Form ihrer Hül-
senfrüchte »boukeros« (Ochsen-
horn) bzw. »aigerokeras« (Ziegen-
horn).

Anw.:

Bockshornklee wurde schon im Altertum als
Heilpflanze sowohl in Ägypten als auch im
Mittelmeergebiet angebaut und bereit im Papy-
rus Ebers als Mittel gegen Brandwunden, in den
hippokratischen Schriften als Schleimmittel er-
wähnt. *Dioskurides* (II, 124) preist die erwei-
chende und verteilende Kraft des Samenmehls in
Form von Umschlägen gegen äußere und innere
Geschwülste, überdies empfiehlt er die äußerliche
Anwendung bei Milz- und Frauenleiden und zur
Entfernung von Haaren und Schorf.

Der alte, schon bei *Plinius* belegte Name »fenum
graecum« weist darauf hin, daß der Anbau der
Pflanze in Italien von den Griechen übernommen
wurde. Seit dem Mittelalter wurde sie, entsprechend der Vorschrift des »Capitulare de villis«, in
dem sie genannt wird, auch in Deutschland kultiviert. Bockshornkleesamen galten auch im Mittelalter als außerordentlich heilkräftig und wurden
vielseitig als Abführ- und Hustenmittel, gegen
Brust- und Lebererkrankungen, Herzklopfen und
Fieber, vor allem aber als erweichendes Mittel zur
Behandlung von inneren und äußeren Geschwüren angewandt.

In ganz ähnlicher Weise beschreibt auch Hildegard die Indikationen der Droge; bemerkenswert
ist ihre darüberhinausgehende Empfehlung der
Pflanze bei Appetitlosigkeit. Die erfolgreiche
Anwendung der Samen als Roborans und appetit-
steigerndes Mittel in der Rekonvaleszenz bei
Skrofulose, Tuberkulose und Knochen-
erkrankungen wurde erst in neuerer Zeit bestätigt, ohne daß bisher über den Wirkungsmechanismus Einzelheiten bekannt wären.

Der noch heute übliche Gebrauch, ähnlich wie
Leinsamen, zum Erweichen von Furunkeln,
Karbunkeln und Drüsenschwellungen sowie zur
Behandlung von Zellgewebsentzündungen und
Unterschenkelgeschwüren in Form von Breium-
schlägen beruht auf dem hohen Anteil an Schleim
in den Samen, der reizmildernd wirkt, den Einfluß
entzündungserregender Stoffe abschwächt und
gleichzeitig die Sekrete aufsaugt. Die Schleimwir-

kung dürfte darüber hinaus sowohl den leicht abführenden Effekt als auch, gemeinsam mit dem Saponin, die günstige Wirkung bei Katarrhen der Luftwege erklären.

Inh.:
20–30% Schleimstoffe, Trigonellin (Nicotinsäureamid), Bitterstoffe, geringe Mengen ätherisches Öl, Cholin, Saponine.

AB: Helv. VI, ÖAB 9; DAB 6 [Semen Foenugraeci]

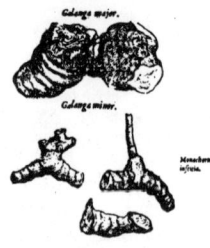

Galanga major.

Galanga minor.

Menschen infizie.

42
Galgan-Galanga (ed.)

Ph: PL: I, cap. XIII –
CaCu (Kaiser): 168,4 – 169,
23–174, 21–178, 6–188,
24–216,13

Ma. Bez.:
gal(l)igan, galegan, galigant,
calangani, galingal, gulun-
gen

*Hildegard (Ph. Riethe,
S. 19):*
gegen Fieber, Rücken- und
Seitenschmerzen, Herzlei-
den, üblen Mundgeruch und
Heiserkeit, Krankheiten der
Eingeweide, Milzleiden, gegen Gehörstörungen, nach-
lassende Geistes- und Sinneskraft.

St. Pfl.:
Alpinia officinarum Hance-
Zingiberaceae, Galgant

Herk.:
Südchina, Anbau in Indien
und Thailand

Inh.:
ätherisches Öl mit Cineol
und Eugenol als Hauptbe-
standteilen, Harz (Galangol
oder Alpinol), das für den
scharfen Geschmack ver-
antwortlich ist.

Anw.:

Die in Geruch und Gestalt dem Ingwer ähnliche
Galgantwurzel spielte in der arabischen, persischen, indischen und chinesischen Medizin eine
wichtige Rolle, während sie den antiken Ärzten
unbekannt war. Sie gelangte zuerst durch die arabischen Kaufleute und Ärzte nach dem Westen,
wo sie seit dem 9. Jahrhundert mit Sicherheit
bekannt war (*Heyd* II, 591). Als kostbare und
seltene Droge, die sich hohe geistliche und weltliche Würdenträger gegenseitig zum Geschenk
machten, wird sie bereits im 9. Jahrhundert erwähnt, kaum später taucht sie als Bestandteil verschiedener Zubereitungen, unter anderem gegen
alle »Fieber, Gifte und körperlichen Beschwerden«, in den mittelalterlichen Rezeptbüchern auf.
Wesentlich zur Verbreitung der Droge dürften die
Schriften der arabischen Ärzte beigetragen haben,
die fast gleichlautend die Droge als ein die Verdauung anregendes, blähungstreibendes, den
schlechten Mundgeruch beseitigendes, den Nieren nützliches und dem Beischlaf förderliches
Mittel beschrieben.[1] Hildegard übernahm fast
ausnahmslos diese Indikationen der Droge, der sie
ein umfangreiches Kapitel widmete, und fügte
noch Fieber, Herzschwäche, Milzleiden, Gehörstörungen, nachlassende Geistes- und Sinneskraft
als weitere Anwendungsgebiete hinzu, die nur
zum kleineren Teil pharmakologisch zu begründen sind: Galgantwurzel eignet sich hauptsächlich
aufgrund der scharf-aromatischen Inhaltsstoffe
als appetitanregendes, die Magensaftsekretion
und Verdauung günstig beeinflussendes Mittel:
allein in dieser Funktion findet sie noch heute als
Gewürz und Stomachikum Verwendung.

---

[1] *Ibn-al-Baytar* I 399 / *Avicenna*
Lib. II, Tract. I, cap. 321 / *Const.*
Afric. S. 372 – vgl. auch *Albert, Ma-*
gnus VI, 114.

AB: Helv. VI; DAB 6 [Rhizoma Galangae]

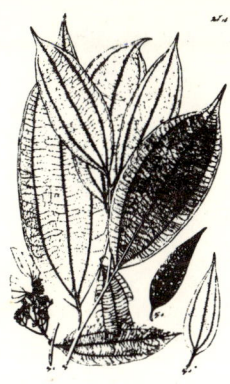

Der heute gebräuchliche Kampfer ist das Ausscheidungsprodukt des ätherischen Öls, das durch Wasserdampfdestillation und anschließende Sublimation aus dem Holz des Kampferbaums, Cinnamomum camphora, gewonnen wird. Dieses, im Unterschied von anderen Kampferarten auch Laurineenkampfer genannte Produkt, dürfte im Mittelalter nur in geringen Mengen nach Europa gekommen sein[1]; unter dem Kampfer des Mittelalters ist in erster Linie der von Borneo und Sumatra stammende Dryobalanopskampfer zu verstehen, der bei den antiken Schriftstellern noch nicht nachweisbar ist. Die arabischen Schiffer und Kaufleute brachten ihn erst nach Europa, wo er schon bald als Duftstoff und Heilmittel in hohem Ansehen stand. Bereits im 9. Jahrhundert wird Kampfer als Bestandteil von medizinischen Rezepten erwähnt.

Der Laurineenkampfer hingegen tauchte erst im 16. Jahrhundert mit der Entdeckung des Seewegs nach Ostindien in größeren Mengen in Europa auf und verdrängte bald aufgrund seines weitaus günstigeren Preises alle übrigen Sorten aus dem Handel.

Ein bedeutsames Zeugnis ebenso für die Wertschätzung wie die frühe Bekanntschaft der Araber mit dem Kampferbaum ist der Koran, wonach das Getränk der Seligen mit Kampfer gewürzt ist.[2] Entsprechendes Interesse und Aufmerksamkeit widmeten daher gerade die arabischen Ärzte und Naturforscher dem Kampfer, die ihn nicht selten in den Handelsstädten selbst zu Gesichte bekamen. *Avicenna*[3] beschreibt bereits richtig den Kampferbaum als einen majestätischen, schattenspendenden Baum, aus dessen Holz der Kampfer durch Sublimation gewonnen wird und empfiehlt ihn gegen Nasenbluten, Durchfall, Augenkrankheiten, als anregendes Mittel und zugleich auch als Anti-Aphrodisiakum. Die vielfältigen Indikationen kehren fast unverändert bei *Constantinus Africanus* (S. 370), *Albertus Magnus* (VI, 300–302) und im »Circa instans« (S. 25) wieder,

43

Ganphora

Ph: PL: I, cap. XL – CaCu (Kaiser) 215,26

Ma. Bez.:
ca(n)fora, canphera, ganfer, cafur

Hildegard (Ph. Riethe S. 24):
wunderbares Stärkungs- und Kräftigungsmittel sowie Heilmittel bei Fiebererkrankungen.

St. Pfl.:
Dryobalanops aromatica Gaertn. f. Dipterocarpaceae; Cinnamomum camphora (L.) Sieb., Lauraceae, Campher

Herk.:
Dryobalanops aromatica: Borneo, Sumatra und andere Sundainseln, Cinnamomum camphora: Küste von Ostasien von Vietnam bis zur Mündung des Jangtsekiang.

Inh.:
ätherisches Öl

---

[1] *Heyd* II, S. 604 ff; *O. Beßler:* Die Identifikation mittelalterlicher Drogen und Arzneipflanzen. In: Veröff. Int. Ges. Gesch. Pharm. N. F. *13* (1958) 43–55.
[2] Sure 76, V. 6, 7.
[3] Lib. II, tract. II, cap. 134.

und noch *Matthaeus Silvaticus* versichert, er kenne keine andere Pflanze, die eine solche wunderbare Heilkraft besitze wie der Kampfer.[4]

Die außerordentliche Bewunderung für dieses unvergleichbare Heilmittel teilt auch Hildegard, sie bezeichnet es ebenfalls richtig als ein Produkt, das von einem Baum ausgeschwitzt wird, und gibt an, es helfe nicht nur gegen Fieber, sondern stärke auf wunderbare Weise Kranke und nehme von ihnen alle Schwachheit, so wie »die Sonne den trüben Tag erleuchtet«. Hildegards überschwengliche Empfehlung entbehrt nicht der pharmakologischen Grundlage, rechnet doch der Kampfer zu den ältesten sogenannten Analeptika, – jenen Arzneimitteln, die die Funktion und Erregbarkeit des Zentralnervensystems, besonders des lebenswichtigen Atem- und Kreislaufzentrums, steigern. Kampfer wurde daher bis in die Neuzeit zur Anregung des Kreislaufs und der Atmung bei Fieberkrankheiten und narkotischen Vergiftungen therapeutisch genutzt. Die innerliche Applikation des Kampfers ist heute völlig zurückgetreten gegenüber der äußerlichen Verwendung in Form von Salben und Linimenten als Antiseptikum und, aufgrund der lokal reizenden Wirkung, zur örtlichen Hyperämisierung bei rheumatischen Schmerzen, Neuralgien, Muskelzerrungen und Frostbeulen.

[4] *Matth. Silv.* 51 v: »...sed pro certo nescio herba in qua sit tale miraculum«.

AB: DAB 8, DAB 7 (DDR), ÖAB 9, Helv. VI, HAB I.

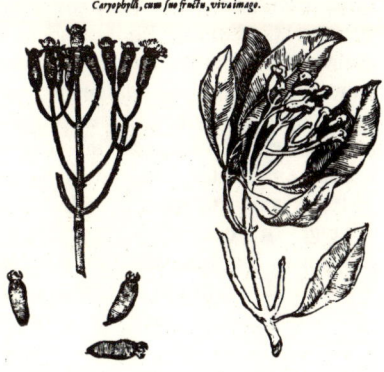

Caryophyll, cum suo fructu, viva imago.

44
Gariofiles-Nelchin

Ph: PL: I, cap. XXVII –
CaCu (Kaiser) 186,22;
195,28; 216,12

Ma. Bez.:
gariofilum, garyophylon, caryophyllum, negelyn[1], gariofoles (W.)

Hildegard (Ph. Riethe S. 22):
gegen Schwindelgefühl, beginnende Wassersucht, Podagra, Schluckauf, Menstruationsbeschwerden, Fiebererkrankungen.

St. Pfl.:
Syzygium aromaticum (L.) Merill et L. M. Perry (= Eugenia caryophyllata Thunb.) – Myrtaceae, Gewürznelken.

Herk.:
Molukken und südliche Philippinen.

Inh.:
ätherisches Öl mit Eugenol, einem Phenolderivat, als Hauptbestandteil.

Anw.

Die Gewürznelken, womit die noch nicht aufgeblühten, getrockneten Blütenknospen von Syzygium aromaticum bezeichnet werden, waren *Dioskurides* noch unbekannt. Unter den römischen Schriftstellern erwähnt nur *Plinius* (XII,15) das pfefferähnliche »karyophyllon«, ohne nähere Angaben über dessen Verwendung zu machen. *Galen* (XIV,462) kennt die Gewürznelken bereits als Heilmittel, er empfiehlt sie zusammen mit Pfeffer als Bestandteil eines Rezeptes gegen Milzleiden. Die genaue Beschreibung der Droge, die der im 7. Jahrhundert lebende griechische Arzt *Paulus Aeginetes* macht, läßt vermuten, daß er die Gewürznelken, die er als dunkelbraune, herb würzig und ein wenig bitter schmeckende, gedörrte Baumblüten richtig darstellt, schon selbst gesehen hat (RE, Bd. 10, Sp., 1353 f.). Ebenso kennt *Benedictus Crispus* im 8. Jahrhundert (V.220) die Nelken als Arzneimittel, die er als heilsam gegen Hüft- und Gelenkschmerzen erwähnt. Wenig später, in karolingischer Zeit, waren die Gewürznelken, die die arabischen Kaufleute schon im frühen Mittelalter nach Europa brachten, bereits so bekannt und beliebt, daß sie an keiner fürstlichen Tafel als Luxusgewürz fehlen durften (*Heyd* II,593 f).

Spätestens seit dem 13. Jahrhundert gehörten sie auch zum festen Bestandteil des Arzneischatzes,

[1] Verwechslungen mit Pflanzen von nelkenähnlichem Geruch sind möglich. So wurde Haselwurz (Asarum europaeum) wegen des nelkenähnlichen Geruchs der Wurzel »gariophilus agrestis, wilde Negelwurtz« genannt (*Marzell* I,462), ebenso Geum urbanum, das noch heute wegen des an Gewürznelken erinnernden Geruchs des Wurzelstocks »Nelkenwurz« heißt, als »negelynkrut« (Hort. sanit. (1485) 205) bezeichnet.

ohne daß die Herkunft der exotischen Droge, die von den Händlern aus Preisgründen absichtlich als Geheimnis gehütet wurde, bekannt geworden wäre. Das Heimatland des Gewürznelkenbaumes, der ursprünglich nur in einem geographisch eng umgrenzten, abgelegenen Gebiet, den Molukken, wuchs, entdeckten erst die Portugiesen, als sie 1511 als erste Europäer diese Inseln betraten und mit eigenen Augen die Stammpflanze des Gewürzes sahen. Sie sicherten sich auch als erste das Monopol des gewinnbringenden Gewürzhandels, das ihnen jedoch 1605 die Holländer streitig machten und in der Folgezeit Anlaß zu zahlreichen Kämpfen unter den europäischen Kolonialmächten gab.

In der mittelalterlichen Rezeptliteratur wurden die Gewürznelken als Arzneimittel vielseitig verwandt. Sie galten vor allem als verdauungsfördernd, wirksam gegen Magengeschwüre, Übelkeit, Vergiftungen, Brust- und Lungenleiden, Herzbeschwerden, Podagra, Schwindel, Fieber, Menstruationsstörungen, Blutharnen und Blasenschmerzen. Bei den arabischen Schriftstellern wie *Avicenna* (Lib II, tract. II, cap. 318), *Constantinus Africanus* (S. 357) und *Ibn-al-Baytar* (Bd. II, S. 281), der bereits die noch heute übliche Verwendung in der Zahnheilkunde erwähnt, standen die Gewürznelken ebenso in hohem Ansehen wie bei Albertus Magnus (VI, 115) und im sogenannten »Circa instans« (S. 56), in welchem der Droge und ihrer wunderbaren Wirkung ein ausführliches Kapitel gewidmet wird. Wie vielen anderen stark duftenden, aromatischen Drogen wurde auch den Nelken eine besondere, pestabwehrende, antikontagiöse Kraft zugeschrieben; sie wurde daher bei Epidemien von Ärzten gekaut und den verschiedensten Prophylaktika gegen die Pest zugesetzt – vermutlich, weil man schon früh die antiseptischen Eigenschaften der Droge (s. unten) beobachtet hatte.
Hildegards Wertschätzung der Droge und ihre Angaben über die vielfältige Verwendung der Nelken entsprechen ganz den, aus dem übrigen mittelalterlichen Schrifttum bekannten Indikatio-

nen; von besonderem Interesse indes erscheint zum einen ihre Übersetzung der »gariophili« mit dem deutschen Wort »nelchin« (= Nägelein), mit dem sie die auffallende nagelähnliche Gestalt der Nelken treffend wiedergibt und das ein früher Beleg für den sich bis heute erhaltenen deutschen Pflanzennamen ist, zum anderen ihre Erklärung des »Podagra« genannten Leidens, das sie als eine »Ausschwitzung« des Knochenmarkes deutet. In dieser Bemerkung spiegelt sich die sehr anschauliche, humoralpathologisch begründete Vorstellung wider, daß unter bestimmten Umständen einer der im Körper kreisenden vier Kardinalsäfte in einem Knochen oder in die Gelenke abgesondert wird und dort, wo er sich absetzt, den Schmerz verursacht. Dieselbe Vorstellung hat zur lateinischen Bezeichnung der Gicht als »gutta« (= Tropfen) geführt, aus der sich in den angelsächsischen und romanischen Sprachen die modernen Termini für diese Stoffwechselkrankheit wie »gout« (engl.), »gotta« (ital.) oder »goutte« (frz.) entwickelt haben.

Die Gewürznelken bzw. ihr Öl werden noch heute medizinisch verwandt, allerdings mit anderen als den im Mittelalter bevorzugten Indikationen: Das Nelkenöl wird vorwiegend wegen seiner desinfizierenden, lokalanästhetischen Wirkung geschätzt, die auf dem hohen Gehalt an Eugenol, einem Phenolderivat, beruht und vornehmlich in der Zahnheilkunde genutzt wird. Es dient zum Abtöten des Zahnnervs, zur Desinfektion von Wurzelkanälen und als lokal schmerzstillendes Mittel. In der konservierenden Zahnheilkunde wird es zusammen mit Zinkoxid als provisorisches Verschlußmittel verwendet und außerdem Zahntropfen, -pasten und Mundwässern als Antiseptikum zugesetzt. Gelegentlich findet es auch als Geschmackskorrigens und Aromatikum in Magenmitteln Verwendung.

AB: ÖAB 9; Helv. VI; DAB 8, DAB 7 (DDR)

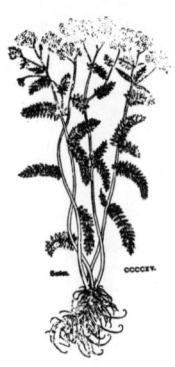

COCCXV.

45

Garwa-Millefo-
lium[1] (ed.)

Ph: PL: I, cap. CXII –
CaCu (Kaiser): 184,
11–190, 1–198, 33–215,34

Ma. Bez.:
achillea, ambrosia, myrio-
phyllum, stratiotes, milita-
ris[2], supercilium veneris,
gar(a)wa, garwe, garawe
(W).

*Hildegard (Ph. Riethe S.
40):*
Wundheilmittel gegen in-
nere und äußere Verletzungen, gegen Fieber, Blut- und
Tränenfluß sowie Schlaflosigkeit.

St. Pfl.:
Achillea milefolium L.-
Asteraceae, Schafgarbe

Herk.:
häufig verbreitete Wiesen-
pflanze in Deutschland, Italien, den Balkanländern und
Rußland.

[1] »millefolium« ist die direkte lateinische Übersetzung von gr.
»Chiliophyllos«, Tausendblätter,
wie die Pflanze wegen der fein zerteilten Blätter bei den antiken
Schriftstellern hieß.
[2] lateinische Übersetzung der
griechischen Bezeichnung »stratiotes«.

Anw.:

Die Schafgarbe ist eine alte Heilpflanze, die schon
von *Dioskurides* unter dem Namen »stratiotes
chiliophyllos« (tausendblättriges Soldatenkraut)
beschrieben wird (IV, 101). Der Name deutet
offensichtlich an, daß die Krieger mit der Pflanze,
die durch ihre doppelt gefiederten Blättchen
besonders auffällt, Wunden heilten. Die schon
von *Dioskurides* gegen Blutungen und zur Wundheilung gepriesene Pflanze ist noch heute ein
geschätztes Heilmittel. Aufgrund des Gehaltes
des ätherischen Öles an Azulenen hat die Pflanze
ähnlich wie die Kamille als Antiphlogistikum eine
Bedeutung. Sie wird bei Blutungen,
Hämorrhoidalleiden, Blutergüssen, Menstruationsstörungen, äußerlich bei Wunden und Geschwüren angewendet. Für die spasmolytische
Wirkung werden hauptsächlich die Flavonoide
verantwortlich gemacht, der Gehalt an Bitter-
stoffglykosiden erklärt die Verwendung als
verdauungsförderndes Mittel.

Hildegards therapeutische Anwendung der
Schafgarbe entspricht der heutigen Indikation: Sie
empfiehlt die Pflanze als heilkräftiges Mittel bei
äußeren und inneren Verletzungen. Bei Schlag-
wunden soll man nach der Wundreinigung mit
Wein Kompressen mit Schafgarbenabkochung
auflegen, bei inneren Verletzungen einen wässri-
gen bzw. weinhaltigen Drogenauszug trinken.
Nach Hildegards Angaben soll die Pflanze auch
heilsam bei Augenentzündungen sein. Die Wirkung dürfte auf den antiphlogistischen Eigenschaften der Droge beruhen.

Eigentümlich und nicht unmittelbar aus der Wir-
kung der Inhaltsstoffe abzuleiten ist Hildegards
Rezept gegen Schlaflosigkeit: Schafgarbe und
Fenchel sollen, in wenig Wasser erwärmt, auf
Schläfen, Stirn und Kopf gelegt und mit einem
Leinentuch bedeckt werden. Nach Hildegards
Erklärung befördert die Wärme des Fenchels das
Einschlafen, während die Schafgarbe für einen
tiefen Schlaf sorgt.

Die Schafgarbe spielt auch in anderen mittelalterlichen Kräuterbüchern und Rezeptarien eine

Rolle; außer den bei Hildegard genannten Indikationen wurde sie als Mittel gegen Zahnschmerzen (nüchtern das Kraut kauen), Würmer, Koliken und Verdauungsbeschwerden, bei Frauenleiden, Epilepsie und zum Gurgeln angewendet.

Inh.:
ätherisches Öl mit Chamazulen als Hauptbestandteil (bis zu 40%), Gerbstoffe, glykosidische Bitterstoffe (Achillein), Flavonoide.

AB: ÖAB 9; EB 6 [Herba Millefolii]; DAC 1979

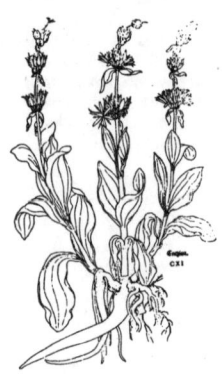

46
Gentiana
Ph: PL: I, cap. XXXI

Ma. Bez.:
genican, genciana, entian
(mit zahlreichen Nebenfor-
men und Umbildungen), ba-
silisca

*Hildegard (Ph. Riethe S.
23):*
vorzügliches Mittel gegen
Herzschmerzen und »Ma-
genfieber«.

St. Pfl.:
Gentiana lutea L.-Gentiana-
ceae, Gelber Enzian, Bitter-
wurz, Fieberwurz.

Herk.:
heimisch in den Deutschen
Alpen, in den Gebirgen der
Pyrenäenhalbinsel und Zen-
tralfrankreichs,   Vogesen,
Schwarzwald,   Kleinasien,
Apennin, Karpaten.

Inh.:
Bitterstoffe, Gentiopikrin,
Amarogentin (der bitterste
bisher   bekannte   Natur-
stoff).

Anw.:

Der Name »gentiana«, der sich wahrscheinlich auf
die uralte Heilpflanze Gentiana lutea oder verwandte Arten bezieht, taucht schon bei *Dioskurides* (III, 3) auf, der die Wurzel der Pflanze gegen
den Biß giftiger Tiere, Seitenschmerzen, Sturzver-
letzungen, innere Rupturen, Leber- und Magenerkrankungen sowie als Wundheilmittel zur
Behandlung fressender Geschwüre und schließlich als Abortivum empfiehlt. Wie die zahlreichen
Erwähnungen in den mittelalterlichen Rezeptbüchern erkennen lassen, war die Droge im Mittelalter besonders geschätzt. Dort wird Enzian
neben den vielfältigen, aus der Antike übernommenen Indikationen gelegentlich auch gegen
Fieber und Brusterkrankungen, Gelenkschmerzen und Gicht angeführt. Darüber hinaus war
Enzian ein wichtiger Bestandteil des ebenso kostbaren wie beliebten Universalheilmittels Theriak.
Auch bei den Alpenbewohnern galt die Enzian-
wurzel, die noch heute zur Herstellung des En-
zianschnapses benutzt wird, seit jeher als
Universalmittel gegen Magen- und Darmbeschwerden. In der Medizin gehört die Enzian-
wurzel (Radix Gentianae) noch immer zu den am
meisten benutzten Bitterstoffdrogen. Die Bitterstoffe regen auf reflektorischem Wege die Spei-
cheldrüsen-, Magensaft- und Gallensekretion an,
so daß sie zur Verbesserung der Verdauung und
Resorptionssteigerung beiträgt. Der Enzian wird
daher zur Anregung des Appetits und Behandlung
von Verdauungsbeschwerden, Dyspepsie, Leber-
und Gallestörungen sowie als allgemeines Tonikum angewandt. In der Volksmedizin gilt Enzian
auch als fiebersenkend, ohne daß bisher diese
Eigenschaften pharmakologisch nachgewiesen
werden konnten. Hildegards Empfehlung des
Enzians erscheint also als durchaus sinnvoll,
zumal wenn man annimmt, daß der allgemeine
Terminus »Magenfieber« (fiber in stomacho)
auch fieberhafte Gallenerkrankungen mit einschloß, da die im Oberbauch empfundenen
Schmerzen leicht auf den Magen bezogen werden
können.

AB: Ph. Eur. I, DAB 7 [BRD u. DDR]; ÖAB 9,
Helv. VI

Anw.:

Ob Schöllkraut mit der schon bei *Theophrast* (VII, 15) »chelidonion« (von gr. chelidon = die Schwalbe) genannten Pflanze identisch ist, bleibt wegen der Kürze der Angaben unbestimmt. Er leitet lediglich den Namen von der Blütezeit, die mit der Wiederkehr der Schwalben im Frühling zusammenfällt, ab. Mit Sicherheit indes beziehen sich die Schilderungen des »großen Chelidonion« bei *Dioskurides* (II, 211) und *Plinius* (XXV, 50-XXVI, 87) auf das Schöllkraut. *Dioskurides* wiederholt die Erklärung des Namens und fügt als medizinische Indikationen Sehschwäche, Gelbsucht und Hautausschläge hinzu. *Plinius,* der den Namen damit erklärt, daß angeblich die Pflanze junge Schwalben, wenn ihnen die Augen ausgestochen seien, wieder sehend mache, rühmt das Schöllkraut besonders wegen seiner »gesichtsschärfenden« Eigenschaften, aber auch als wirksames Mittel gegen eitrige Geschwüre und Wunden.

Wie die häufige Nennung des Schöllkrauts in den althochdeutschen Glossen, in denen chelidonium oft als »scelli-, scella-, scellinwurz« und »grintwrtz« übersetzt wird, erkennen läßt, war die Pflanze im Mittelalter gut bekannt und offenbar sehr beliebt. Sie wird äußerlich nicht nur als Augenmittel, sondern auch zu Kopfwaschungen, als Gurgelmittel, zur Behandlung krebsartiger Geschwüre und Hautausschlägen, innerlich bei Koliken und gegen Gelbsucht empfohlen, wobei der gelbe Milchsaft die Anwendung bestimmt haben dürfte (*Benedictus Crispus* V. 192, *Constant. Afric.* S. 381, Circa instans S. 42).

Schöllkraut, das mit der Mohnpflanze verwandt ist, enthält rund zwanzig mehr oder weniger stark wirksame Alkaloide. Unter den Hauptalkaloiden wirkt Chelidonin morphinähnlich, zentralberuhigend, analgetisch und ähnlich wie Papaverin spasmolytisch, ohne allerdings Morphin oder Papaverin in der Wirkungsstärke zu erreichen. Chelerythrin ist stark toxisch, von heftiger lokaler Reizwirkung und führt in größeren Dosen

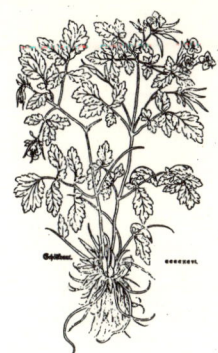

47

Grintzwurtz-Chelidonia (ed.)

Ph: PL: I, cap. CXXXVIII
– CaCu (Kaiser) 185, 29

Ma. Bez.:
grindwrz, scelwurz, sc(h)ellewurz, schelkraut, chilidonion, celidonium, chelidonium majus[1], scabiosa (W)[2]

Hildegard (Ph. Riethe S. 45):
Giftpflanze, innerlich genommen bewirkt die Pflanze schmerzhaften Stuhlgang, äußerlich gegen Hautausschlag verschiedener Genese, Bestandteil von Pillen gegen hartnäckige Verdauungsbeschwerden.

St. Pfl.:
Chelidonium majus L., Papaveraceae, Schöllkraut

Herk.:
weit verbreitet, von den subarktischen bis in die gemäßigten Teile Europas.

Inh.:
Alkaloide (bisher wurden ca. 20 verschiedene Alkaloide isoliert), Hauptalkaloide: Chelidonin, Berberin, Chelerythrin, Sanguinarin.

[1] im Gegensatz zu Chelidonium minus, dem Scharbockskraut (Ranunculus ficaria L., s. Kap. 97)
[2] Der Name wurde erst im Mittelalter gebildet, abgeleitet von lat. scabies, die Krätze; mit ihm wurden vor allem Scabiosa columbaria, Taubenskabiose sowie ihr verwandte Knautiaarten bezeichnet.

zu zentraler Lähmung. Ein weiterer Inhaltsstoff, das Sanguinarin, hat strychninartige Eigenschaften und ruft heftige Krämpfe hervor, während Berberin für die cholekinetische Wirkung (Entleerung der Gallenblase) verantwortlich gemacht wird. Hildegard zählt daher die Pflanze zu Recht zu den Giftpflanzen und warnt wegen der örtlich reizenden Wirkung vor ihrem innerlichen Gebrauch (ausgenommen eine Pillenzubereitung gegen hartnäckige Verdauungsbeschwerden), der in der Tat bei höherer Dosierung heftige Diarrhöen, Erbrechen oder Gastroenteritis auslösen kann. Hingegen empfiehlt sie die äußerliche Anwendung gegen Hautausschläge verschiedener Genese, die wegen der ätzenden, schmerzstillenden und zugleich bakteriziden Eigenschaften der Alkaloide in vielen Fällen erfolgreich gewesen sein dürfte. Auch in der Volksheilkunde wurde der Milchsaft des Schöllkrautes als Mittel gegen Hautwucherungen und Warzen verwendet. Es ist heute bekannt, daß bestimmte im Milchsaft enthaltene Alkaloide eine zytostatische Wirkung aufweisen, also ähnlich wie Colchicin, aber schwächer, bestimmte Tumoren in ihrem Wachstum hemmen. Der antimitotische und bakterizide Effekt der Alkaloide wird durch proteolytisch wirkende Enzyme unterstützt, so daß sich der therapeutische Erfolg der Warzenbehandlung in der Volksheilkunde durchaus pharmakologisch begründen läßt.

Heute werden Gesamtextrakte der Droge vor allem als Spasmolytikum bei Erkrankungen des Magen-Darmkanals einschließlich Gallensteinleiden und Gallenblasenentzündung angewandt.

AB: DAB 8 [Herba Chelidonii]; DAB 7 (DDR)

Anw.:

Bei den antiken Schriftstellern läßt sich der Gundermann, der in Italien zwar häufig, in Griechenland nur selten vorkommt, nicht mit Sicherheit nachweisen; möglicherweise bezieht sich das »chamaikissos« = »Erdefeu« des *Dioskurides* (IV, 124) bzw. »hedera terrestris« des *Plinius* (XXIV, 82, 135) auf die Gundelrebe. Sie scheint jedoch eher eine uralte germanische Heil- und Zauberpflanze gewesen zu sein, der als Frühlingspflanze eine besondere geheimnisvolle Macht und Heilkraft zugeschrieben wurde. Sie galt nicht nur als hexenwidriges Mittel und spielte eine Rolle im Milchzauber gegen das Behextsein der Kühe, sondern wurde auch wie andere blaublühende Frühlingsblumen mit dem Donner in Verbindung gebracht und galt als Schutzmittel gegen Blitz (HWDA III, S. 1203). Ziemlich verbreitet war auch der Aberglaube, Gundermann verleihe hellseherische Fähigkeiten.

In der Volksheilkunde wurde die Pflanze wie die Bezeichnung »gunderebe« andeutet[1], vor allem zur Heilung schlechtheilender Wunden und eitriger Geschwüre sowie Grind verwendet, wobei die Blätter oftmals unmittelbar auf die Wunden gelegt wurden. Diese Art der Wundbehandlung dürfte in dem relativ hohen Gerbstoffgehalt der Droge ihre pharmakologische Begründung finden. Hildegard macht keine Angaben über die abergläubische Verwendung der Droge, obwohl mit Sicherheit anzunehmen ist, daß diese ihr bekannt gewesen ist, sondern ihre Indikationen entsprechen dem Gebrauch in den mittelalterlichen Rezeptbüchern, in denen Gundermann hauptsächlich gegen Kopfschmerzen, Brust- und Lungen- sowie Hautaffektionen empfohlen wird. Noch heute wird in der Volksmedizin die Pflanze wegen ihres Gerbstoffgehaltes zur Behandlung von Diarrhöen, schlechtheilenden Wunden, Magenkatarrhen und Erkrankungen der Atmungsorgane, die wahrscheinlich durch das ätherische Öl günstig beeinflußt werden, benutzt.

AB: EB 6 [Herba Hederae terrestris]

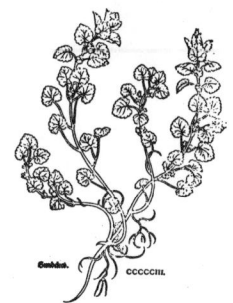

48
Gunderebe[1]
Ph: PL: I, cap. CV

Ma. Bez.:
gundrava, gundereva, gunteram, gundram, (h)edera terrestris, acer, asarum[2]) (W)

Hildegard (Ph. Riethe S. 38):
als Tonikum, zu Kopfwaschungen bei Kopfleiden, gegen Kopfschmerzen, Ohrenleiden, innere Geschwüre und Brusterkrankungen.

St. Pfl.:
Glechoma hederacea L.-Lamiaceae, Gundermann, Gundelrebe, Erdefeu

Herk.:
heimisch im größten Teil Europas, verbreitet im gemäßigten Asien.

Inh.
ätherisches Öl, Gerbstoffe, Bitterstoffe.

---

[1] Wahrscheinlich abgeleitet von »gund« = Eiter, Geschwür.
[2] Vgl. auch »asarum« (Ph. PL: I, cap. 212), das im Gegensatz zu dem Kapitel »Haselwurtz = asarum« (Ph: PL: I, cap. 48, s. Kap. 50) ebenfalls als Gundelrebe (Glechoma hederacea) zu deuten ist. Der Text ist fast gleichlautend, enthält aber darüberhinaus ein langes Rezept gegen Brust- und Lungenleiden mit zahlreichen anderen Bestandteilen.

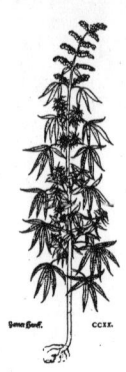

Henn Bock.   CCIX.

49
**Hanff-Cannabus
(ed.)**
Ph: PL: I, cap. XI

Ma. Bez.:
hanaf, hanuf, hanef (W),
hennep, canabum, canava,
canapis

Hildegard (Ph. Riethe S. 18):
Hanf ist heilkräftig für den
Menschen, fördert die Verdauung, verstärkt bei Kranken die Kopfschmerzen, Gesunden schadet er hingegen
nicht. Die Pflanze wächst in
mildem Klima, der Same ist
eßbar.

St. Pfl.:
Cannabis sativa L., Canna-
baceae, Hanf

Herk.:
heimisch wahrscheinlich im
westlichen Asien (Persien,
Indien), in wärmeren Ge-
genden der Fasern und
Früchte wegen häufig feld-
mäßig angebaut, im südli-
chen Europa und in anderen
Gegenden mit trockenem
Klima wildwachsend, im
Vorderen Orient und Ostindien hauptsächlich wegen
seiner narkotischen Eigenschaften kultiviert.

Anw.:

Hanf gehört zu den ältesten Kulturpflanzen, die
zur Fasergewinnung sowie Gewinnung des fetten
Öles aus den Samen angebaut wurde. Im alten
Ägypten scheint die Pflanze unbekannt gewesen
zu sein (*R. Germer* S. 198 f). Von *Herodot* (IV, 74)
jedoch wissen wir, daß die Thraker den Hanf nicht
nur als Faserpflanze, sondern auch zur Erzeugung
von Rauschzuständen verwendeten. Die weibliche Hanfpflanze produziert nämlich unter bestimmten klimatischen Bedingungen, etwa im
Vorderen Orient und Indien, psychotrop wirksame Substanzen, welche in dem ausgeschiede-
nen, klebrigen Harz der Pflanze (= Haschisch)
enthalten sind. Die indische Hanfvarietät ist daher
in den asiatischen Ländern schon früh als
Rauschmittel benutzt worden und ist bis heute ein
außerordentlich verbreitetes Rauschgift geblieben, dessen Genuß einen Rauschzustand herbeiführt, der durch Euphorie, Ausschaltung der
Schmerzempfindung, Enthemmung, Sinnestäuschungen der verschiedensten Art ohne völlige
Aufhebung des Bewußtseins, verbunden mit
einem Glücksgefühl, charakterisiert ist. Wegen
der Gefahr der psychischen Abhängigkeit, die mit
dem Haschischgenuß einhergehen kann, unterliegt Cannabisharz dem Betäubungsmittelgesetz
und darf nicht mehr ärztlich verordnet werden.
Die in Europa angebaute Hanfart liefert norma-
lerweise keinen Haschisch, da die geeigneten
Temperaturbedingungen fehlen. Wenn der
Anbau von Hanf bereits im »Capitulare de villis«
für die kaiserlichen Hofgüter angeordnet wurde,
so geschah dies fraglos zur Faser- und Ölgewinnung. Wie aus mittelalterlichen Rezepten des 9.
und folgender Jahrhunderte hervorgeht, wurde
Hanf aber auch zu medizinischen Zwecken gebraucht. Der Saft sollte, wie schon *Dioskurides*
(III, 155) und *Plinius* (XX, 259) angegeben hatten, die Würmer aus den Ohren austreiben, also
gegen Ohrenschmerzen helfen, außerdem
Schmerzen und Geschwüre der weiblichen Brust
lindern und ein wirksames Gegenmittel gegen den
Biß giftiger Tiere sowie ein Antiaphrodisiakum

darstellen. Es ist nicht ausgeschlossen, daß es gelegentlich auch in Deutschland, Südfrankreich und den Mittelmeerländern unter günstigen Klimabedingungen (Sommermonate mit hohen mittleren Temperaturen) zur Bildung geringer Mengen der entsprechenden narkotisierenden Wirkstoffe in der Hanfpflanze gekommen ist und die hier offensichtlich angestrebte Herabsetzung der Schmerzempfindung tatsächlich auch eintrat. Deutliche Hinweise auf den Mißbrauch der Droge als Rauschmittel und ihre betäubenden Eigenschaften finden sich erst bei den arabisch-islamischen Ärzten des Mittelalters. [Die weite Verbreitung des Haschischgenusses unter den Anhängern des islamischen Glaubens hängt mit dem Verbot des Alkohols durch die islamische Religion zusammen, der nun durch ein anderes Rauschmittel ersetzt wurde.] Der islamische Autor Ibn-al-Baytar (gest. 1248), dem wir ein umfangreiches Werk über die Heil- und Nahrungsmittel verdanken, unterscheidet ausdrücklich den zur Fasergewinnung angebauten Hanf von der indischen, bei den Ägyptern »Haschischa« genannten, in Gärten gepflanzten Varietät und berichtet ausführlich aufgrund eigener Beobachtungen von den stark berauschenden, Raserei erzeugenden Kräften dieser Pflanze (II, S. 327). Von dem Faserhanf hingegen heißt es, daß er Ohrenschmerzen beseitige, Kopfweh errege, zwar Blähungen vertreibe, aber schwer verdaulich und harntreibend sei. Ähnliche Angaben über die Wirkung des Hanfes lassen sich auch bei dem arabischen Arzt Avicenna (Lib. II, tract. II, cap. 174) nachweisen.

In der Darstellung Hildegards nun, die selten Hinweise auf die Wachstumsbedingungen der Pflanzen macht, fällt die Mitteilung auf, die Pflanze gedeihe nur unter günstigen Klimabedingungen, wenn die Luft nicht zu warm und nicht zu kalt sei, also in gemäßigten Klimazonen. Diese ungewöhnliche Bemerkung im Zusammenhang mit ihrer Erklärung, Cannabis schade dem Kopf und rufe Kopfschmerzen hervor, könnte zu der Vermutung Anlaß geben, Hildegard möchte Hanfpflanzen beobachtet haben, die gelegentlich

Inh.:
fettes Öl in den Hanfkörnern, die in wärmeren Ländern angebauten Kulturformen scheiden ein Harz aus (Haschisch), das die Verbindung Tetrahydrocannabinol (THC) mit typisch halluzinogener Wirkung enthält.

in kleinen Mengen auch Haschisch produzierten. Als wahrscheinlicher ist jedoch anzunehmen, daß ihre Angaben in der *Galen*überlieferung wurzeln, denn schon *Galen* (VI 549 f) hob als besondere Eigenschaft der Cannabispflanze hervor, daß sie dem Kopf schade und in reichlicher Menge genossen Kopfschmerzen verursache. Bemerkenswert ist darüberhinaus, daß Hildegard die aus der Hanffaser hergestellten Tücher als wundheilendes Verbandmittel empfiehlt.

Während Hanf und seine Zubereitungen heute nach Einführung des Betäubungsmittelgesetzes aus den europäischen Arzneibüchern verschwunden ist, nachdem es jahrhundertelang in der Medizin zur Herabsetzung der Schmerzempfindung, als Anästhetikum in der Zahnheilkunde, bei krampfartigen Anfällen, Epilepsie, Neuralgien und Migräne verwandt worden ist, werden die harzfreien Hanfkörner heute noch in der Volksmedizin äußerlich zur Herstellung von reizmildernden Emulsionen, Umschlägen bei Gicht und Rheuma, innerlich bei Leiden der Urogenitalorgane und des Magendarmtraktes benutzt.

Anw.:

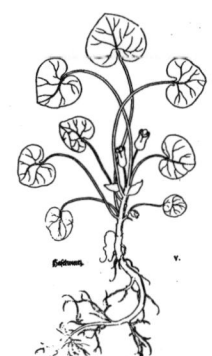

Dioskurides charakterisiert die Haselwurz mit ihren nierenförmigen, glänzenden, ledrigen Laubblättern und dunkelroten, nur wenig über den Boden herausragenden Blüten so deutlich (I, 9), daß sie leicht als Asarum europaeum zu bestimmen ist. Er kennt den beißenden Geschmack der Wurzel und beschreibt sie als harntreibend, brechenerregend, menstruationsfördernd und heilkräftig gegen Wassersucht und chronischen Ischias. *Plinius* (XII, 47) stimmt in seinen Angaben im wesentlichen mit *Dioskurides* überein, und auch die mittelalterlichen Autoren übernehmen die Indikationen.

Haselwurz gehört zu jenen Pflanzen, die in karolingischer Zeit (Ende 8. Jh.) zum Anbau in den kaiserlichen Hofgütern vorgeschrieben sind. In den medizinischen Schriften des Mittelalters wird Asarum daher als Heilpflanze häufig erwähnt; besonders geschätzt wird es ebenso als brechenerregendes wie abführendes Mittel. Auch als Fiebermittel wird die Wurzel gerühmt, sie ist außerdem Bestandteil zahlreicher Universalheilmittel gegen alle Arten von Schmerzen und Krankheiten.

Vor Einführung der Ipecacuanha (amerikanische Brechwurzel) im 17. Jahrhundert war Haselwurz fraglos das wichtigste pflanzliche Brechmittel, das den Ärzten zur Verfügung stand, das aber auch wegen seines Gehaltes an Asaron, einer örtlich stark reizenden, toxischen, auf das Zentralnervensystem wirkenden Verbindung, nicht ungefährlich ist. Hildegard warnt daher zu recht vor dem unkontrollierten Gebrauch der Droge. Ihr Hinweis, daß die Droge bei Schwangeren Abort herbeiführen kann, läßt auf ihre Kenntnis des Mißbrauchs der Droge im Volk als Abtreibungsmittel schließen, gegen den noch im 16. Jahrhundert *Otto Brunfels* in seinem Kräuterbuch (1534, fol. 6 f) mit harten Worten zu Felde zog.[1] Die Wirkung beruht ebenfalls auf dem Gehalt an Asaron, das in toxischen Dosen entzündliche Veränderungen des Uterus hervorruft und zum Schwangerschaftsabbruch – nicht ohne Gefahr für die Schwangere –

50

Haselwurz[1]

Ph: PL: I, cap. XLVIII –
CaCu (Kaiser) 188,7; 213,2

Ma. Bez.:
hasilwurz, haselmusch, asarum, nardus rusticus, vulgago, pes leporis, asara bachara (W)

Hildegard (Ph. Riethe S. 26):
gefahrbringend in hohem Grade, hat abortive Wirkung.

St. Pfl.:
Asarum europaeum L.-Aristolochiaceae, Hasel-, Brechwurz

Herk.:
in Europa und Sibirien sowie im Kaukasus verbreitet.

Inh.:
ätherisches Öl (Asaron), organische Säuren, Harz, Gerbstoffe, Schleim, Stärke

[1] Der Name soll sich auf den Standort der Pflanze, die den Schatten des Haselstrauches bevorzuge, beziehen. *Albertus Magnus* (VI, 470) bringt den Beinamen der Pflanze »herba leporis« (Hasenkraut) mit dem Hasen in Verbindung, der diese Pflanze gerne fressen soll, was wegen der scharf schmeckenden giftigen Wurzel unwahrscheinlich erscheint. Vermutlich ist der Pflanzenname von gr. bzw. lat. »asarum« (*Marzell* I, S. 458) abgeleitet.

führen kann. Die Haselwurz wird noch heute als Niespulver, Brechmittel und Expektorans bei trockenen Rachen- und Kehlkopfkatarrhen verwendet.

[1] *Brunfels* schreibt über den Mißbrauch des aus Haselwurz destillierten Wassers folgendes: »Die frawen die mit kinden gon / sollen dißes wasszers nit trincken dann es treibet die geburt / todt / unnd lebendig. Welches ich gern wolt verschweigen / bößer schlepseck (Ausdruck für Kupplerinnen und liederliche Frauenzimmer) halben / welche / wann sye so ein stücklin wisszen / vertrieben / und tödten sye die kinder in muter leib / und setzen darnach wider ein kräntzlin (als Zeichen der Jungfrauschaft) auff.« (s. dazu auch: *H. Marzell:* Die Haselwurz (Asarum europaeum L.) in der alten Medizin. In: Sudhoffs Arch. *42* (1958) 319–325.

AB: Helv. VI; EB 6 [Radix Asari]

Anw.:

In der Antike war der Attich im Gegensatz zur heutigen Verwendung ein berühmtes Heilmittel und bekannter als der mit ihm nahe verwandte Holunder (Sambucus nigra, s. Kap. Nr. 54), der heute als Arzneipflanze die größere Bedeutung hat. *Dioskurides* (IV, 172) empfiehlt den Attich gegen Wassersucht, als Schleim und Galle abführendes Mittel; eine Abkochung der Wurzel, innerlich genommen, soll gegen Schlangenbiß, äußerlich in Form eines Sitzbades gegen Gebärmutterleiden helfen, die Blätter als Umschlag Entzündungen, Verbrennungen, fistelartige Geschwüre sowie Podagra lindern. *Dioskurides* erwähnt auch bereits die Eignung der schwarzen Beeren als Färbemittel, insbesondere zur Schwarzfärbung der Haare. Die Indikationen der Pflanze bei *Plinius* (XXIV, 51) stimmen mit *Dioskurides* Angaben im wesentlichen überein, *Plinius* bemerkt jedoch, daß die innerliche Verabreichung einer Attichzubereitung dem Magen schädlich sei und fügt darüber hinaus die Verwendung gegen Kopfschmerzen hinzu. In den mittelalterlichen Rezeptbüchern wird neben dem aus der Antike übernommenen Gebrauch der Droge die Wirksamkeit als äußerliches Mittel gegen Kopfgrind, Krätze und Flechte betont (Ma. Rez., Lex. plant., *Matthaeus Silvaticus* 128v). Auffallend häufig wird die Pflanze auch in der Zaubermedizin erwähnt (*Marzell,* Heilpflanzen S. 250): als Beispiel seien nur das bekannte und im Mittelalter weit verbreitete Kräuterbuch des *Pseudo-Apulejus,* in dem eine Beschwörung des Krautes gegen Schlangenbiß wiedergegeben ist, sowie das fast gleichzeitig entstandene, aus der volksmedizinischen Tradition schöpfende Arzneibuch des *Marcellus Empiricus* (De medicamentis 7, 13) genannt, in dem besondere Zauberbräuche beim Ausgraben der Wurzel beschrieben werden. Bei Hildegard fehlt jeglicher Hinweis auf eine ähnliche abergläubische Verwendung des Attichs, ihre Warnungen vor der Schädlichkeit der Pflanze scheinen vielmehr auf ganz konkreten Beobachtungen im Umgang mit der Pflanze zu beruhen, die in der Tat

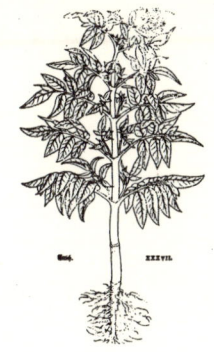

51
Hatich-Ebulus (ed.)
Ph: PL: I, cap. CXX, CCXXIX

Ma. Bez.:
chamaeacten, meat(r)ix, attah, attech, atich(W)

Hildegard (Ph. Riethe S. 42, 56):
für den Menschen ist der Genuß schädlich, äußerlich gegen heftige Kopfschmerzen, Nagelfäule an Händen und Füßen.

St. Pfl.:
Sambucus ebulus L., Caprifoliaceae – Eppich, Zwergholunder, Attich

Herk.:
heimisch in fast ganz Süd-, Mittel- und Westeuropa, Kleinasien, Syrien, Libanon.

Inh.:
ätherisches Öl, Bitterstoff (chem. unerforscht), Spuren eines Blausäureglykosids, Gerbstoff, Anthocyan, Baldriansäure.

nach der Einnahme größerer Gaben, besonders bei Kindern, die leicht zum Verzehr der schwarzen Beeren verlockt werden, tödlich verlaufende Vergiftungen hervorrufen kann. Hildegard verzichtet daher – offensichtlich aufgrund dieses Wissens – auf die innerliche Verwendung und empfiehlt den Attich nur zur äußerlichen Behandlung von heftigen Kopfschmerzen in Form eines Umschlages sowie zur Heilung der Nagelfäule (»Grint« an den Fingern und Füssen) und Geschwüren, Indikationen, die auch in anderen mittelalterlichen Rezeptbüchern für den Attich genannt werden, jedoch wegen der bisher nur unvollständigen Aufklärung der Inhaltsstoffe pharmakologisch nicht zu begründen sind.

In der Homöopathie und Volksmedizin wird der Attich heute hauptsächlich als harn- und schweißtreibendes Mittel bei Wassersucht und Nierenleiden benutzt. Für die deutlich nachweisbare diuretische Wirkung der Droge wird ein Saponin verantwortlich gemacht. Früher dienten die schwarzen Früchte der Pflanze zum technischen Färben (blauschwarz) von Garnen und Leder.

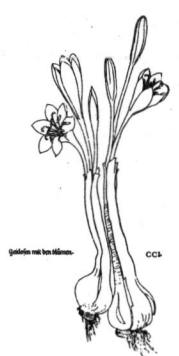

Stöglein mit den Blöme.   CCl.

Ma. Bez.:
helhobeth(W), heylhovit[1],
hitelose[2], (h)ermodactilus,
allium agreste, effemeros,
ephemerum venenosum,
colcico

Hildegard (Ph. Riethe S. 26):
schädigt die geistigen Kräfte
des Menschen, hat tödliche
Wirkung für den Menschen,
nicht aber für das Vieh.

St. Pfl.:
Colchicum autumnale L.,
Liliaceae (gelegentlich auch
orientalische Colchicumar-
ten) – Herbstzeitlose.

Herk.:
heimisch in Süd-, Mittel-
und Westeuropa.

Inh.:
Alkaloid Colchicin (hauptsächlich in der Samen-
schale, in geringerer Konzentration in den Knollen
enthalten).

Anw.:

Die Herbstzeitlose ist eines der schädlichsten und
gefährlichsten Wiesenkräuter. Das vor allem in
der Samenschale enthaltene Colchicin ist ein
ausgesprochenes Zellgift, es unterdrückt die
Spindelbildung bei der Zellteilung und besitzt
daher eine zytostatische, das Zellwachstum
hemmende Wirkung. Wegen der geringen therapeutischen Breite kann es jedoch zur Behandlung
von Tumoren praktisch nicht eingesetzt werden.
Hingegen wird es noch bei akuten Gichtanfällen
verwendet, ohne daß der Wirkungsmechanismus
bekannt wäre. Der günstige Effekt bei der Therapie von Gichtkranken war schon im Mittelalter
bekannt; *Albertus Magnus* (VI, 359 f) empfahl die
Knollen als schmerzstillendes Mittel gegen Podagra, außerdem sollten sie gegen verhärtete Geschwüre und Ausschläge helfen; ähnliche Indikationen lassen sich in dem salernitanischen »Circa
instans« genannten Drogentraktat nachweisen.
Hildegard nimmt die Pflanze offensichtlich nur
deshalb in ihre Pflanzenkunde auf, um vor ihrem
innerlichen Genuß, der in kurzer Zeit zum Tode
führt, ausdrücklich zu warnen. Interessant ist ihre
vielleicht auf eigener Beobachtung beruhende
Bemerkung, daß das Vieh nicht an dem Genuß der
Herbstzeitlosen stirbt. In der Tat sind Schafe und
Ziegen weniger empfindlich diesem Zellgift gegenüber als der Mensch und können vergleichsweise ziemlich große Mengen des Colchicins vertragen.
AB: DAB 8; DAB 7 [DDR]; ÖAB 9; Helv. VI;
DAC 1979

[1] Abgeleitet von »heilen« und
»Haupt«, Anspielung auf die Verwendung der Pflanze als Mittel gegen Kopfläuse.
[2] »Zeitlose« (die Pflanze hält sich
nicht an die Zeit), weil sie außerhalb der gewöhnlichen Blütezeit
blüht, nämlich sehr spät im
Herbst. Ursprünglich wurde dieses Attribut Frühlingsblumen wie
Krokus, Narzissen und Märzbe-
cher beigefügt. Da die im Herbst
blühende Pflanze oftmals anders
als die im Frühjahr fruchtende genannt wird, ist die Zahl der Volksnamen besonders groß.

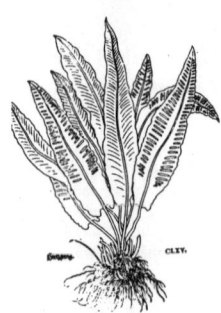

CLXV.

53
Hirtzunge-Scolo-
pendria (ed.)
Ph: PL I, cap. XXX

Ma. Bez.:
hierzezunga, hirzwrz, lingua cervina, herba splenion

Hildegard (Ph. Riethe S. 23):
Heilkräftig bei Leber-, Lungen- und Eingeweideschmerzen, hilft gegen Kopfschmerzen und Ohnmachtszustände.

St. Pfl.:
Phyllitis scolopendrium (L.) Newm., Aspleniaceae, Hirschzunge-Ceterach officinarum DC, Aspleniaceae, Milzfarn

Herk.:
Phyllitis scol.: heimisch in ganz Europa mit Ausnahme des hohen Nordens.
Ceterach offic.: heimisch im Mittelmeergebiet, in Deutschland selten (nur im südl. und mittl. Teil)

Inh.:
Glukose, Fructose, Saccharose, Gerbstoffe, Schleim, freie Aminosäure

[1] von gr. »phyllon«, das Blatt, weil die Pflanze nur aus Blättern besteht.

Anw.:

Als Charakteristikum der in der Antike als »phyllitis«[1] bekannten Farnart, die wegen ihrer ungeteilt-zungenförmigen Wedel auch Hirschzunge (lat. lingua cervina) genannt wurde, hebt *Dioskurides* (III, 111) bereits hervor, daß sie nicht, wie die übrigen Samenpflanzen, Stengel mit Blüten und Früchten hervorbringe, sondern allein Blätter, deren Unterseite den Eindruck erwecken, »als ob kleine Würmer darauf verteilt wären«. *Dioskurides* liefert damit ein plastisches Bild für die Beobachtung, daß auf der Blattunterseite zahlreiche Sporangien (Sporenkapseln) zu Häufchen vereinigt liegen. Aufgrund des Vergleichs der Sporenhaufen mit kleinen Würmern erhielt die Hirschzunge später fälschlicherweise auch den Beinamen »scolopendria«, abgeleitet von gr. »scolex«, der Wurm – eine Bezeichnung, die *Dioskurides* ursprünglich wegen der Ähnlichkeit der Blätter mit dem Tausendfüßler (gr. »scolopendra«) dem Milzfarn »Asplenon« (III, 143) vorbehalten hat. Während Dioskurides die beiden Farnarten in ihren botanisch-pharmakologischen Eigenschaften scharf voneinander trennt, und die Hirschzunge gegen Schlangenbisse, Dysenterie und Durchfall, den Milzfarn hingegen, seinem Namen entsprechend (»splen« gr. die Milz), als milzerweichendes, daneben als Nieren- und Blasensteine auflösendes, Schluckauf und Gelbsucht linderndes, ferner als ein unter bestimmten Bedingungen empfängnisverhütendes Mittel empfiehlt, werden diese Arten weder in den mittelalterlichen Rezept- und Kräuterbüchern noch in der Volksbenennung eindeutig unterschieden (s. Alphita S. 103), so daß sich die Indikationen überschneiden. Die Abbildungen der »scolopendria« im *Rinio*-Herbar (Nr. 299) oder *Pseudo-Apulejus* (S. 108) lassen sich zum Beispiel gut mit der in Deutschland verbreiteten Hirschzunge (Phyllitis scolopendrium) in Übereinstimmung bringen, die beigefügten Synonyma und Indikationen weisen eher auf den im Mittelmeerraum bekannteren Milzfarn als Stammpflanze hin. Eine ähnliche Unsicherheit in der botanischen Bestimmung haftet auch der Beschreibung der »scolopendria« des *Albertus Magnus* (De vegetab. VI, 438) an, der verschiedene Deutungen, unter anderem die Identifizierung als Meerzwiebelart, aufzählt; er selbst scheint indes die Hirschzunge vor Augen gehabt zu haben, führt aber ausschließlich die aus der Antike für den Milzfarn bekannten Indikationen auf.

Ebensowenig lassen sich auch die Angaben Hildegards für die »hirtzunge« eindeutig einer der beiden Farne zuordnen. Ihre Bemerkungen über die Heilkraft der Hirschzunge entsprechen ganz den Therapieanweisungen, die auch der mittelalterlichen Rezeptliteratur für die »scolopendria« genannte Pflanze zu entnehmen sind: neben den schon erwähnten Indikationen wird sie vor allem als leicht abführendes Universal- und Vorbeugungsmittel gegen alle Krankheiten sowie als Mittel gegen Lungenleiden genannt (s. a. *Avicenna* lib. II., tract. II, cap. 638- *Ibn al-Baytar* II, S. 272- Lex. plantar.- *Matthaeus Silvaticus* S. 176v- Innsbrucker Arzneibuch).

Während die Hirschzunge in der Volksmedizin lange Zeit als Mittel gegen Lungenerkrankungen, vor allem gegen Lungentuberkulose sowie Leber- und Milzleiden sehr geschätzt wurde, hat sie heute keine Bedeutung mehr.

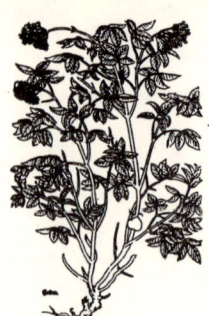

54

Holderbaum

Ph.: PL: III, cap. XLIV

Ma. Bez.:
holuntar, holantar, holerbaum, sambucus, »ciclim« (Bezeichnung der Blüten bei H.)

Hildegard (Ph. Riethe S. 42):
als schweißtreibendes Mittel als Trank und zur Herstellung eines Dampfbades gegen Gelbsucht.

St. Pfl.:
Sambucus nigra L, – Caprifoliaceae, Holunder, Schwarzer Holunder, Flieder[1]

Herk.:
heimisch in fast ganz Europa, Weißrußland und im Mittelmeergebiet

Inh.:
ätherisches Öl, Flavonolglykoside (Rutin, Isoquercitrin, Hyperosid)

[1] Der niederdeutsche, ursprünglich den Holunder bezeichnende Name wurde später auf die in der 2. Hälfte des 16. Jh. aus Südosteuropa eingeführte Syringa vulgaris übertragen.

Anw.:

Die beiden nahe verwandten Holunderarten Sambucus nigra (Schwarzer Holunder) und Sambucus ebulus (Zwergholunder, Attich, s. Kap. 51) wurden in der Antike als »akte« bzw. »chamaiakte« zwar botanisch voneinander unterschieden (Diosk. IV, 171, 172), therapeutisch jedoch in gleicher Weise eingesetzt: vor allem gegen Wassersucht, als Schleim und Galle abführendes sowie gynäkologisches Mittel. Während in der Antike der Zwergholunder oder Attich besonders bevorzugt wurde, erfuhr im Mittelalter der Holunder eine größere Wertschätzung, weil er seit ältesten Zeiten als Heilpflanze auf deutschem Boden arzneilich genutzt wurde und im deutschen Volksaberglauben eine hervorragende Rolle spielte (*Marzell*, Heilpflanzen S. 246 ff). Selbst ein so nüchterner Beobachter wie *Albertus Magnus* (De vegetab. VI, 220) bezeugt dies, wenn er nicht nur die Eigenschaften des Holunders als allgemein bekannt voraussetzt, sondern auch behauptet, daß die innere Rinde, je nachdem, ob sie von oben nach unten oder unten nach oben abgeschabt werde, abführend oder brechenerregend wirke. Offensichtlich liegt die magische Vorstellung zugrunde, daß Heilbehandlungen, an ähnlichen, aber stellvertretenden Objekten ausgeführt, gleichsam durch eine Art von Sympathie Heilung bewirken. Der Aberglaube ist umso bemerkenswerter, als er sehr anschaulich die tatsächliche, scheinbar widersprüchliche Wirkung der Droge erklärt, die zugleich brechenerregend und abführende Eigenschaften zeigt.

Hildegard nimmt weder auf diese abergläubischen Vorstellungen noch die im Mittelalter übliche Verwendung des Holunders als Diuretikum, Laxans, Zusatz zu Gurgelwässern sowie als Mittel gegen Podagra und Ausschläge Bezug, sondern empfiehlt den Holunder ausschließlich als Trank wegen seines schweißtreibenden Effekts und zur Erzeugung eines Dampfbades gegen Gelbsucht, die nach ihrer Auffassung durch eine Diffusion der Galle durch den gesamten Körper entsteht. Schweißtreibende Mittel sollten die Galle an die

Oberfläche bringen, um sie dort durch die Haut austreten zu lassen. Holundertee gilt noch heute als wirksames schweißtreibendes Mittel bei Erkältungskrankheiten und leichten Fieberzuständen. Allerdings ist bisher noch ungeklärt bzw. umstritten, wie die unmittelbar schweißtreibende Wirkung pharmakologisch zu begründen ist. Wahrscheinlich kommt die Hauptwirkung dem, zusammen mit dem Tee in größerer Menge heiß zugeführten Wasser zu. Darüberhinaus ist Holundertee in der Volksmedizin als Diuretikum, Zusatz zu Gurgelwässern und als Bestandteil zahlreicher Teemischungen, besonders der sogenannten Blutreinigungstees, die gegen chronische Hautausschläge getrunken werden, sehr beliebt.

AB: DAB 7 [BRD, DDR]; Helv. VI, ÖAB 9; DAC 1979 (Flores Sambuci)

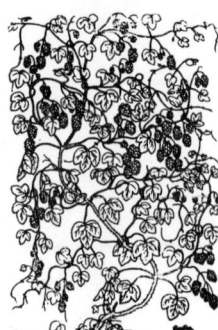

55
Hoppho-Humulus (ed.)
Ph: PL: I, cap. LXI

Ma. Bez.:
(h)umlo(ne), hopfo, hoppho, vitiscella, lupulus

Hildegard (Ph. Riethe S. 29):
vergrößert die Melancholie im Menschen, macht traurig, konserviert die Getränke

St. Pfl.:
Humulus lupulus L., Moraceae-Hopfen

Herk.:
ursprüngl. in Osteuropa beheimatet, seit dem 8. Jahrhundert in Mitteleuropa eingebürgert.

Inh.:
ätherisches Öl, Harz mit den Bitterstoffen Humulon und Lupulon

Anw.:

Der mit dem Hanf (s. Kap. 49) nahe verwandte Hopfen gehört zu unseren jüngsten Kulturpflanzen; in Deutschland wird er seit dem 8. Jahrhundert nachweislich angebaut, wahrscheinlich eher zur Bierbereitung als zu medizinischen Zwecken (*Bertsch*, S. 234–239; *Schneider* V/2, S. 177).
Die Römer als ausgesprochene Weinliebhaber schenkten dem Bier keine große Beachtung, *Plinius* erwähnt lediglich die Bezeichnung des an Weiden (salix lat. die Weide) hinaufkletternden und daher »Lupus *salictarius*« genannten Hopfen (*Plinius* XXI, 86). Vermutlich kommt erst den Mönchen das Verdienst zu, die Bierbereitung mittels Hopfenzusatz verbessert zu haben. Die medizinische Verwendung des Hopfens indes scheint eine untergeordnete Bedeutung gehabt zu haben; in den mittelalterlichen Rezeptbüchern wird er kaum angeführt, *Ibn-al-Baytar* erwähnt seine leicht verdauungsfördernden, beruhigenden, Erregung dämpfenden Eigenschaften (I, 265); *Albertus Magnus* hebt als Charakteristikum des Hopfens hervor, er beschwere den Kopf und verhindere Fäulnisprozesse.
Hildegard, die aus eigener Anschauung die Bierbrauerei gekannt haben dürfte, sind offensichtlich beide Verwendungszwecke des Hopfens vertraut: einerseits betont sie den sedativ-dämpfenden Effekt, andererseits ist ihr auch die wichtige Rolle des Hopfens als konservierender Zusatz zur Bierbereitung bekannt. Noch heute wird der Hopfen an erster Stelle nicht als geschmacksverbessernder, sondern als konservierender Bestandteil, um das Wachstum schädlicher Bakterien zu unterbinden, in der Bierbrauerei verwendet.
Während in der Volksmedizin – und gelegentlich auch ärztlicherseits – der Hopfen als Beruhigungsmittel und als Antaphrodisiakum gegen sexuelle Erregungszustände immer wieder empfohlen wird, ist es bisher nicht gelungen, eindeutig experimentelle Beweise für eine echte zentralsedierende Wirkung zu erbringen. Träger der sedativen Eigenschaften sollen die beiden äußerst instabilen Bitterstoffe Humulon und Lupulon

sein, die beim Extraktionsvorgang und Lagern mannigfachen chemischen Umwandlungen unterworfen sind und in ihrer Wirkungsweise bisher nicht aufgeklärt sind.

AB: DAC 1972 [Lupuli strobulus, Hopfenzapfen]; EB 6 [Glandulae Lupuli]; ÖAB 9

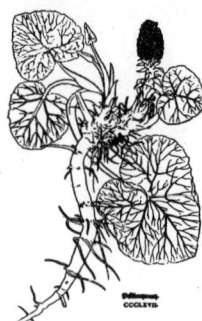

COCLEVB.

56

Hufflatta major[1]

Ph: PL: I, cap. CCX –
CaCu (Kaiser) 213,33

Ma. Bez.:
bardana major, lappacium
majus, petasites

Hildegard (Ph. Riethe S. 55):
äußerlich gegen noch nicht
aufgebrochene Geschwüre

St. Pfl.:
verschiedene Petasitesarten,
vor allem Petasites hybridus
(L.) Ph. Gaertn, B. Mey et
Scherb., Fl. Wett.-Composi-
tae, Gemeine Pestwurz,
Großblättriger Huflattich,
Wasserklette

Herk.:
heimisch in ganz Europa,
Nord- und Westasien

Inh.:
Schleim, Eiweiß, Gerb-
stoffe, ätherisches Öl. Petasine (verantwortlich für die
spasmolytische Wirkung)

Anw.:

Ähnlich wie der Huflattich (s. Kap. 57), mit dem
die Pestwurz vielfach verwechselt wurde, war auch
die Pestwurz in der Antike und im Mittelalter eine
bekannte und beliebte Heilpflanze, ihre charakteristischen herz-eiförmigen, schirmartigen, bis zu
60 cm im Durchmesser großen Blätter, die schon
Dioskurides mit einem breitkrempigen Hut verglich (gr. »petasos«), galten, unmittelbar auf die
Wunde gelegt oder zu Umschlägen verarbeitet, als
kühlendes und wundheilendes Mittel bei bösartigen und krebsartigen Geschwüren (*Dioskurides*
IV, 106- *Galen* XII, 99- *Ibn al-Baytar* I, 120). Im
ausgehenden Mittelalter wird die Pflanze als
schweißtreibendes, giftbeseitigendes und daher
pestabwehrendes Antidot gerühmt, wie der Name
bezeugt, und zur äußerlichen Behandlung der
Pestbeulen und bösartigen Geschwüre sowie von
Brandwunden eingesetzt. Hildegard übernimmt
diese bekannte und verbreitete Indikation der
Droge, die ohne Zweifel wegen ihres Gerbstoff-
und Schleimgehaltes eine entzündungswidrige,
schwach lokalanästhetische, sekretionshemmende und trocknende Wirkung auf die Wunde
ausgeübt und die Wundheilung günstig beeinflußt
hat.

Während in der Neuzeit (s. *Schneider* V/3 S. 41)
die Verwendung der Droge als Hustenmittel im
Vordergrund stand, hat sich heute das Anwendungsgebiet gewandelt. Aufgrund der inzwischen
nachgewiesenen Hauptwirkstoffe der Petasine,
die für die spasmolytische Wirkung der Pestwurz
verantwortlich gemacht werden, wird die Droge
nicht nur bei Bronchialasthma, sondern anginösen
Beschwerden und vegetativen Dysregulationen
verwendet.

[1] Die Blätter verschiedener Petasitesarten sind oft mit denen des
Huflattichs verwechselt worden,
weil die Pflanze vielfach (oft mit
dem Zusatz »groß«) wie der verwandte Huflattich (s. Kap. 57) benannt wurde, obwohl sie nicht wie
der Huflattich hufförmige Blätter
besitzt.

Anw.:

Der Huflattich, lat. »tussilago«,[3] gehört zu den
ältesten bekannten Hustenmitteln. Er wird bereits
im Corpus hippocraticum als Expektorans erwähnt. *Dioskurides* (III, 116) empfiehlt, den
Rauch der angezündeten Blätter der gr. »be-
chion« genannten Pflanze bei trockenem Husten
und Atembeschwerden zu inhalieren. Außerdem
hebt er die kühlende und entzündungswidrige
Wirkung der Blätter hervor, die äußerlich als
Umschlag bei Erysipel und Entzündungen angewandt werden sollen. Nicht nur *Plinius* (XXVI,
30) und *Galen* (XI, 850 f) wiederholen die Indikationen (vgl. *Ibn al-Baytar* II, 264 f – Hortus sanitatis (1485) Kap. 420), sondern sie blieben bis in die
Neuzeit die Hauptanwendungsgebiete der Pflanze
in der Volksmedizin (*Marzell,* Heilpflanzen,
S. 288). Die Pflanze wird noch heute in Form von
Abkochungen wegen ihrer expektorierenden und
entzündungswidrigen Eigenschaften besonders
bei Katarrhen der Luftwege, bei Heiserkeit, Verschleimung und Asthma sowie äußerlich zu
Umschlägen und zum Gurgeln benutzt. Aufgrund
des hohen Schleimgehaltes der Droge können ihre
Zubereitungen in der Tat das Abhusten erleichtern und den zähen Bronchialschleim verflüssigen.
Schleimdrogen wie der Huflattich wirken, indem
sie Haut und Schleimhäute einhüllen, örtlich
reizmildernd; sie schwächen den Einfluß entzündungserregender oder lokal reizender Stoffe ab.
Dieser Effekt läßt sich auch bei der Behandlung
von Erkrankungen bzw. Entzündungen des
Magen-Darmtraktes therapeutisch einsetzen.
Hildegard bezieht sich in ihren Angaben über die
Verwendung des Huflattichs offensichtlich auf
diese Eigenschaften der Droge, die fraglos die
vielfach Lebererkrankungen begleitenden Symptome wie Oberbauchbeschwerden, Völlegefühl
und Übelkeit zu lindern vermag, während sie den
verbreiteten Gebrauch als Hustenmittel uner-
wähnt läßt. Möglicherweise liegt aber auch eine
Verwechslung mit den Blättern der Pestwurz (s.
Kap. 56) vor, die, wie neuere Untersuchungen[4]
ergaben, eine auffallende spasmolytische und

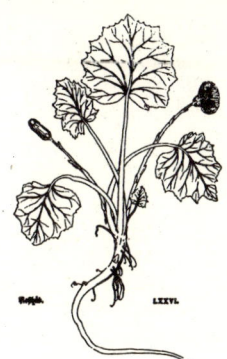

57
Hufflatta minor[1]
Ph: PL: I cap. CCXI –
CaCu (Kaiser)
216, 10–216, 18–218, 17

Ma. Bez.:
huflathcha (H)[2], husleticha,
hufclette, roszhuf, ungula
caballina, lapacium, farfara,
tussilago

Hildegard (Ph. Riethe S. 55):
Zusatz zu Arzneigetränken
gegen Leberleiden und Le-
berverhärtung sowie gegen
Fieber- und Magenkrank-
heiten.

St. Pfl.:
Tussilago farfara L. L., Asteraceae, Gemeiner Huflat-
tich, Brustlattich

Herk.:
verbreitet in ganz Europa,
West- und Nordasien

---

[1] Im Gegensatz zu Hufflatta major (s. Kap. 56). Verwechslungen
mit den Blättern von Petasitesarten sind möglich.
[2] Die Bezeichnung hat nichts mit
Lattich (= lactuca, Gartensalat)
zu tun; »lattich« gehört vielmehr
zu mlat. »lapatica« (gr. »lapa-
thon«, Ampfer), das verschiedene
großblättrige Pflanzen (z. B. Amp-
ferarten) bezeichnet.
[3] von lat. »tussis«, der Husten,
deutet auf die Verwendung hin.
[4] *Hörhammmer, L., Wagner, H.*
in: Dtsch. Apoth. Ztg. *103* (1963)
429.

Inh.:
Schleim, ätherisches Öl, Gerbstoffe, Bitterstoffe, Pflanzensäuren, Flavonglykoside

schmerzstillende Wirkung besitzt und daher neuerdings wieder bei neuro-vegetativ bedingten Magenbeschwerden und schmerzhaften Spasmen der Gallenwege eingesetzt wird.

AB: DAB 8 [Farfarae Folium]; ÖAB 9; Helv. VI

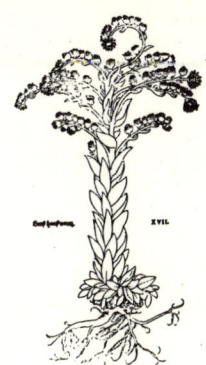

Wie wir von *Dioskurides* (IV, 87) und *Plinius* (XXV, 160 f) erfahren, wurde die Hauswurz bereits im Altertum vom Landvolk auf Dächern angepflanzt, ursprünglich wohl, um die lehmbedeckten Dachfirste und Mauerkronen vor Auswaschungen zu schützen und zusammenzuhalten. Sie beschrieben die gr. »aeizoon« (immerlebend), lat. entsprechend »sempervivum« genannte Pflanze ausführlich. Nach den übereinstimmenden Angaben der beiden Schriftsteller hat die Pflanze kühlende und adstringierende Eigenschaften und wurde äußerlich gegen Erysipel, bösartige Geschwüre, Brandwunden, Augenentzündungen, Podagra und Kopfschmerzen, als Trank gegen Dysenterie, Schlangenbiß, Eingeweidewürmer und Bandwürmer, in Form von Vaginalzäpfchen gegen Fluor genitalis gebraucht. *Plinius* berichtete zusätzlich über die Wirksamkeit gegen Ohrenschmerzen, Brustentzündungen und Blutungen. Beide Autoren erwähnten außerdem die Verwendung der Pflanze im Liebeszauber und erklärten damit ihren gr. Beinamen »stergethron« (Liebesmittel). Im Mittelalter war die Pflanze, worauf ihr weiterer Beiname »Donnerbart« (barba Jovis) hindeutet, dem germanischen Donnergott Donar (altnord. Thor) geweiht und galt im Volksaberglauben als Schutzmittel gegen Blitzschlag (HWDA III 1576 ff). Im »Capitulare de villis« aus der Zeit *Karls des Großen* war den Pächtern der kaiserlichen Hofgüter ausdrücklich vorgeschrieben, dafür Sorge zu tragen, daß jeder das Dach seines Hauses mit »Donnerbart« beflanze. Einem kritischen Naturforscher wie *Albertus Magnus* allerdings kamen später Zweifel an der Zweckmäßigkeit derartiger Maßnahmen, wie aus seiner Bemerkung am Schluß des Hauswurzkapitels hervorgeht: »diejenigen, welche sich mit Hexerei abgeben, behaupten, der Donnerbart (barba Jovis) verjage den Blitz: und deshalb wird er auf Dächern gepflanzt« (De vegetab. VI, 288).

Es ist nicht verwunderlich, daß einer mit so geheimnisvollen Eigenschaften ausgestatteten

58

Huswurtz-Sempervíva

Ph: PL: I, Cap. XLII, cap. CCIII – CaCu (Kaiser) 214, 14

Ma. Bez.:
aizoon, husloch[1], husmus (H), sempervivum, Jovis barba (W)

Hildegard (Ph. Riethe S. 25, S. 54)
wirksam gegen Impotenz, Zubereitung mit Frauenmilch gegen Taubheit

St. Pfl.:
Sempervivum tectorum L., Crassulaceae-Hauswurz, Dachwurz, Donnerkraut

Herk.:
heimisch in den Pyrenäen, Alpen, Mittel- und Südfrankreich

Inh.:
Pflanzensäuren, Gerbstoffe, Harze, Schleim

[1] als »lauch« wohl wegen der saftigen (»fetten«) Blätter bezeichnet.

Pflanze auch besondere Heilkräfte zugeschrieben wurden. So stand die Hauswurz im Mittelalter vor allem in dem Ruf eines vorzüglichen Mittels zur äußerlichen Behandlung von Hautausschlägen jeglicher Genese, Brandwunden, bösartigen Geschwüren und Karbunkeln; zugleich sollte sie die Kraft besitzen, in Form eines Öles zubereitet und in den Gehörgang eingeträufelt, Ohrenschmerzen, Schwerhörigkeit und Taubheit zu beseitigen (*Benedict. Crisp.* 201;-*Ps.-Diosk.* 597- Innsbrucker Arzneib.- Dtsch. Arzneib. ed. *Pfeiffer* – Circa instans S. 106).

Hildegard hat ohne Zweifel die zauberkräftige Wirkung, die der Pflanze im Volksglauben beigelegt wurde, gekannt. Sie greift die aus der Antike überlieferte, im Kräuterbuch des *Pseudo-Apulejus* (Kap. 124) bewahrte, abergläubische Verwendung der Pflanze als Aphrodisiakum auf und beschreibt ausführlich die Herstellung eines Trankes gegen Impotenz. Volksmedizinische Elemente enthält auch ihr weiteres Rezept gegen Taubheit, zubereitet mit Milch einer Frau, die einen Knaben geboren hatte. Frauenmilch spielte im Heilzauber der Antike, des Mittelalters wie der Neuzeit eine nicht unbedeutende Rolle (HWDA VI, Sp. 276 ff). Schon die *Hippokratiker* und *Plinius* (XXVIII, 72 f) rühmten die Frauenmilch als ausgezeichnetes Mittel gegen Eiterfluß aus Ohren und Nasen und zahlreiche andere Krankheiten, wobei die Frauenmilch nach der Geburt eines Knaben als besonders heilkräftig galt. *Plinius* dokumentiert damit eine in der Volksmedizin weit verbreitete Vorstellung, die sich zu allen Zeiten und in verschiedenen Ländern nachweisen läßt und offensichtlich auch Hildegard vertraut war.

Während die Hauswurz in der offiziellen Medizin kaum eine Bedeutung erlangte, hat sie in der Volksmedizin bei der äußerlichen Behandlung von Verletzungen, Verbrennungen, Augenentzündungen sowie innerlichen Behandlung von Halsentzündungen, nicht zuletzt als Wurmmittel und Hämostyptikum eine gewisse Rolle gespielt.

Anw.:

Dioskurides (I, 123) berichtet über den bei uns allgemein verbreiteten Strauch der Heckenrose »kynosbatos« nur kurz, von seiner arzneilichen Verwendung erwähnt er einzig, daß die Früchte antidiarrhoische Eigenschaften haben. *Plinius* (XXIV, 121) empfiehlt sie gegen Milzleiden und Blähungen, Darmkrankheiten und Brustfellentzündungen, außerdem soll die Pflanze, wie ihr Beiname »cynorrhodon« (»Hundsrose«) andeutet, die Hundswut heilen (*Plinius* XXV, 17). *Galen* hebt die adstringierende Wirkung der Früchte hervor (VI, 589).

Im Mittelalter waren die Früchte als Mittel gegen Nierensteine, Hals- und Rachenentzündungen bzw. -geschwüre sowie Zahnfleischentzündungen geschätzt und galten darüberhinaus als menstruationsfördernd, abtreibend und wirksam gegen Gebärmutterleiden (*Ibn al-Baytar* II, 553-*Matth. Silvaticus* fol. 113r). Hildegards Angaben über die Qualitäten der Hagebutten lehnen sich weniger an die Überlieferung an, sondern schließen offensichtlich eigene Erfahrungen ein: sie teilt das Rezept für einen Arzneitrank gegen Lungenerkrankungen mit, der ohne Zweifel wegen des hohen Vitamin-C-Gehaltes der Fruchtschalen zur Besserung des Leidens durch Steigerung der Abwehrkräfte beigetragen haben und den Verlauf von Infektionskrankheiten günstig beeinflußt haben dürfte. Ihre Empfehlung der Hagebutten als mildes Abführmittel bei Magenerkrankungen erscheinen ebenfalls aufgrund des Pektin- und Fruchtsäuregehaltes, die mild laxierend wirken, als pharmakologisch begründet.

Hagebutten haben heute hauptsächlich als Vitamin-C-Lieferant eine Bedeutung; der den Früchten und Samen nachgesagte diuretische Effekt bei Nieren-, Blasen- und Gallensteinen ließ sich bisher nicht experimentell bestätigen.

AB: EB 6 [Fructus Cynosbati]

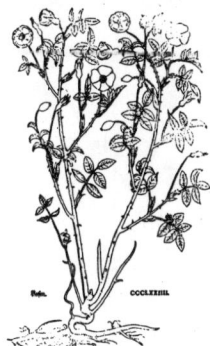

59
Hyffa-Tribulus
Ph: PL: III, cap. 52; III, cap. 63

Ma. Bez.:
caninus, tribulus, cynosbatos, wildirosa, rosa agrestis – für die Frucht: hagenbutta, hanbotten, hiefa, hiufa, hiufaltar, hyeffen,[1] hanelpeffe[2]

Hildegard (Ph. Riethe S. 76):
als Arzneitrank gegen Lungenleiden, Lauge aus der Asche des Holzes für Kopfwaschungen, Früchte als mildes Laxans

St. Pfl.:
Rosa canina L. und verwandte, bei uns heimische Wildrosen-Rosaceae, Hundsrose, Hagebutte

Herk.:
heimisch in fast ganz Europa, daneben in Nordafrika, West- und Nordasien.

Inh.:
Gerbstoff, Pektin, Fruchtsäuren, Vitamin C

[1] Die Namen gelten z.T. auch für andere Wildrosen, die in der Volksbenennung kaum unterschieden wurden, z.T. beziehen sich die Namen auch auf die ähnlichen roten Früchte des Weißdorns (Crataegus oxyacantha), die im Volk häufig gleich benannt wurden.
[2] Wahrscheinlich aus hanephili, haneffele (-äpfelchen) verderbt (*Marzell* IV, 906).

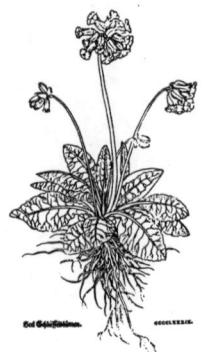

60
Hymelsloszel¹
Ph: PL: I, Cap. CCIX

Ma. Bez.:
Herba paralytica, Herba paralysis, Herba Sancti Petri², Schlagkraut, himilsluzzil, himelwiz, primula veris³

Hildegard (Ph. Riethe S. 54) unterdrückt Depressionen, bei Wahnvorstellungen und Besessenheitszuständen soll man die Pflanze auf das Herz binden; gegen Kopfschmerzen auf den kahl rasierten Schädel legen und auf die Brust binden; ein Trank hilft gegen Schlaganfall und Lähmung des gesamten Körpers.

St. Pfl.:
Primula veris L. emend. Huds. (= Primula officinalis Hill) und Primula elatior Hill- Primulaceae, Himmelschlüsselchen, Petersschlüssel

Herk.:
östl. Asien, Zentral- und Vorderasien sowie Europa

Inh.:
Saponine als Hauptbestandteile

¹ Die Bezeichnung bezieht sich auf den Blütenstand, der einem Schlüsselbund ähnelt. An die schlüsselähnliche Gestalt der Blüte knüpften sich verschiedene Sagen und Legenden an (*Marzell*, Heilpfl. S. 176).

Anw.:

Bei den antiken Schriftstellern fehlt die Schlüsselblume, weil die Pflanze in Griechenland kaum vorkommt und in Italien nur im hohen Norden anzutreffen ist. Gelegentlich wird die Pflanze »dodecatheon« (»Zwölfgötterblume«) des *Plinius* (XXV, 28; XXVI, 107) als Primulaart gedeutet⁴, besonders die Kräuterbuchautoren des 16. Jahrhunderts bemühten sich vergeblich, unter den Pflanzennamen der antiken Werke für die im Deutschen »Himmelsschlüssel« genannte Blume ein entsprechendes Synonym zu finden. Die Beschreibung der Pflanze »dodecatheon«, die *Plinius* als vorzügliches Heilmittel gegen Erkrankungen des gesamten Organismus rühmt, paßt jedoch nicht zur Schlüsselblume.

Der erst in den mittelalterlichen Glossen auftretende Name »primula veris« wurde nicht allein auf die Schlüsselblume, sondern auch auf andere Frühlingsblumen, etwa Bellis perennis (Gänseblümchen) bezogen.⁵ Die Unsicherheit der Bestimmung ist bis ins 15. Jahrhundert hinein zu beobachten, bis die ersten bildlichen Darstellungen deutlichere Erkennungsmerkmale lieferten. Die Abbildungen im *Rinio*-Herbar (Nr. 254) zum Kapitel »De primula veris« ebenso wie der Holzschnitt im Hortus sanitatis (1485, cap. 213) unter der Überschrift »herba paralisis«, wie die Pflanze im Mittelalter auch bezeichnet wurde, lassen keine Zweifel mehr, daß hier die Schlüsselblume gemeint ist.

Der mittelalterliche Beiname »herba paralisis« deutet auf die bevorzugte Indikation der Pflanze, eben die Paralyse, hin, worunter in der mittelalterlichen Terminologie ein meist mit Lähmung und Ausschaltung des Bewußtseins verbundener Schlaganfall zu verstehen ist. Offensichtlich verbirgt sich hinter dieser Indikation die Vorstellung, daß dieses Gewächs, das wie alle Frühlingsblumen vom Volk als eine mit besonderen Natur- und Zauberkräften ausgestattete Pflanze betrachtet wurde, eine so unerwartete und unerklärliche Erkrankung, die leicht mit dem Einfluß und dem

Wirken böser Geister in Zusammenhang gebracht werden konnte, durch einen entsprechenden Gegenzauber zu lindern vermochte.

Auf dem Hintergrund dieser Tradition sind auch Hildegards merkwürdig anmutenden Ratschläge zu verstehen: Die der Schlüsselblume gemeinsam mit der wiedererwachenden Natur von der Sonne und dem Licht verliehenen und gespeicherten Kräfte befähigen diese Pflanze nach Hildegards Auffassung in ganz besonderer Weise zur Abwehr der Dämonen und trüber, bis zum Wahnsinn gesteigerter Stimmungen. Um die Kraft unmittelbar zu übertragen, ist es notwendig, den Kopf zu scheren, um die Pflanze direkt über die Kopfhaut einwirken zu lassen. Hildegard kennt auch den volksmedizinischen Gebrauch der Pflanze gegen Paralyse, die durch einen aus dem Kraut zubereiteten Trank geheilt werden soll.

Die volksmedizinische Verwendung läßt sich nicht unmittelbar aufgrund der bisher bekannt gewordenen Inhaltsstoffe erklären. Die Schlüsselblume ist eine ausgesprochene Saponindroge, deren expektorierende und diuretische Wirkung außerordentlich ausgeprägt ist. Als solche hat sie vornehmlich als Expektorans bei allen Erkrankungen der Atmungsorgane, speziell Bronchitis, Husten, Pertussis, Asthma und Pneumonie, in neuerer Zeit an Bedeutung gewonnen, nachdem man sie während des Ersten Weltkrieges als vollwertigen Ersatz für die ausländische, in Nordamerika beheimatete Senega-Wurzel wiederentdeckt hatte. Bis dahin galt sie in der Volksheilkunde hauptsächlich als heilkräftiges, aber unspezifisches Mittel bei Rheuma, Gicht, Migräne und Nervenleiden.

[2] Nach einer Legende ist die Pflanze aus dem Schlüsselbund des Hl. Petrus entstanden, der vom Himmel fiel (*Marzell* III, 1052/HWDA VII, 1229).

[3] Der Name, mit dem in den alten Glossen auch andere Frühlingsblumen bezeichnet werden, bezieht sich auf die frühe Blütezeit in den Monaten Februar und März.

[4] s. *Billerbeck*, Flora classica. Leipzig 1824, S. 48. – So auch in der *Plinius*-Ausgabe in der Reihe »Loeb Classical Library«, Bd. VII (1956) S. 505.

[5] s. Alphita, S. 146; hier synonym mit »consolida minor«, die gewöhnlich als Braunelle (Prunella vulgaris) oder Günsel (Ajuga reptans) zu deuten ist; bei *Rufinus* (S. 255) wird ebenfalls Primula veris mit »consolida minor« gleichgesetzt, seine Beschreibung paßt jedoch weder zur Schlüsselblume noch zur Braunelle. *Matthaeus Silvaticus* (165r) vergleicht die primula veris mit der Kamille, daraus geht hervor, daß er das Gänseblümchen gemeint hat.

AB: DAB 8; ÖAB 9; EB 6 [Flores Primulae sine Calycibus]

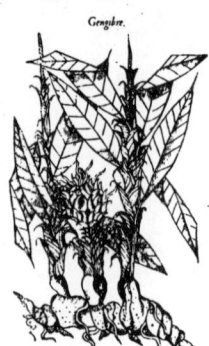

Gengibre.

61
Ingeber-Zinziber (ed.)

Ph: PL: I, cap. XV-CaCu
(Kaiser) 178, 35–179, 21 –
183, 19-190, 31 – 209, 4-
210, 19-216, 13

Ma. Bez.:
gingebere, zi(n)ziber, gingiber, ingebern(W)

Hildegard (Ph. Riethe S. 20)
für Gesunde schädlich; gegen geschwürige und trübe Augen, gegen Blähungen und Verstopfung, Hauptbestandteil eines kompliziert zusammengesetzten Rezeptes gegen Magenschmerzen, äußerlich zur Behandlung von Eitergeschwüren, außerdem gegen Gicht und Tertianfieber.

St. Pfl.:
Zingiber officinale Rosc.-
Zingiberaceae, Ingwer

Herk.:
heimisch im tropischen Asien, in zahlreichen tropischen Gebieten kultiviert.

Inh.:
ätherisches Öl, Scharfstoffe

Anw.:

Während der im tropischen Asien beheimatete Ingwer seit ältesten Zeiten in Indien und China als wertvolles Gewürz und Heilmittel hoch geschätzt wurde, scheint er in der antiken Medizin geringere Bedeutung gehabt zu haben (*Tschirch,* II, 1056–1058). *Dioskurides* (II, 189), nach dessen Angaben die Wurzel gegen Verdauungsbeschwerden und Linsentrübung wirksam ist, außerdem Antidoten zugemischt und ähnlich wie der Pfeffer als Gewürz benutzt wird, gibt ebenso wie *Plinius* (XII, 28) Arabien bzw. das südliche Ägypten als Herkunftsland der Droge an; unbestimmter ist die Auskunft *Galens* (XI, 880 f), der berichtet, daß die Wurzel aus fremdem Lande nach Griechenland gelange. Wahrscheinlich kam die Droge auf dem Handelsweg über arabische und persische Kaufleute, die die wahre Heimat der Droge verschwiegen, nach Griechenland.

Im Mittelalter war der Ingwer, der sich durch einen angenehm aromatischen Geruch und brennend-scharfen Geschmack auszeichnet, neben dem Pfeffer eine der verbreitetsten Spezereien (*Heyd* II, 600 ff), die nicht nur als Gewürz und appetitanregendes Mittel, sondern auch gegen die verschiedensten Magen-Darmbeschwerden wie Blähungen, Verstopfung, Magenkrämpfe und Tenesmen (Stuhlzwang) [Ma. Rez., Diosk. longob. II, S. 234, *Constant. African.* 367, Antidot. *Nicolai,* Circa instans 117] sowie gegen Leberleiden, Halsgeschwüre, Augentrübung und als Antidot (*Avicenna* lib. II, tract. II, 746) empfohlen wird. Nach *Ibn-al-Baytar* (I, 537), *Avicenna* und *Constantinus Africanus* soll Ingwer auch die Libido stimulieren.

Das durch Ingwer infolge der Erregung der Wärmenerven im Magen hervorgerufene Brennen und Hitzegefühl mag Hildegard zum behutsamen Umgang mit der Droge, die sie als schädlich für den gesunden Menschen bezeichnet, bestimmt haben. Die Bemerkung indes, der Ingwer mache zügellos (lascivum facit) und sei deshalb vom Gesunden zu meiden, läßt auch auf ihre Kenntnis

der Verwendung des Ingwers als sexuelles Stimulans schließen. Im übrigen kehren auch bei ihr die
bekannten Indikationen wieder, die teilweise
noch heute für den Ingwer gültig sind: Rhizoma
Zingiberis wird aufgrund seines Gehaltes an ätherischem Öl und Scharfstoffen, die auf reflektorischem Wege die Magensaftsekretion und Peristaltik des Darms anregen, als Stomachikum und
Karminativum verwendet. Ingwer ist außerdem
Bestandteil des als »Curry« bekannten Gewürzes.

AB: ÖAB 9; Helv. VI; DAB 6 [Rhizoma Zingibe-
ris]

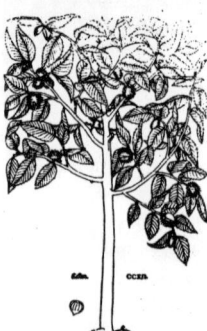

62
Kestenbaum-Ca-
stanea (ed.)
Ph: PL: III, cap. XII

Ma. Bez.:
chestin(n)a, kestina, keste-
neboum

Hildegard (Ph. Riethe S. 68):
Sinnbild der Verschwiegen-
heit; nützlich gegen Krankheiten aller Art; Dampfbäder gegen Gicht und daraus
resultierenden Zorn; gegen
Tierseuchen, Festhalten
eines Stabes aus Kastanien-
holz sowie Einatmen des
Duftes stärken die Gesundheit; gegen Gemütsleiden,
Kopf- und Herzschmerzen
sowie Leber-, Milz- und Magenleiden.

St. Pfl.:
Castanea sativa Mill. (Castanea vesca) – Fagaceae, Edel-
kastanie

Herk.:
heimisch im Mittelmeerge-
biet, besonders Italien und
auf dem Balkan.

Inh.:
Gerbstoffe, Pektin, noch
nicht näher bestimmte Glykoside in der Rinde.

Anw.:

Der in Kleinasien beheimatete Kastanienbaum
gelangte wahrscheinlich im 5. Jahrhundert v. Chr.
nach Griechenland (*Hegi* III, 101), von dort später nach Süditalien und Spanien. *Theophrast* (I,
11) beschreibt bereits – ohne Angabe der Wirkung – die Früchte der Kastanie, die er in Anlehnung an die Samen der Eiche »Dios balanos,
Zeus-Eicheln«, nennt, eine Bezeichnung, die bei
Dioskurides als Beiname der Kastanien wiederkehrt (I, 145). *Dioskurides* ebenso wie *Plinius*
(XXIII, 150) und *Galen* (VI, 779) heben nicht nur
die adstringierende, blutstillende und antidiarrhoische Wirkung der Droge hervor, sondern
verweisen auch auf die schwere Verdaulichkeit
und Blähung verursachende Wirkung der in großen Mengen genossenen frischen Samen hin.
Dioskurides führt außerdem die Verwendung der
Kastanien als Gegenmittel gegen Vergiftungen
an. Die Römer, die bereits mehrere Varietäten
des Kastanienbaums kannten (*Plinius* XV, 92,
93), scheinen den Baum mit der Weinkultur über
die Alpen nach Norden gebracht zu haben; denn
die Kastanienbäume wurden, wie wir von *Plinius*
erfahren (XVII, 147–150), an vielen Orten eigens zur Gewinnung von Rebfählen für den Wein-
anbau in großen Kulturen angepflanzt. Es erstaunt daher kaum, daß der Baum nicht nur im
Klosterplan von St. Gallen genannt, sondern der
reguläre Anbau im »Capitulare de villis« für die
kaiserlichen Hofgüter vorgeschrieben wird. Die
Kastanie war infolgedessen im Mittelalter bereits
so weit verbreitet, daß *Albertus Magnus* die
Kenntnis des Baumes als selbstverständlich vor-
aussetzte (*Alb. Magnus,* De vegetab. VI, 47).

Während im Mittelalter die Indikationen im
wesentlichen die gleichen wie die der antiken
Ärzte blieben (Ma. Rez., Diosk. longob. I S. 96-
Ibn-al-Baytar I, 1 65- Lex. plant. 62- Hort. sanit.
(1485) cap. 122), hat Hildegard nur wenig von
den bekannten Anwendungsgebieten übernommen. Sie schreibt vielmehr dem Kastanienbaum so
ungewöhnlich große Heilkräfte zu, daß schon die

Berührung oder das Einatmen des ausströmenden Duftes heilend wirken sollten. Sie rühmt daher die Blätter, Rinde und Samen als vorzügliches Universalheilmittel gegen Krankheiten aller Art und gibt sehr eigentümliche Indikationen wie Gicht, Kopf- und Herzschmerzen, Gemütsleiden und Tierseuchen an, die sich weder in anderen Quellen nachweisen noch pharmakologisch erklären lassen.

Bis in die neuere Zeit haben die Kastanien (»Maronen«) nicht nur als Nahrungs- und Genußmittel, sondern auch die Blätter des Baumes als Heilmittel ihre Bedeutung erhalten: in Form von Fluidextrakten und als expektorierender Bestandteil zahlreicher Präparate findet die Droge noch heute gegen Bronchitis und zur Stillung des Keuchhustens Verwendung. Wegen des hohen Gerbstoffgehaltes werden die Samen auch gelegentlich als Antidiarrhoikum benutzt.

AB: EB 6 [Folia Castaneae]

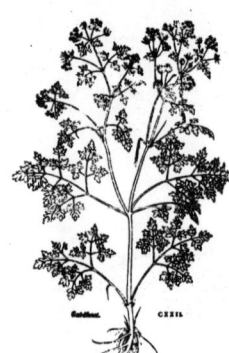

63
Kirbele-Cerifolium (ed.)
Ph: PL: I, cap. LXX

Ma. Bez.:
kervola, kervil(l)a, kervele (W), chaerophyllum

Hildegard (Ph. Riethe S. 32): innerlich gegen Eingeweidebrüche, als Kataplasma gegen Milzschmerzen infolge des Genusses roher Speisen, in Form einer Salbe gegen Geschwüre und Krätze.

St. Pfl.:
Anthriscus cerefolium (L.) Hoffm-Apiaceae, Echter Kerbel, Gartenkerbel

Herk.:
heimisch in Südeuropa

Inh.:
Apiin (Flavonglykosid), Bitterstoff, ätherisches Öl (mit Methylchavicol)

Anw.:

Die griechischen Ärzte scheinen den Gartenkerbel, obwohl er auf der Balkanhalbinsel wächst, nicht beachtet zu haben; bei den Römern hingegen spielte er nicht nur als Küchengewürz, sondern auch als Heilmittel eine Rolle: *Plinius* (XIX, 170) und *Columella* (X, 10) erwähnen die Pflanze, ebenso der im 3. Jahrhundert n. Chr. lebende römische Schriftsteller *Gargilius Martialis* (XXXVIII), der über die vielseitige Verwendung der Pflanze zur Behandlung von Krebs- und anderen Geschwüren berichtet und die Wirksamkeit als schleimlösendes, harntreibendes, menstruationsförderndes und Seitenstechen linderndes Mittel rühmt. Im *Pseudo-Apulejus* (cap. CV) wird dem Kraut ein eigenes Kapitel mit Abbildung gewidmet und dieses als Umschlag gegen Magenschmerzen empfohlen. Im Mittelalter gelangte die Pflanze aus den Mittelmeerländern in die deutschen Gärten: Sie wird bereits in der Karolingerzeit im Inventar der kaiserlichen Hofgüter sowie in dem Gemüsegarten des St. Galler Klosterplans aufgeführt; auch *Walahfrid Strabo* besingt das stark aromatisch duftende »Kraut Mazedoniens«, wie er es noch nennt, und lobt dessen blutstillende Heilkraft und lindernde Wirkung als Umschlag gegen Leibschmerzen.

Magenschmerzen, Verdauungsbeschwerden, Milz- und Leberleiden, eitrige Geschwüre und Entzündungen bleiben im Mittelalter die Hauptanwendungsgebiete des Kerbels, der nicht nur arzneilich, sondern auch als Beikost und Speisengewürz genutzt wurde (Ma. Rez., *Macer floridus* 928–946; Lex. plant. 72- *Rufinus* 86, Hort. sanit. [1485] cap. 86). Ohne Zweifel kannte auch Hildegard den Gartenkerbel aus seiner Verwendung in der Küche. Ihre Angaben über den arzneilichen Gebrauch bewegen sich ganz im Rahmen der mittelalterlichen Therapieanweisungen und weichen nicht von der im Mittelalter üblichen Verwendung des Gartenkerbels ab. Ein gewisser Heilerfolg bei Verdauungsbeschwerden läßt sich auf den Gehalt an ätherischem Öl, dessen aromatische Bestandteile in Verbindung mit den Bitterstoffen die Magensaftsekretion anregen, zurückführen. Das Kraut zeigt darüberhinaus einen harn- und schweißtreibenden Effekt, aufgrund dessen der Kerbel noch heute in der Volksheilkunde zu Frühjahrskuren als sogenanntes Blutreinigungsmittel bei chronischem Ekzem und Skrofulose sowie als Diuretikum verwendet wird.

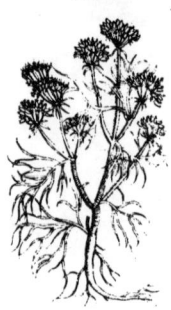

64
Kumel-Cyminum
(ed.)
Ph: PL: I, cap. XVII –
CaCu (Kaiser) 200, 11;
175, 8; 199, 33

Ma. Bez.:
kumin, c(h)umin, wildku-
mel, kumeles (H.), ko-
mel(W), cuminum[1], cimi-
num

Hildegard (Ph. Riethe S. 21):
Kümmel klärt den Verstand,
hilft gegen Übelkeit, ist
nützlich als Käsegewürz,
schadet den Herzkranken.

St. Pfl.:
Cuminum cyminum L. –
Kreuzkümmel, Apiaceae,
vielleicht auch Carum carvi
L., Gemeiner oder Feld-
kümmel, Wiesenkümmel

Herk.:
der Kreuzkümmel ist hei-
misch im östlichen Mittelmeergebiet; Heimat des
Wiesenkümmels ist Nord-
asien, in Nord- und Mitteleuropa sowie in den Mittelmeerländern wächst er wild.

Inh.:
Beide Kümmelarten enthal-
ten ätherische Öle, die durch
ihren spasmolytischen Ef-
fekt auf die glatte Muskula-
tur des Magen-Darm-Galle-
Traktes und ihre zusätzliche
galleanregende Wirkung
blähungstreibende Eigen-
schaften besitzen.

Während heute unter Kümmel die Samen der
Apiacee Carum carvi (Wiesenkümmel) verstanden werden, bezog sich in der Antike der fast
gleichlautende Name »kyminon« auf den verwandten Kreuz- oder Mutterkümmel (Cuminum
cyminum) (*s. Dioskurides* III, 61), der nicht nur
als Mittel gegen funktionelle Oberbauchbeschwerden, Atembeschwerden, Nasenbluten und
Fluor genitalis gepriesen wurde, sondern auch ein
wichtiges Gewürz war. Die Übertragung des ausländischen Namens auf den einheimischen Wiesenkümmel hat sich im Mittelalter vollzogen. In
dem sogenannten »Capitulare de villis« aus karolingischer Zeit werden noch beide Kümmelarten
namentlich als »cuminum« und »careum« aufgeführt. Ebenso werden in der frühmittelalterlichen
Rezeptliteratur beide Arten sprachlich voneinander unterschieden, aber schon meist mit denselben
Indikationen genannt oder auch als gemeinsame
Bestandteile ein und desselben Präparates angegeben. Als Hauptanwendungsbereiche für beide
Pflanzen werden erwähnt: Druck- und Völlegefühl, Blähungen, Aufstoßen, Obstipation, Kolik,
Erbrechen. Man kann daher vermuten, daß der
ausländische Kümmel vielfach durch die einheimische, wildwachsende und daher billigere Droge
ersetzt wurde, die in der Pharmakopöenliteratur
seit dem ausgehenden Mittelalter unter »Kümmel« vorrangig verstanden wurde. Ob sich Hildegards Angaben ausschließlich auf die in der Antike bevorzugte Cuminum-Art beziehen oder auf
den einheimischen Wiesenkümmel übertragen
wurden, ist angesichts der ähnlichen Wirkungen
beider Drogen nicht zu entscheiden. In ihren therapeutischen Empfehlungen, die ohne vergleich-
bare Rezeptvorbilder sind, entfernt sie sich von
den traditionellen, fast stereotypen Indikations-
stellungen. Eigenartig und bisher nicht aus der
Literatur zu belegen, erscheint ihr Verbot des
Kümmels für Herzkranke, sowie der Hinweis, der
Kümmel kläre den Geist, – es sei denn, man inter-
pretierte die letztere der beiden Bemerkungen als
eine Verbesserung des subjektiven Empfindens,

das aus der Beseitigung der oft mit psychischen Verstimmungen einhergehenden Oberbauchbeschwerden resultiert.

Wiesenkümmel und Wiesenkümmelöl hat bis heute, abgesehen von seiner Verwendung als Gewürz, seine Bedeutung als Therapeutikum von Magen-, Darm- und Gallebeschwerden, die mit Meteorismus und Flatulenz verbunden sind, nicht verloren. Neuerdings hat man bei Kümmel auch eine laktagoge Wirkung festgestellt.

AB: Carvi Fructus: DAB 8, DAB 7 (DDR); ÖAB 9; Helv. VI

[1] Kümmel ist von dem lat. cuminum (gr. kyminon) entlehnt, worunter die Römer und Griechen nicht den Wiesenkümmel, sondern den in den östlichen Mittelmeerländern verbreiteten römischen Kümmel oder Kreuzkümmel verstanden.

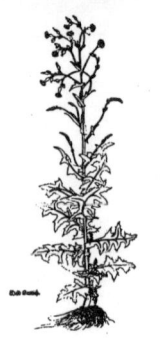

65

Lactuca agrestis

Ph: PL: I, cap. CXI, cap.
CXCVIII

Ma. Bez.:
wilde latiche (W)[1], laddich,
ladica, ladche

Hildegard (Ph. Riethe S. 35):
Unkraut, Genuß des wilden
Lattichs macht »unsinnig«,
wirksam gegen Leibschmer-
zen der Esel, äußerlich zur
Behandlung von Skrofeln.

St. Pfl.:
Lactuca virosa L., Asteraceae, Giftlattich

Herk.:
heimisch im südlichen und
westlichen Europa, Nord-
afrika und Nordasien.

Inh.:
Milchsaft mit den Bitterstoffen Lactucin und Lactupikrin

[1] Der Giftlattich wurde in der
Volksbenennung nicht immer
deutlich vom Stachellattich, Lactuca serriola, unterschieden. Der
lateinische Name, Lactuca, ist von
dem lat. »lac, lactis« (Milch) abgeleitet: die Pflanze enthält einen
weißen, milchähnlichen Saft.

Anw.:

Der Giftlattich wird schon von den antiken
Schriftstellern erwähnt, allerdings wird er nicht
immer deutlich von dem, besonders bei den
Römern sehr geschätzten Gartensalat, Lactuca
sativa, unterschieden. *Dioskurides* (II, 165) erwähnt die arzneiliche Verwendung des »thridax«
genannten wilden Lattichs gegen Wassersucht,
Hornhautflecke und Trübung der Augen, als
Salbe gegen Verbrennungen und rühmt seine
schlafmachende wie schmerzstillende Wirkung.
Der Same soll außerdem Pollutionen und Beischlaf verhindern. Er vergleicht die Wirkung mit
der des Opiums und weiß auch schon zu berichten,
daß der eingetrocknete Saft der Pflanze gelegentlich dem Opium beigemischt wird.

In mittelalterlichen Arzneibüchern wird er vor
allem als schmerzstillendes und einschläferndes
Mittel empfohlen (*Macer Floridus* V. 765–777-
Alb. Magnus: De vegetab. VI, 364 -Circa instans
S. 68) und war in Form des eingedickten Milchsaftes (sogenanntes »Lactucarium«) Bestandteil der
opiumhaltigen Schlafschwämme (»Spongia somnifera«, s. Antidotarium *Nicolai*), die bei operati-
ven Eingriffen als Betäubungsmittel benutzt
wurden. Hildegard, die den eßbaren Gartensalat
(»Lactuca domestica«, Ph: PL: I, cap. XC) deutlich dem wilden Lattich gegenüberstellt, kennt
offensichtlich die je nach Dosierung teils bewußt-
seinstrübende, teils giftige Wirkung des Milchsaftes, dessen Toxizität zwar gering ist; da aber die
Zusammensetzung des Milchsaftes schwankt,
können bei Überdosierung ebenso wie durch den
Genuß der frischen Blätter als Salat Vergiftungserscheinungen auftreten, die mit Beschleunigung
der Atmung und Herztätigkeit, Schwindel, Oh-
rensausen, Sehstörungen, Kopfdruck und Schlaf-
neigung einhergehen. Hildegards Warnung vor
dem »Unkrut«, das bewußtlos mache, erscheint
daher als berechtigt, sie empfiehlt die Pflanze
außer als Magenmittel in der Tierheilkunde nur
zur äußerlichen Behandlung.

Der Milchsaft enthält als Wirkprinzipien die Bitterstoffe Lactucin und Lactupikrin, die zentral-

beruhigend wirken; er wurde deshalb in neuerer Zeit als Sedativum, vor allem zur Bekämpfung des Hustenreizes bei katarrhalischen und entzündlichen Leiden der Atmungsorgane eingesetzt. Wegen des schwankenden Wirkstoffgehaltes findet die Pflanze bzw. der aus ihr gewonnene Milchsaft als Heilmittel kaum mehr Verwendung.

Lorbeerbaum.

66
Laurus
Ph: PL: III, cap. XV-CaCu
(Kaiser): 166, 21–193,
5–198, 10

Ma. Bez.:
lorboum, lorberi, bacca lor-
pleter, folia lauri[1]

Hildegard (Ph. Riethe S. 69):
Sinnbild der Standhaftig-
keit, Magenmittel, äußer-
lich gegen Kopf-, Brust-, Sei-
ten- und Lendenschmerzen,
gegen Gicht, Lungenerkrankungen, Bewußtlosigkeit
und Potenzstörungen

St. Pfl.:
Laurus nobilis L., Laura-
ceae-Lorbeerbaum

Herk.:
heimisch in Kleinasien, im
ganzen Mittelmeergebiet
seit dem Altertum kultiviert

Inh.:
in den Blättern: ätherisches
Öl mit Cineol als Hauptbestandteil, sowie Bitterstoff,
Quercetin, Kämpferol, Ru-
tin, Leucocyanidin;
in den Früchten: fettes und
ätherisches Öl.

---

[1] *Albertus Magnus* (De vegetab.
VI, 123) bringt den Namen nicht
sehr überzeugend unter Voraus-
setzung eines Lautwandels von d
zu r mit »laudus« von lat. »lau-
dare, loben, rühmen« in Zusammenhang, weil mit den Zweigen
des Lorbeers die des Ruhmes Wür-
digen bekränzt wurden.

Der hauptsächlich im Mittelmeergebiet verbreitete Lorbeerbaum (gr. »daphne«) war in der
Antike dem Gott *Apollon,* dem Vater des Heil-
gottes *Asklepios,* geweiht, der Seuchen, Tod und
Verderben über die Menschen verhängte, zugleich aber auch sie abzuwenden und zu tilgen
wußte. Der Baum sollte nicht nur mantische und
dichterische Fähigkeiten verleihen, sondern man
schrieb ihm daneben eine, körperliche wie seeli-
sche Befleckung reinigende Kraft zu. Er galt daher
als Symbol der Reinheit und wurde schon früh von
den Griechen bei religiösen Handlungen gebraucht. Griechische Siedler brachten mit dem
Apollokult den Lorbeerbaum nach Italien, wo er
auch mit dem Jupiterkult in Verbindung gebracht
wurde und als Siegeszeichen und Ausdruck des
Triumphes eine Bedeutung erlangte. Es ist verständlich, daß ein so angesehener Kultbaum im
Volksglauben auch mit besonderen Heilkräften
ausgestattet wurde. *Dioskurides* (I, 106) berichtet
bereits ausführlich über die medizinische Verwendung der adstringierenden Blätter in Form
von Abkochungen zu Sitzbädern bei Gebärmut-
ter- und Blasenleiden. Das aus den Früchten
gewonnene Öl sollte, zu Einreibungen verarbeitet, Entzündungen und Insektenstiche, Ohrenschmerzen und Schwerhörigkeit lindern, die
Früchte gegen Atembeschwerden, katarrhalische
Leiden und Schwindsucht helfen, die Rinde außerdem eine abortive Wirkung besitzen.
Über die Alpen nach Norden scheint der Lorbeerbaum erst im Mittelalter mit dem Gartenbau
der Klöster gekommen zu sein: er gehört nicht nur
zu den im Klosterplan von St. Gallen genannten
Arten des Obst- und Baumgartens, sondern er
wird schon in der Karolingerzeit zur Anpflanzung
in den kaiserlichen Hofgütern (Capitulare de villis) vorgeschrieben. Da der Lorbeerbaum in
Deutschland wegen der kalten Winter im Freien
nicht gedeiht, konnte er vermutlich nur in Kübeln
gezogen werden. Im Mittelalter spielte der Lorbeerbaum nicht nur als Gewürz- und Symbolpflanze eine Rolle, sondern er war auch ein ge-

schätztes Arzneimittel. Von den medizinischen Autoren wird er vor allem als allgemeines Schmerzmittel, gegen Lungen- und Brustleiden, Vergiftungen, äußerlich in Form von Einreibungen gegen Leber-, Milz- und Nierenschmerzen, Neuralgien, Lähmungen, Gicht, Gelenkschmerzen sowie gegen Hautausschläge verschiedener Genese empfohlen. (Circa instans S. 69- *Alb. Magnus,* De vegetab. VI, 123- *Const. African.* S. 370).

Hildegard hebt besonders die lindernde Wirkung von Lorbeerzubereitungen zur äußerlichen Anwendung bei neuralgischen, rheumatischen und gichtartigen Schmerzen hervor, die durchaus sinnvoll erscheint und sich pharmakologisch begründen läßt: Die Blätter wie die Früchte enthalten als Hauptinhaltsstoff ein mild hautreizendes ätherisches Öl, das bei äußerlicher Anwendung eine stärkere Durchblutung und damit Durchwärmung gewisser Haut- und Muskelbezirke hervorruft. Durch den Reiz können auf reflektorischem Wege funktionelle oder organische Störungen tiefer gelegener Körperpartien im Sinne einer Schmerzlinderung beeinflußt werden. Das ätherische Öl hat überdies antiseptische Eigenschaften, das Lorbeeröl wird deshalb noch heute zur äußerlichen Behandlung von Verstauchungen, Verrenkungen und Muskelschmerzen sowie gegen Hautausschläge unterschiedlicher Art benutzt. In der Tierheilkunde erfreut sich das Lorbeeröl als sogenannte Eutersalbe besonderer Beliebtheit, die als Einreibung gegen Verhärtungen und Entzündungen am Kuheuter dient. Daneben wird auch gelegentlich die schon *Dioskurides* bekannte, mißbräuchliche Verwendung des Ol. Lauri als Abortivum (in hohen Dosen) beobachtet.

AB: EB 6 [Folia Lauri]; DAB 6 [Oleum Lauri]

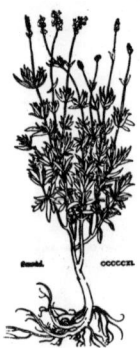

67
Lavandula
Ph: PL: I, cap. XXXV

Ma. Bez.:
lavindula, levendola, lavendel, amaracus

Hildegard (Ph: Riethe S. 24):
stark duftend, vernichtet Läuse, dämonenabwehrend

St.Pfl.:
Lavandula angustifolia Mill. (= Lavandula officinalis Chaix), Lamiaceae, – Echter Lavendel

Herk.:
heimisch im gesamten Mittelmeergebiet

Inh.:
ätherisches Öl, Gerbstoff, Cumarin

Anw.:

Obwohl Lavendel im Mittelmeergebiet weit verbreitet ist, scheint die Pflanze von den antiken Schriftstellern kaum beachtet worden zu sein, hingegen beschreibt *Dioskurides* (III, 28) die mit ihr nahe verwandte Art Lavandula stoechas L. (Schopflavendel, von gr. stichas = Reihe, Ähre), die mit dem echten Lavendel vielfach verwechselt wurde ebenso wie Lavandula angustifolia nicht immer deutlich von der wohlriechenden, aus Indien stammenden echten Narde, Nardostachys jatamansi, die schon in der Antike als Heilmittel und Riechstoff sehr geschätzt war, unterschieden wurde (*Marzell,* Heilpflanzen S. 194).

In Deutschland scheint der Lavendel erst seit dem späten Mittelalter wegen seines Wohlgeruches angebaut worden zu sein; er wird weder im St. Galler Klosterplan noch im »Capitulare de villis« genannt. Der Name »lavindula« ist zuerst in einem Würzburger Rezept des 9. Jahrhunderts belegt (*Fischer-Benzon* S. 188) und wird auch in den althochdeutschen Glossen des 10. Jahrhunderts aufgeführt. Der Pflanzenname, wie *H. Bock* im 16. Jahrhundert angibt, soll vom lateinischen »lavare« = waschen, abgeleitet sein, weil man das Kraut gerne dem Waschwasser oder Bädern zusetzte (s. dazu *Marzell,* II, 1211). Ein Jahrhundert zuvor hatte schon der Autor des *Rinio*-Herbars im 15. Jahrhundert (Nr. 136), der Lavendel als Badezusatz gegen Gliederschmerzen empfahl, die Etymologie in ganz ähnlicher Weise begründet. Er macht außerdem die nicht unwichtige Bemerkung, bisher fehle eine detaillierte Beschreibung des Lavendels, der nur gelegentlich in Rezepten genannt werde. In der Tat begegnet man dem Lavendel in der medizinischen Literatur des Mittelalters nur selten. *Albertus Magnus* erwähnt lediglich den Duft der Pflanze (De vegetab. VI, 188), im Arzneibuch des *Ortolf von Baierland* (S. 158) wird Lavendel ausschließlich als Badezusatz bei Gebärmutterleiden gelobt, etwas ausführlichere Angaben bietet eine Handschrift des 15. Jahrhunderts (Lex. plantar.: »Golgema sive lavandula«), in der als Indikationen, neben den schon bekannten Leiden, Magenschmerzen, Milz- und Leberverhärtung, Lendenschmerzen, Harn- verhaltung, Dysurie und Fieberkrankheiten ge- nannt werden. Nach Aussage des Hortus sanitatis (1485, Kap. 234) schließlich soll Lavendel die Sinne stärken, gegen Schlaganfall helfen und die Läuse vernichten.

Die Pflanze, die heute hauptsächlich wegen ihres angenehmen Duftes als Geruchskorrigens in pharmazeutischen und kosmetischen Zubereitun- gen Verwendung findet, spielte im Mittelalter wie andere stark duftende Lippenblütler auch im Volksaberglauben eine gewisse Rolle. So galt Lavendel als dämonenabwehrendes Mittel, und man schrieb der Pflanze besondere Zauberkräfte gegen Krämpfe der Kinder (HWDA V, 950) zu. Aus dieser Tradition scheint Hildegard zu schöp- fen, wenn sie den Lavendel wegen seiner aromati- schen Eigenschaften für ein äußerst wirksames Prophylaktikum und apotropäisches Mittel hält, das selbst die Läuse zu vernichten vermag. Auch hier mag eine richtige Beobachtung, die Insekten- abwehr durch stark aromatische Pflanzen – noch heute werden Kräuterkissen mit Lavendel in die Wäscheschränke teils des Duftes, teils zur Abwehr von Insekten gelegt – Ausgangspunkt für die abergläubische Verwendung gewesen sein.

AB: DAB 8, DAB 7 [BRD]; ÖAB 9

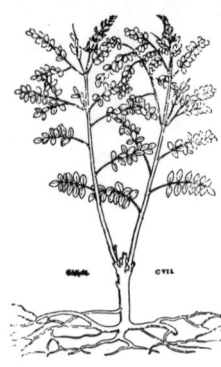

68
Liquiricium
Ph: PL: I, cap. XIX-CaCu
(Kaiser) 175, 1–190, 32

Ma. Bez.:
honig-, huneck-hunigwurtz,
laquiricia, lacricie, leckeritz,
laquiricium(W), gliciridia,
glicoridia

Hildegard (Ph. Riethe S. 21):
gegen Heiserkeit, klärt die
Augen, verdauungsför-
dernd, gegen Herzschmer-
zen, unterdrückt Tobsucht

St. Pfl.:
Glycyrrhiza glabra L. (Li-
quiritia officinalis
Moench)–Astragalaceae,
Süßholz, Lakritze

Herk.:
heimisch im Mittelmeerge-
biet, in Kleinasien sowie in
Rußland, Persien und Sy-
rien

Inh.:
Glycyrrhizin (Saponin), Li-
quiritin (Flavonglykosid)

[1] s. dazu: *M. Putscher:* Das Süßholz und seine Geschichte. Diss.
Med. Fak. Köln 1968

Anw.:[1]

Die Süßholzwurzel, deren eingedickter Saft das noch heute beliebte Lakritz liefert, war schon den antiken Schriftstellern bekannt: Sie gaben ihr den charakteristischen Namen Glycyrrhiza (»glykys« gr. süß, »rhiza« gr. die Wurzel), aus dem sich im Mittelalter die lateinische Form liquiritia entwik-kelte. *Theophrast* (IX, 13) empfahl sie innerlich gegen Asthma und Brustbeschwerden, äußerlich mit Honig zubereitet zur Wundbehandlung. In-teressant ist seine Bemerkung über den Gebrauch der Droge als durststillendes Mittel bei den Sky-then. Offensichtlich hatte die heute bei Überdo-sierung als Nebenwirkung bekannte Wasserreten-tion in den Geweben zu dem Schluß geführt, mit Hilfe der Droge die Flüssigkeitszufuhr einschrän-ken zu können. Bis in die Neuzeit hinein galt die Süßholzwurzel daher allgemein als durststillendes Mittel.

In den antiken Schriften wird sie außerdem über-einstimmend als wirksame Arznei gegen Husten, Heiserkeit, Blasen- und Nierenleiden sowie gegen Magenbeschwerden hervorgehoben (*Dioskurides* III, 5- *Plinius* XXII, 24 – *Galen* XI, 858 – s. a. *Putscher* [vgl. Anm. 1, S. 81 f]). Heiserkeit, Hu-sten jeglicher Art, Brustschmerzen, Lungenlei-den, Blutspucken, Seitenstechen, Rippenfellent-zündung, Verdauungsbeschwerden sowie Nieren- und Blasenleiden blieben auch im Mittelalter die bevorzugten Anwendungsgebiete der Wurzel (Ma. Rez., Dtsch. Arzneib. ed. *Pfeiffer* II 9b – *Const. Afric.* 347-*Avicenna* lib. II, tract. II, cap. 448- *Alb. Magnus* De vegetab. VI, 126- Circa instans 65 *Ibn-al-Baytar* 66- *Matth. Silvaticus* 143v).

Hildegards Angaben über die Süßholzwurzel stüt-zen sich auf diese im Mittelalter bekannten Indi-kationen, wobei zu beachten ist, daß so subjektiv empfundene Beschwerden wie Herzschmerzen, die Hildegard anführt, und Seiten- bzw. Brust-schmerzen nicht streng voneinander unterschie-den wurden. Hildegards Bemerkung, Süßholz verbessere die Sehkraft, geht wahrscheinlich auf die Empfehlung des *Dioskurides* und *Galen* zurück, die von der Wirksamkeit einer Wurzelzubereitung als Augensalbe gegen Pterygium (»Flügelfell«) berichteten. Unklar bleibt Hildegards Hinweis, die Wurzel könne Raserei und Tobsucht unterdrücken. Möglicherweise interpretiert sie damit die gelegentlich erwähnte Verwendung gegen Fieberdelirien (*Alexander Trallianus,* s. dazu *Putscher* (Anm. 1) S. 283 f- Plin. XXII, 24). Vielleicht war auch die Kenntnis, daß Süßholz in der Antike und im Mittelalter einen Hauptbestandteil der wichtigen und berühmten Antidota gegen Biß giftiger Tiere und gegen Tollwut war, Ausgangspunkt für ihre Bemerkung.

Süßholz wird noch heute aufgrund des Gehaltes an Glyzyrrhizin als schleimverflüssigendes und expektorierendes Mittel bei Katarrh, Heiserkeit, Erkältungskrankheiten, trockenem Husten und Lungenverschleimung verwendet. Darüberhinaus besitzt das Glyzyrrhizin günstige Eigenschaften zur Behandlung von Magengeschwüren, die durch die spasmolytische Wirkung der Flavone unterstützt werden. Aus dem Süßholzextrakt wurde in neuerer Zeit eine Substanz, Carbenoxolon, entwickelt, die mit Erfolg in die Ulkustherapie eingeführt wurde. Bei Überdosierung allerdings treten häufig Nebenwirkungen auf, welche die anfangs schon erwähnten, typischen Erscheinungen einer Desoxycorticosteron-Überdosierung wie Natrium- und Wasserretention, Kaliumverlust und Ödeme aufweisen.

AB: DAB 8; Ph. Eur. II, DAB 7 (DDR); Helv. VI, ÖAB 9

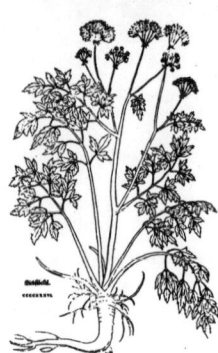

**69
Lubestuckel-Levi-
sticum (ed.)**
Ph: PL: I, cap. CXXXIX
CaCu (Kaiser): 175,
32–187, 1–208, 16–218,
5–218, 9–219, 21

Ma. Bez.:
libestichel, lubistikel (H.), libisticum, lubisticum (Ne-
benform zu gr. »ligusti-
kon«), lubestico, levisticum

Hildegard (Ph. Riethe S. 45):
Zusatz zu Speisen, gegen geschwollene Halsdrüsen, Hu-
sten- und Brusterkrankun-
gen, gegen Menstruations-
störungen, Wassersucht, in
der Tierheilkunde gegen
Blähungen und Nasenka-
tarrh der Pferde.

St. Pfl.:
Levisticum   officinale
KOCH, Apiaceae – Lieb-
stöckel

Herk.:
Die wahrscheinlich in Süd-
westasien   beheimatete
Pflanze wird seit der Karolingerzeit als Heil- und Gewürzpflanze in Deutschland
angebaut.

Inh.:
ätherisches Öl, Cumarin,
Umbelliferon,   Bergapten,
Psoralen

¹ Sie wird auch als Laserpitium siler L. (Apiaceae), Berg-Laserkraut
gedeutet.

Anw.:

Die mittelalterlichen Bezeichnungen »libisticum,
levisticum« leiten sich von dem antiken »ligusti-
kon« ab. Unter diesem Namen war im Altertum
eine Pflanze bekannt, die hauptsächlich in Ligu-
rien (Oberitalien) vorkommen sollte und nach
dieser Landschaft benannt wurde. Die Beschreibung dieser Pflanze bei *Dioskurides* (III, 51)¹ paßt
jedoch in vielen Einzelheiten nicht zu dem heute
als Levisticum officinale bekannten Doldenge-
wächs, das überdies in Norditalien noch nicht
wildwachsend gefunden worden ist (Hegi V/2
S. 1352). Angesichts der unsicheren Angaben bei
Dioskurides bleibt es daher fraglich, ob das antike
»ligusticum« mit dem echten Liebstöckel gleich-
zusetzen ist.
In Deutschland hingegen scheint der echte Liebstöckel im Mittelalter schon weithin verbreitet
gewesen zu sein: er wird als »levisticum« im Capitulare der Karolingerzeit sowie im Gartenplan des
Klosters St. Gallen bereits erwähnt, und *Walahfrid Strabo* besingt die kräftig duftende Pflanze als
Heilmittel in seinem Lehrgedicht, in dem er die
wichtigsten in den Klostergärten angebauten
Pflanzen abhandelt. Die häufige Erwähnung der
Pflanze in der mittelalterlichen Rezeptliteratur, in
der sie in verschiedenen Zubereitungen gegen
Leber- und Milzleiden, Koliken, Magenschmerzen, Blähungen, Verstopfung, Husten, Brust- und
Lungenerkrankungen, Blasensteine sowie als
harntreibendes Mittel angeführt wird (s. a. Dtsch.
Arzneib. ed. *Pfeiffer* I, 20, 22, 26–II 6a, Circa instans S. 70; *Const. African.* 379), deutet auf seine
Beliebtheit als Arzneimittel hin. Die Indikationen
stimmen meist mit den bei *Dioskurides* für das
»ligusticum« gemachten Angaben überein, welches schon in der Antike den Beinamen »Pana-
kes« = Heilwurz trug.
Die Identifizierung des antiken »ligusticum« mit
dem mittelalterlichen «levisticum» bezweifelte
indes schon *Matthaeus Silvaticus* (fol. 142v), der
diese weit verbreitete Annahme für falsch erklärte. Der Verfasser des *Rinio*-Herbars (Nr. 243)
hingegen bildete unter der Bezeichnung »ligusti-

cus« ein Exemplar des echten Liebstöckels ab,
hielt die beiden Gewächse also für identisch. An
den Beispielen wird deutlich, welche Schwierigkeiten sich für die mittelalterlichen Naturforscher
einstellten, wenn sie im Rückgriff auf die antiken
Autoren die heimische Pflanzenwelt zu bestimmen suchten. Die Etymologie des Pflanzennamens verführte zu einem weiteren Irrtum: der aus
dem lat. »levisticum« über »libisticum« entlehnte
deutsche Name »Liebstöckel« gab Anlaß zur
abergläubischen Verwendung der Pflanze im
Liebeszauber (HWDA V, 1298).
Hildegard geht auf jene angeblich magischen
Kräfte nicht ein; sie nennt den Zusatz der Wurzel
zu anderen Speisen, empfiehlt die Droge aber
vornehmlich gegen geschwollene Halsdrüsen
(Mandelentzündung?). Da in der Volksmedizin
Halskrankheiten eine Hauptindikation des einheimischen Liebstöckels darstellen und diese
Anwendung an keiner anderen Stelle belegt ist,
kann man annehmen, daß Hildegard den einheimischen Liebstöckel (Levisticum officinale) vor
Augen hatte, als sie das »Levisticum« beschrieb.
Als weitere Indikationen übernimmt sie die aus
der Antike für das »ligusticum« bekannten
Anwendungsgebiete: Menstruationsstörungen,
Wassersucht, Lungen- und Brusterkrankungen.
Die heutige Verwendung der Liebstöckelwurzel
beruht auf dem Gehalt an ätherischem Öl, das
stark diuretisch wirkt. Die Wurzel wird daher
hauptsächlich als Diurektikum bei Wassersucht,
ödematösen Schwellungen, Blasen- und Nieren-
erkrankungen, daneben als Karminativum, Stomachikum und als Zusatz zu Kräuterlikören und
Bitterschnäpsen gebraucht.

AB: DAC 1979 [Levistici radix]; Helv. VI; ÖAB
9

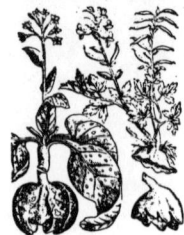

70
Lunckwurcz
Ph: PL: I, cap. XXIX

Ma. Bez.:
pulmonaria, lungvurtz (W),
pepanus

Hildegard (Ph. Riethe S. 23):
gegen Lungenerkrankun-
gen, Husten, Atembe-
schwerden

St. Pfl.:
Pulmonaria officinalis L.,
Boraginaceae, Echtes Lun-
genkraut

Herk.:
heimisch in Mittel- und
Osteuropa bis zum Kauka-
sus

Inh.:
Schleimstoffe, Gerbstoffe,
Kieselsäure, Glykoside

Anw.:

Das Lungenkraut scheint im Altertum arzneilich
nicht genutzt worden zu sein; weder von den griechischen noch von den römischen Schriftstellern
wird es erwähnt. Sein lateinischer Name »pulmonaria«, der sich auf die Verwendung der Pflanze
gegen Lungenerkrankungen (»pulmo« lat. die
Lunge) bezieht, wird zum erstenmal in dem »Alphita« genannten medizinisch-botanischen Glossar aus dem Ende des 13. Jahrhunderts genannt,
wobei nicht sicher ist, welche Pflanze gemeint ist,
da unter dieser Bezeichnung auch die Lungen-
flechte bekannt war und beide Pflanzen erst im
16. Jahrhundert terminologisch voneinander
unterschieden wurden.

Hildegards Namengebung »lunckwurz« sowie
ihre Betonung der Wirksamkeit der Pflanze gegen
Lungenleiden (pulmo inflatus, Lungenblähung),
Husten und Asthma lassen vermuten, daß sie tatsächlich Pulmonaria officinalis gemeint hat, deren
Blätter und Wurzel auch in anderen mittelalterlichen Quellen als Lungenheilmittel angeführt
werden [Lex. plant. – Hort. sanit. (1485)
cap. 314]. Diese spezielle Verwendung der
Pflanze wurde mit ihrer »Signatur« erklärt, indem
man die gefleckten Blätter mit den »Flecken«
einer kranken Lunge verglich (Lex. plant.) (s. a.
obige Abbildung). Nach einer anderen, auch von
der Mariendistel erzählten Legende (s. Kap. 93)
sollen die hellen Flecken durch die herabtrop-
fende Milch Marias, als sie den Jesusknaben still-
te, entstanden sein.

Das Lungenkraut, das aufgrund des Gerbstoffgehaltes über adstringierende und bakteriostatische
Eigenschaften verfügt, wurde in der Volksmedizin
nicht nur als reizlinderndes und adstringierendes
Wundmittel sowie gegen ruhrartige Erkrankungen und Durchfall angewandt, sondern auch zur
Behandlung von Lungenkrankheiten, Verschleimung der Atmungsorgane sowie Hals- und Rachenentzündungen. Die günstige Beeinflussung
der Lungenerkrankungen wird mit dem Gehalt an
Kieselsäure und Schleimstoffen in Verbindung
gebracht.

A B: EB 6 [Herba Pulmonariae]

Anw.:

Die sagenumwobene Mandragora gehört zu den berühmtesten Zauberpflanzen des Altertums und Mittelalters[1]. Die hohe Wertschätzung dieses Nachtschattengewächses im Aberglauben ebenso wie in der Medizin ist zweifellos auf die stark narkotisch wirkenden Inhaltsstoffe, die Alkaloide Scopolamin, Atropin und Hyoscyamin, zurückzuführen. Schon *Dioskurides* (IV, 76) erwähnt die hypnotische, betäubende Wirkung der Droge, die man zur Herabsetzung bzw. Ausschaltung der Schmerzempfindung bei chirurgischen Operationen einsetze, in größeren Dosen aber Brechen errege und Vergiftungserscheinungen hervorrufe. Da man in der Form der rübenartigen, oft gegabelten oder verzweigten Wurzeln eine menschliche Gestalt zu erkennen glaubte, verbanden sich mit der Wurzel magische und abergläubische Vorstellungen, so daß sie als sogenanntes Alraunmännchen bzw. -weibchen eine nicht unbedeutende Rolle als Aphrodisiakum spielte. Die nach mittelalterlicher Auffassung nicht gefahrlose Gewinnung war mit besonderen Riten und Vorsichtsmaßnahmen verknüpft, an die sich spezielle Reinigungsprozeduren anschlossen.

Die Wurzeln, mit denen im Mittelalter ein schwunghafter Handel getrieben wurde, galten als Glück, Reichtum, Liebe, Kindersegen und Gesundheit verheißende, Unheil abwehrende Talismane und wurden als solche am Körper getragen. Da die Mandragora in Deutschland nicht wächst, stellte man die Alraunmännchen meist nicht aus den echten orientalischen, sondern den wohlfeileren, einheimischen Wurzeln wie der Zaunrübe (Bryonia) oder dem Allermannsharnisch (Allium victorialis) her, die ähnliche Wurzelverzweigungen wie die Mandragora aufweisen.

Ebenso bedeutsam wie ihre abergläubische war auch die arzneiliche Verwendung. Allein der Nachweis, daß in den insgesamt 141 der im Antidotarium *Nicolai* verzeichneten Vorschriften 14 Rezepte Mandragorawurzeln enthalten (Antidotarium *Nicolai,* S. 153), demonstriert das große Ansehen, das die Droge auch bei den mittelalterli-

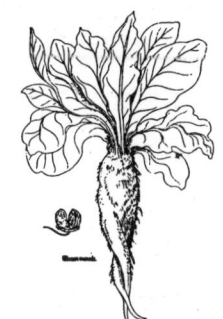

71
Mandragora
Ph: PL: I, cap. LVI

Ma. Bez.:
al(a)run, alruna, friedelwurz

Hildegard (Ph. Riethe S. 28):
Antaphrodisiakum, schmerzstillendes Mittel, euphorisierend bei Mißstimmung und Traurigkeit

St. Pfl.:
Mandragora officinarum L. – Solanaceae, Alraune, Mandragora

Herk.:
heimisch im Mittelmeergebiet, Arabien und besonders in Griechenland

Inh.:
Alkaloide (Scopolamin, Atropin, Hyoscyamin), Cumarine (Scopolin, Scopoletin)

[1] S. dazu den informativen Artikel von *P. Dilg* »Alraune« (Lex. Ma., Sp. 458 f), dort auch die wichtigste Literatur über die Geschichte der Alraune.

chen Ärzten genoß. Sie wurde innerlich als Schlaf-
und Betäubungsmittel zur Behandlung von Epi-
leptikern und Geisteskranken sowie äußerlich in
Form von Salbenzubereitungen als Wundmittel
gegen Erysipel, Geschwüre, Entzündungen sowie
Gelenkschmerzen gebraucht (s. a. Ma. Rez.,
Pseudo-Apulejus cap. XCXXI – *Albertus Magnus*
De vegetab. VI, 379–381 – Circa instans S. 75,
Matthaeus Silvaticus 140r). Auch Hildegard kennt
die doppelte Bedeutung der Pflanze als Heil- und
Zauberpflanze. Sie beschreibt ausführlich die
magischen, die Erotik stimulierenden Kräfte, die
sie mit dem Einfluß des Teufels in Zusammenhang
bringt, und empfiehlt die Droge selbst zugleich als
Gegenmittel gegen die unerwünschten Einwir-
kungen. Darüberhinaus rühmt sie die Alraune als
schmerzstillendes und euphorisierendes, stim-
mungshebendes Mittel gegen Trübsinn und Traurigkeit. Offensichtlich liegt dieser Bemerkung die
Beobachtung typischer Symptome einer
Scopolaminvergiftung zugrunde, die mit einem
zeitweiligen Erinnerungsverlust und phantasti-
schen Halluzinationen einhergeht. Der Droge
wurde daher nachgesagt, daß sie vorübergehend
Kummer und Sorgen vergessen läßt.

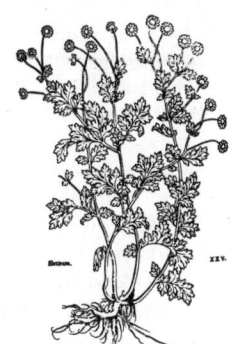

Ma. Bez.:
febrefugia[1], matrona, me-
tere[2], matirna, parthenium[3]

Hildegard (Ph. Riethe S. 41):
lindert Schmerzen der Eingeweide, befördert die Menstruation, hilft gegen Seitenstechen (als Salbe verarbeitet)

Anw.:

Vermutlich ist die bei *Dioskurides* »parthenion«
genannte Pflanze (III, 145 – s. Anm. 3)
identisch mit dem, mit der Kamille eng verwan-
ten Mutterkraut, das gelegentlich auch mit der
Kamille verwechselt wurde (s. *Marzell,* Heilpflanzen S. 272). *Dioskurides* beschreibt den kamillen-
artigen, unangenehmen aromatischen Geruch und
bitteren Geschmack und empfiehlt die Pflanze als
Mittel gegen Asthma, Steinleiden und vor allem
gegen Gebärmutterleiden sowie äußerlich als
Umschlag bei Hautentzündungen und Geschwüren. Der Gebrauch der Pflanze, die bereits im
Capitulare de villis als »febrifuga« aufgezeichnet
wird, läßt sich im Mittelalter wegen der Fülle der
Synonyme nur vereinzelt nachweisen (*Diosk.
longobard.* III, 438; *Ibn-al-Baytar,* I, S. 69 f;
Hort. sanit. (1485) cap. 186; s. dazu *Schneider,*
Drogenlex. V/1 S. 283 f). Die Indikationen ent-
sprechen den bei *Dioskurides* angeführten, die
Hauptanwendungsgebiete sind Darmspasmen,
Atem-, Verdauungs- und Menstruationsbe-
schwerden, die auch Hildegard zitiert.
Das Mutterkraut wird aufgrund des ätherischen
Öl-Gehaltes heute noch in der Homöopathie und
Volksheilkunde ähnlich wie die Kamille verwen-
det: bei Krämpfen, als tonisches, anregendes,
verdauungs- und menstruationsförderndes Mittel;
wegen der antiseptischen und antiphlogistischen
Eigenschaften dient sie auch zu Umschlägen bei
Quetschungen und Schwellungen – insgesamt
Indikationen, die mit Hildegards Empfehlungen
in Einklang stehen.

St. Pfl.:
Chrysanthemum parthe-
nium (L.) Bernh. (= Matricaria parthenium) – Asteraceae, Mutterkraut

Herk.:
Die Pflanze stammt aus dem
Orient und Balkangebiet,
zur Karolingerzeit wurde sie
bereits in deutschen Gärten
gezogen.

Inh.:
ätherisches Öl mit L-Cam-
pher und L-Borneol als
Hauptbestandteilen

[1] Als »febrifuga« werden auch
andere »fiebervertreibende«
Pflanzen bezeichnet, darunter das
Tausendgüldenkraut (s. Kap. 30)
und die Melisse (s. *Fischer-Benzon*
S. 63).
[2] »Mutterkraut«, weil die Pflanze
gegen Gebärmutterleiden verwendet wurde.
[3] »parthenion« heißt die Pflanze
bei *Theophrast, Galen,* und *Dioskurides* (von gr. »parthénos«, die
Jungfrau), weil sie schon in der
Antike bei Frauenleiden gebraucht wurde.

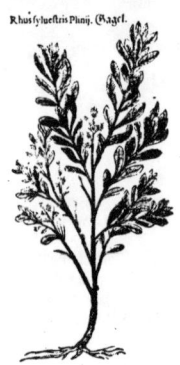

R.hus fylueftris Plinij. (Ragel.

73
Mirtelbaum
Ph: PL: III, cap. XLII

Ma. Bez.:
mirtus, porse, borse, mirtel-
bon, mirtelpoumahi[1]

Hildegard (Ph. Riethe S. 74):
gegen Skrofeln, offene Geschwüre, die Blätter werden
zum Bierbrauen benutzt

St. Pfl.:
Myrica gale L. (M. palustris
Lam.) – Myricaceae, Echter
Gagelstrauch

Herk.:
heimisch im westlichen,
mittleren und nördlichen
Europa, Sibirien und Nord-
amerika

Inh.:
ätherisches Öl (mit Cineol
und Dipenten als Hauptbe-
standteilen), daneben Myri-
cetin, Fettsäureester.

Anw.:

Obwohl in der mittelalterlichen Benennung der
Gagelstrauch und die Myrte nicht unterschieden
werden, bezieht sich Hildegards Beschreibung
ohne Zweifel auf den Gagelstrauch, da sie ihn als
Hopfensurrogat empfiehlt. Denn die Blätter dieses Strauches spielten weniger in der offiziellen
Medizin eine Rolle als in der Bierbrauerei, wo sie
anstelle des Hopfens als konservierender Zusatz
und wegen des stark berauschenden Geruchs
benutzt wurden (s. *Schneider,* Drogenlex. V/2,
S. 337 f). *Albertus Magnus* (De vegetab. VI,
138 f), der von dem massenhaften Vorkommen
des Gagelstrauches an der atlantischen Küste bis
Dänemark hinauf berichtet, hebt ebenfalls die
dem Hopfen vergleichbaren konservierenden
Eigenschaften hervor. Die Sitte des Bierbrauens
mit Gagelzusatz scheint im Mittelalter über West-
und Nordwestdeutschland, Mecklenburg, Dänemark und Norwegen verbreitet gewesen zu sein
(s. a. *Fischer-Benzon,* S. 218). In der Volksheilkunde wurden die Blätter gegen Dysenterie, als
Antiparasitikum gegen Motten sowie Hautleiden
verwendet. Bei der von Hildegard empfohlenen
Therapie dürfte sich der keimhemmende bzw.
keimtötende Effekt des Cineols günstig ausgewirkt haben.

[1] Die Namen gelten auch für die
echte Myrte, Myrtus communis;
hier ist jedoch sicher Myrica gale
gemeint, da von der Verwendung
zum Bierbrauen die Rede ist (s. a.
Marzell III, 257).

148

Der Formenreichtum der zur Bastardbildung neigenden, seit den ältesten Zeiten kultivierten Minze hat bis heute eine eindeutige Systematik der Menthaarten verhindert und läßt daher eine genaue Bestimmung der im Altertum und Mittelalter verwendeten Arten nicht zu[4].

Die große Veränderlichkeit der Menthaarten scheint schon *Theophrast* beobachtet zu haben, wenn er den Übergang der Kulturform in die wildwachsende Art erwähnt (II, 4,1). Die ebenfalls im Mittelalter erkannte Unmöglichkeit, die zahlreichen Formen der Menthaarten klar voneinander zu unterscheiden, brachte *Walahfrid Strabo* in folgenden anschaulichen Vergleichen zum Ausdruck: »Wenn aber einer die Kräfte und Arten und Namen der Minze / samt und sonders zu nennen vermöchte, so müßte er gleich auch / wissen, wie viele Fische im Roten Meere wohl schwimmen / oder wieviele Funken Vulcanus, der Schmelzgott von Lemnos / schickt in die Lüfte empor aus den riesigen Essen des Aetna.« (Hortulus, 225).

Dioskurides (III, 36) führt unter dem Namen »mintha« oder »hedyosmon« (»Süßriechende«) eine Kulturform der Mentha an, die nach seinen Angaben wirksam gegen Blutspucken und Brechreiz ist, als Aphrodisiakum benutzt wird, als Umschlag Abszesse zerteilt, auf die Stirn gelegt Kopfschmerzen lindert, Eingeweidewürmer vertreibt, die Verdauung fördert und als Suppositorium konzeptionsverhindernd wirkt. Mit einer anderen »sisymbrion« genannten Art (II, 154)[5], die gegen Blasenstein und Harnverhaltung, Insektenstiche, Krämpfe und Kopfschmerzen helfen soll, ist vermutlich Mentha aquatica L. gemeint.

Plinius, der die wilde Minze, »mentastrum« (wahrscheinlich identisch mit Mentha longifolia, Roßminze) und eine nicht näher spezifizierte »menta« (Bachminze?) beschreibt (XX, 144–151), zählt eine ähnliche Vielfalt an Indikationen für die Menthagewächse auf: lepröse Hautgeschwüre, Kopfgrind, Biß giftiger Tiere, Brüche, Verstauchungen, Atemnot, Leibschmer-

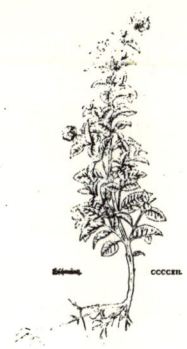

CCCCXII.

74

Myntza-Mentha (ed.)

Da die systematische Einteilung der taxonomisch sehr unübersichtlichen Gattung Mentha in Arten und Varietäten bis heute nicht eindeutig geklärt ist und sichere Zuordnungen der im älteren Schrifttum gebräuchlichen und botanischen Namen nicht möglich sind, werden die folgenden, bei Hildegard aufgeführten Minzenarten gemeinsam besprochen. Dabei ist zu berücksichtigen, daß die Unterscheidung der Arten, die hier versucht wird, keineswegs immer so scharf im Volk gemacht wurde, wie es anhand der Zuordnung scheinen mag.

a) Bachmyntza
Ph: PL: I, cap. LXXV

Ma. Bez.:
bachmunza, menta aquatica, sisimbrium, balsamita[1], balsamita aquatica, mentastrum[2]

Hildegard (Ph. Riethe S. 33):
gegen Völlegefühl, als wirksames Expektorans, bei Atembeschwerden und Lungenaffektionen

St. Pfl.:
Mentha aquatica L. – Lamiaceae, Bachminze

149

b) Myntza minor
Ph: PL: I, cap. LXXII

Ma. Bez.:
feltminza, waldeminza, mentastrum, klein bachmüntz (Bock 1551)

Hildegard (Ph. Riethe S. 33):
gegen Augenentzündungen, verdauungsfördernd

St. Pfl.:
Mentha arvensis L. – Ackerminze, Kornminze

c) Myntza major
Ph: PL: I, cap. LXXVI

Hildegard (Ph. Riethe S. 33):
äußerlich als Umschlag gegen Geschwüre und Krätze

St. Pfl.:
wahrscheinlich eine kultivierte Form: Krauseminze, Mentha crispa L., die vielleicht eine Varietät der Mentha aquatica L. war.

d) Rossemyntza –Roemische mentha[3]
Ph: PL: I, cap. LXXVIII

Ma. Bez.:
rosse minza und ähnliches, mentastrum, wildiminza, menta sarracencia (die Art teilt fast alle Namen der wilden Minzen).

Hildegard (Ph. Riethe S. 33):
wirksam gegen Gicht, verdauungsfördernd, als Gewürz

St. Pfl.:
Mentha longifolia (= Mentha silvestris), – Roßminze

Inh.:
Alle Menthaarten enthalten ätherisches Öl mit unterschiedlichem, je nach Art, Tages- und Jahreszeit schwankendem Gehalt an Menthol, Menthylacetat, Pulegon, Menthon, Menthofuran.

zen, Durchfall, Lendenschmerzen und Gicht; außerdem rühmt er sie als appetitanregendes Gewürz, erfrischendes, blutstillendes Mittel, auch sollen sie gegen Augenentzündungen, Eingeweidewürmer, geschwollene Mandeln, Krankheiten der Lunge und auf die Schläfen gestrichen, gegen Kopfschmerzen wirksam sein.

Wie der dem lateinischen »menta« entlehnte deutsche Name »Minze« vermuten läßt, wurde die Kenntnis der Pflanze als Heilmittel erst im Mittelalter aus Südeuropa nach Norden gebracht, wobei die Klöster, wie schon mehrfach erwähnt, eine wichtige Mittlerrolle gespielt haben dürften. Minzenarten werden nicht nur im »Capitulare de villis« zur Zeit der Karolinger, sondern auch im St. Galler Klosterplan angeführt und scheinen ein äußerst beliebtes Arzneimittel gewesen zu sein. Obgleich es, nach den mittelalterlichen Rezeptbüchern zu urteilen (*Benedictus Crispus,* V. 181 – Ma. Rez. – *Ps.-Apulejus,* cap. 91, cap. 121; Circa instans 73 f), kaum eine Krankheit gegeben zu haben scheint, bei der die Pflanze nicht indiziert war, konzentriert sich der Anwendungsbereich auf brandige Geschwüre, Nasen- und Mundgeschwüre, Mundgeruch und Verdauungsbeschwerden. Ausführlich beschreibt auch *Albertus Magnus* (De vegetab. VI, 386, 387) die Wirkung des »gut bekannten« Krautes »menta«, das er als angebaute Art von der wildwachsenden Art »mentastrum« unterscheidet; im übrigen übernimmt er die Indikationen von *Dioskurides* und Plinius.

Die heute in der Medizin, neben Mentha arvensis L. (mit zahlreichen Unterarten) hauptsächlich gebrauchte Pfefferminze, Mentha piperita (L.) Hudson, die vermutlich ein Tripel-Bastard aus M. spicata, M. aquatica bzw. M. longifolia und M. rotundifolia darstellt, war im Mittelalter noch nicht bekannt. Sie wurde zum ersten Mal von dem englischen Botaniker *John Ray* (1628–1705) 1696 erwähnt und scheint in Deutschland erst von der Mitte des 18. Jahrhunderts an verbreitet worden zu sein (*Marzell* III, S. 158).

Die therapeutische Verwendung der verschiedenen Minzenarten beruht auf dem Gehalt an ätherischem Öl mit hohem Mentholgehalt; an der Gesamtwirkung der Droge dürften außerdem die Gerbstoffe und Bitterstoffe nicht unbeteiligt sein. Das ätherische Öl enthält eine stark spasmolytisch wirksame Komponente sowie Verbindungen mit cholagogen, choleretischen und antiseptischen Eigenschaften, so daß die Droge besonders bei Gallenerkrankungen, als Stomachikum, bei akuter und chronischer Gastritis, als krampflösendes und blähungstreibendes Mittel verwendet wird. Aufgrund des schwach anästhesierenden und kühlenden, erfrischenden Effektes des Menthols werden mentholhaltige Präparate äußerlich zur Stillung des Juckreizes, zu Einreibungen bei Neuralgien und in Form von Migränestiften angewendet. In der Volksmedizin dienen Minzenzubereitungen auch zur Behandlung von Geschwüren und Wunden.

Vergleicht man Hildegards Angaben mit der heutigen Verwendung der Minzenarten, so ergeben sich deutliche Parallelen der Indikationen. Es fällt auf, daß Hildegard aus der Vielzahl der im mittelalterlichen Schrifttum gepriesenen Anwendungsgebiete einige wenige herausgreift, die aber gerade aufgrund der heutigen pharmakologischen Kenntnisse berechtigt erscheinen: die desinfizierende, antiseptische, keimhemmende und kühlende Wirkung des ätherischen Öles läßt die äußerliche Behandlung von Geschwüren, Abszessen und Augenentzündungen, der analgetische, schwach anästhesierende Effekt die Therapie von Gicht und gichtähnlichen Schmerzen, die gallenanregende, den Gallenfluß steigernde, spasmolytische Komponente des Öls den Einsatz als Magen- und Gallenmittel als sinnvoll erscheinen. Ein eventueller Heilerfolg bei Lungenaffektionen kann mit der antiseptischen Wirkung in Zusammenhang gebracht werden.

AB: Menthae piperitae Folium: DAB 7 (BRD, DDR); ÖAB 9; Helv. VI, Ph. Eur. III; DAB 8; *Menthae Crispae Folium:* EB 6

[1] Als »balsamita«, Balsamkraut, bezeichnet Hildegard auch das Frauenblatt, Tanacetum balsamita (= Chrysanthemum balsamita – Asteraceae), (I, cap. 195 – Hildegard, Ph. Riethe S. 53); die beiden angenehm aromatisch duftenden Pflanzen wurden oft im Mittelalter miteinander verwechselt. S. dazu: H. *Marzell:* Zur Geschichte des Frauenblattes (Chrysanthemum balsamita L.). In: Centaurus *1* (1951) 235–241. In den Kräuterbüchern des 16. Jahrhunderts wurden als »balsamita« im Garten gezogene Minzen bezeichnet, die wahrscheinlich der Krauseminze, Mentha crispa, entsprechen.
[2] Wörtlich: »wilde Minze«, eine Bezeichnung, die auch für Mentha silvestris (= M. longifolia) benutzt wurde.
[3] Eine weitere Art s. unter »Poleya« (s. Kap. 82).
[4] S. dazu: *Fischer-Benzon* S. 69–72; *Marzell*, Heilpflanzen
[5] Nicht zu verwechseln mit der Brunnenkresse, die ebenfalls den Namen »Sisymbrion« trug (s. Kap. 28).

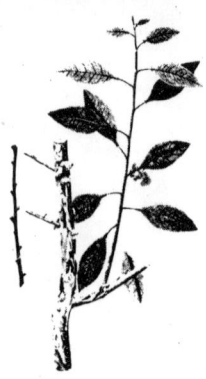

75
Myrrha
Ph: PL: I, cap. CLXXVI –
CaCu (Kaiser) 166, 31–174,
6–217, 10

Ma. Bez.:
mirrha (H.), mirra

Hildegard (Ph. Riethe S. 50):
Schutzmittel vor magischen
und teuflischen Einwirkun-
gen, Antaphrodisiakum,
wirksames Fiebermittel, als
Umschlag gegen Migräne,
äußerlich gegen Geschwüre
und Zahnfäule.

St. Pfl.:
Commiphoraarten, beson-
ders Commiphora molmol
Engler, – Burseraceae,
Myrrhe

Herk.:
heimisch in Somalialand
und Südarabien (Yemen)

Inh.:
ätherisches Öl, Harz, Roh-
schleim

Myrrhe, das aus den Wundstellen der Zweige des Myrrhenstrauches ausgetretene, an der Luft erstarrte Gummiharz, war schon seit den ältesten Zeiten bei den orientalischen Völkern wegen seines Wohlgeruches eine hoch geschätzte Droge, die zu den zeremoniellen Geschenken gehörte, durch die man im Orient einen fremden Herrscher ehrte – schon die drei Weisen aus dem Morgenland brachten neben Weihrauch und Gold Myrrhe mit (Matth. 2,11). Als kostbare Gabe des Morgenlandes wird die Myrrhe im Zusammenhang mit dem Weihrauch an mehreren Stellen in der Bibel erwähnt (1. Mos. 37,25 – 2. Mos. 30,23 – Hohel. 3,6 – Hohel. 5,5). Die Myrrhe diente jedoch nicht nur als sakrales wie profanes Räuchermittel, sondern sie wurde auch zum Einbalsamieren, im Kultus, bei den Opferbräuchen und als Zusatz zum Salböl und Arzneien verwendet (*Herodot*[1] I, 195; III, 21, 107; VII 181).

Auch die griechischen Schriftsteller kennen die Droge als wirksames Heilmittel wegen seiner aromatischen Qualitäten. *Theophrast* (IX, 4,2–9) beschreibt die Herkunft des Baumes und die Harzgewinnung, *Dioskurides* (I, 77) und *Plinius* (XII, 66 ff) unterscheiden bereits sieben verschiedene Arten der Myrrhe, unter denen sie die troglodytische (im südl. Ägypten gewonnene) Sorte für die beste halten. *Dioskurides* schreibt dem Harz eine Vielfalt von Heilkräften zu, es soll betäubend, austrocknend, adstringierend und menstruationsfördernd wirken, bei Heiserkeit, Husten, Seiten- und Brustschmerzen, Durchfall, Gebärmutter- und Nierenleiden, Kopfschmerzen, Augengeschwüren, Haarausfall, Zahnfäule und als Wundverschluß nützen. Im Mittelalter genoß die Droge ein ebenso großes Ansehen, sie ist Bestandteil zahlloser Zubereitungen, besonders der Antidote; die Anwendung ist so vielseitig wie in der Antike: als adstringierendes Mittel dient sie vor allem äußerlich zur Behandlung von schlecht heilenden Geschwüren (an Nase, männlichen und weiblichen Genitale sowie im Mund), Zahnfäule, Kopfschmerzen, Eingeweidebrüchen sowie ei-

[1] *Herodor:* Historien. Übers. v. A. *Horneffer,* Stuttgart 1955.
[2] *Hans Biedermann:* Handlexikon der magischen Künste. Graz 1968, S. 301.

ternden Wunden und zur Blutstillung, innerlich
gegen Asthma, Brust- und Lungenschmerzen,
Verdauungsbeschwerden, gegen Würmer und zur
Therapie von Geisteskrankheiten (Ma. Rez. –
Ibn-al-Baytar II, S. 497–500; *Const. Afric.*
S. 359; *Alb. Magnus,* De vegetab. VI, 135–137;
Circa instans S. 82).

Aus dieser Vielzahl von Indikationen haben sich
bis in die Neuzeit nur einige wenige erhalten:
wegen der adstringierenden und desinfizierenden
Eigenschaften wird die Myrrhe vorzugsweise in
Form der alkoholischen Tinktur zu Hautpinselun-
gen und Mundspülungen bei Entzündungen des
Mund- und Rachenraumes benutzt. Neben dem
desinfizierenden Effekt dürfte die hautreizende
Wirkung des ätherischen Öls, die zu einer besse-
ren Durchblutung der Schleimhäute führt, eine
günstige Wirkung auf den Heilprozess ausüben.

Es fällt auf, daß Hildegard aus den umfangreichen, zu ihrer Zeit bekannten Indikationen eben
diejenigen nennt, die auch noch heute den Einsatz
der Droge als sinnvoll erscheinen lassen. Vermutlich aus dem Volksaberglauben übernommen ist
ihre Empfehlung der Myrrhe als Apotropäum, die
ohne Zweifel mit dem uralten Gebrauch des
Harzes als Räuchermittel zu magisch-kultischen
Zwecken in Zusammenhang steht. »Räucherung«, wie es in einem Kompendium um 400
n. Chr. heißt, »vertreibt Dämonen und beseitigt
Krankheiten; denn Rauch dringt durch Mund und
Nase in alle entlegendsten Eingeweide ...«[2] Auf
den Einfluß von Dämonen oder teuflischen Kräften wurden im Mittelalter abnorme Verhaltens-
weisen zurückgeführt, die man heute als Epilepsie, Hysterie, Neurosen und Psychosen umschrei-
ben würde. Reste dieser magischen Vorstellung
über die Krankheitsentstehung haben sich bis in
die jüngste Zeit in der Verwendung des sogenannten »Aqua foetida antihysterica« (Teufelsdreck-
wasser gegen Hysterie) erhalten, zu dessen Ingredienzien neben Teufelsdreck (Asa foetida) auch
die Myrrhe gehörte. Teufelsdreck hieß der an der
Luft getrocknete milchige Balsam einer Apiacee
(Ferula assa-foetida L. und andere Ferulaarten).
Das beim Verbrennen des Harzes sich verflüchti-

gende, nach Schwefel und Knoblauch stark riechende ätherische Öl war nach dem Volksglauben
zur Einwirkung auf die Dämonen besonders geeignet. In der späteren, noch im DAB 1 (1872)
angeführten Verwendung des Teufelsdrecks als
Nervinum lebt die alte magische Indikation in
rationalisierter Form weiter fort.

AB: DAB 8; DAB 7 (DDR), ÖAB 9; Helv. VI.

Anw.:

Solanum nigrum ist eine alte Heilpflanze, die in der Antike als »strychnos« bekannt war und keineswegs als reine Giftpflanze betrachtet, sondern deren Kraut und Beeren gegessen wurden (*Theophrast* VII, 7,2 – VII, 15,4). *Dioskurides* bezeichnet sie als eine eßbare Gartenpflanze, die außerdem kühlende Eigenschaften hat und in Form von Umschlägen gegen Kopfschmerzen, Erysipel, Geschwüre, Speicheldrüsenentzündungen und Fluor genitalis hilft (IV, 71). Im Mittelalter benutzte man die Pflanze und ihre Zubereitungen hauptsächlich als äußerliches Mittel zur Behandlung von brandigen Geschwüren (als Folge des sogenannten Antoniusfeuer bzw. Mutterkornvergiftung), Fisteln, Geschwülsten, Erysipel, Zahn- und Ohrenschmerzen, innerlich gegen Leber- und Milzleiden (Ma. Rez., *Ps.-Apulejus,* cap. 75; *Const. Afric.* S. 365; *Alb. Magnus,* De vegetab. VI, kap. 442; Circa instans S. 106). Außerdem gehörte der schwarze Nachtschatten regelmäßig zu den Bestandteilen der sogen. Hexensalben[4]; der Nachtschatten selbst dürfte allerdings am geringsten für die halluzinogene Wirkung der Salbe verantwortlich gewesen sein, der Effekt beruhte hauptsächlich auf dem Gehalt an Bilsenkraut und Opium.

Solanum nigrum wie S. dulcamara enthalten Alkaloide, die typische Eigenschaften der Saponine aufweisen. Neben dem hämolytischen Effekt wirken sie örtlich stark reizend auf die Schleimhäute im Mund, Schlund und Magen-Darmkanal. Aufgrund dieser Eigenschaften werden die Pflanzen noch gelegentlich als Expektorantien bei chronischer Bronchitis, als Bestandteil von Asthma-Räucherpulvern, äußerlich als Hautreizmittel bei Muskel- und Gelenkrheumatismus verwendet. Aufgrund der antibiotischen, schwach analgetischen Eigenschaften der saponinähnlichen Alkaloide sowie des Gerbstoffgehaltes der Pflanze ist bei der Behandlung von Wunden und Geschwüren, wie sie im Mittelalter empfohlen wurde, eine günstige Wirkung auf den Heilungsprozeß nicht auszuschließen.

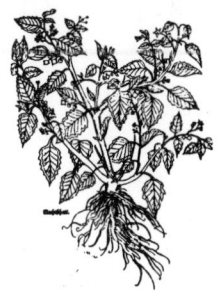

76
Nachtschade-Solatrum (ed.)
Ph: PL: I, cap. CXXI –
CaCu (Kaiser) 167,17

Ma. Bez.:
nachtschato, nahtscaden (H.)[1], solatium, solatrum, maurella, uva lupina, strignum[2], wolvispere, dolewrz[3]

Hildegard (Ph. Riethe S. 42):
als Salbe gegen Kopfschmerzen, als warmer Umschlag gegen Herzschmerzen, geschwollene Füße, Schmerzen im Unterschenkel; außerdem gegen Zahnschmerzen.

St. Pfl.:
Solanum nigrum L., Solanaceae, Schwarzer Nachtschatten, vielleicht auch Solanum dulcamara L., Bittersüß

Herk.:
heimisch in Südeuropa

Inh.:
Solanin, Saponine, Gerbstoffe

[1] Der Name verweist auf die frühere Verwendung der Pflanze gegen »Nachtschatten« = Alpdruck (Alp = böser Nacht-Geist), also als Beruhigungsmittel.
[2] Entstanden aus der griechischen Bezeichnung der Pflanze: »strychnos«, die wiederum nicht zu verwechseln ist mit der heute bekannten Strychnos nux vomica, Brechnuß; sie kam erst im 15. Jahrhundert nch Europa.
[3] Die meisten Namen gelten auch für andere Pflanzen mit schwarzen Beeren, z.B. Atropa belladonna, Paris quadrifolia.
[4] S. dazu: *W.-E. Peuckert:* Hexensalben. In: Medizinischer Monatsspiegel H. 8 (1960) 169–174.

Die Toxizität des Krautes und der Beeren indes, die im Volke allgemein angenommen und auch in verschiedenen Pflanzennamen zum Ausdruck kommt, ist keineswegs so groß wie seit dem Mittelalter angenommen wurde. Der Gehalt der Früchte des schwarzen Nachtschattens an Solanin ist gering (1 mg Solanin in ca. 100 g reifen Beeren), allerdings scheinen Kinder über eine niedrigere Toleranzschwelle zu verfügen als Erwachsene, so daß gerade bei Kindern dennoch Vorsicht geboten scheint.

AB: EB 6 [Stipites Dulcamarae – Bittersüßstengel]

Anw.:

Die Walnüsse werden in der Antike als »königliche« (karya basilika) bzw. »persische« Nüsse (karya persika) von den »pontischen« (karya pontika, Haselnüsse) unterschieden (*Diosk.* I, 178). Nach *Plinius'* (XV, 86–91) Angabe bieten die jeweiligen Beinamen einen Hinweis auf die asiatische Herkunft des Walnußbaumes, was nur bedingt richtig ist. Heute weiß man aufgrund vorgeschichtlicher Funde, daß der Walnußbaum auch im Mittelmeergebiet ursprünglich wild vorkam.

Ausführlich berichtet *Dioskurides* über die vielseitige Verwendung der Nüsse: sie sollen Brechen erregen, Würmer vertreiben, als Umschlag Brustentzündungen, Abszesse, Verrenkungen der Glieder, Gangrän, Karbunkel und Tränensackerkrankungen heilen, außerdem ein wirksames Prophylaktikum gegen Vergiftungen, die grünen Schalen ein gutes Mittel zum Dunkelfärben der Haare darstellen. Zugleich weist er auf störende Nebenwirkungen hin: die schwer verdaulichen Nüsse rufen Kopfschmerzen hervor und schaden den an Husten oder Brusterkrankungen Leidenden – eine Bemerkung, die auch bei Hildegard wiederkehrt. *Plinius* erwähnt ebenfalls die schädlichen Wirkungen des Nußbaumes, die er etymologisch aus der griechischen Bezeichnung der Nüsse »karyon«, angeblich abgeleitet von gr. »kara« = Kopf, wenig überzeugend zu erklären versucht. Außerdem hält er den Schatten des Nußbaumes für so gefährlich, daß andere Gewächse in seiner unmittelbaren Umgebung nicht gedeihen können – ein Glaube, den nicht nur *Isidor von Sevilla* im 6. Jahrhundert (Etym. XVII, 7,21) wiederholte und nun mit der sprachlichen Verwandtschaft von »nux« und lateinisch »nocere« = schaden begründete, sondern der weit über das Mittelalter hinaus im Volk fortlebte (*Marzell,* Heilpfl. S. 67 ff). Auf die außerordentlich wirksame adstringierende Kraft des aus den unreifen Nußschalen gepreßten Saftes scheint zuerst *Galen* aufgrund eigener sorgfältiger Erprobung (VI,

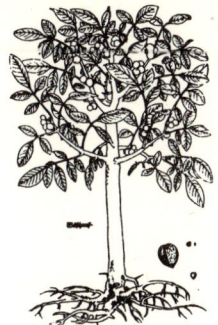

77
Nuszbaum-Nux (ed.)
Ph: PL: III, cap. III

Ma. Bez.:
nuzboum, nozboum, nucarius, nux, nux gallica, nux grandis, iuglandis[1]

Hildegard (Ph. Riethe S. 65f):
Saft der Blätter äußerlich gegen Hautausschlag und lepröse Hautläsionen, innerlich gegen Eingeweidewürmer; ein Schwitzbad mit der Erde aus der unmittelbaren Umgebung des Baumes soll gegen Gicht helfen, grüne Nußschalen äußerlich gegen Grind, Krätze und Geschwüre. Der Genuß von Nüssen kann Fieber hervorrufen, Nußöl hat nährende Eigenschaften.

St. Pfl.:
Juglans regia L. – Juglandaceae, Walnußbaum

Herk.:
heimisch in Südwest- und Zentralasien und auf der Balkanhalbinsel, kultiviert in Mittel- und Südeuropa.

Inh.:
Gerbstoffe, das Hydroxynaphthochinon Juglon, Hydrojuglon, Flavonglykoside

[1] Der Baum war im Altertum Zeus bzw. Jupiter geweiht und hieß daher gr. Dios balanos (»Zeuseichel«) bzw. Jovis glans (»Jupitereicheln«); s. dazu *Isidor,* Etym. XVII, 7,21.

609 f, XII, 905 ff) mit Nachdruck aufmerksam gemacht zu haben.

Nach Deutschland brachten die Römer den Walnußbaum, wo er, wie der Beiname Nux gallica (daraus »Welsch«-nuß, Walnuß) andeutet, besonders auf gallischem Gebiet gezogen wurde. Er ist bereits im »Capitulare de villis« zur Karolingerzeit erwähnt. Die Blätter und Nüsse des Baumes waren im Mittelalter besonders als Antidot gegen Gifte aller Art, als Brechmittel, Adstringens bei Durchfällen, Blutungen und Mund- und Rachenentzündungen sowie in Form von Salben und Umschlägen gegen Hautausschläge, Abszesse, Geschwüre und Entzündungen sehr geschätzt (Ma. Rez.; *Ibn-al-Baytar* I, 266 f; Dtsch. Arzneib. ed. *Pfeiffer* II 6c; *Alb. Magnus,* De vegetab. VI, kap. 147; Lex. plant.-Hort. sanitat. (1485), Kap. 281).

Heute werden die Blätter des Nußbaumes nur noch gelegentlich verwendet. Sie dienen aufgrund ihres Gerbstoffgehaltes als Antidiarrhoikum, äußerlich zur Behandlung schlecht heilender Wunden und chronischer Ekzeme, wobei der fungitoxische, keimtötende Effekt des Juglons entscheidend beteiligt sein dürfte. In der Volksmedizin werden die Blätter außerdem als Blutreinigungsmittel, Ungeziefervertilgungsmittel, Anthelminthikum sowie als Heilmittel gegen Rheumatismus und Nervenleiden genutzt.

Hildegard bringt eine Anzahl von Wirkungen mit dem Nußbaum in Zusammenhang, die nicht leicht zu entschlüsseln sind. Zweifellos mischen sich volksmedizinische Erfahrungen mit der antiken Überlieferung, der sie die durchaus sinnvolle Anwendung gegen Hautausschläge und -entzündungen verschiedener Genese sowie die Verwendung als Antiparasitikum entnimmt. Ihre Empfehlung, die um die Wurzeln der Bäume liegende Erde zur Behandlung der Gicht zu gebrauchen, stimmt hingegen nicht mit der tradierten Vorstellung von der Schädlichkeit des Schattens etc. (s. oben) überein; sie läßt sich eher mit der im Rheinland verbreiteten Auffassung, ein Nußbaum verschone die in der Nähe wohnenden Menschen vor der Gicht (*Marzell,* Heilpflanzen S. 71), in Verbindung bringen, ohne dabei feststellen zu können, ob gegenseitige Einflußnahmen der Anschauungen stattgefunden haben.

Ebenso schwierig ist Hildegards Angabe, der Genuß der Nußschalen rufe Fieber hervor, zu deuten, da gerade dem Nußbaum im Volksaberglauben eine besondere Kraft *gegen* Fieber beigelegt wurde. Er galt in der Sympathiemedizin als ein besonders geeigneter Baum zur »Übertragung« von Krankheiten, speziell des Fiebers. So mußte man zum Beispiel zur Abwendung des Fiebers folgende Worte auf einen Zettel schreiben: »Nußbaum, ich komme zu dir, nimm meine sieben und siebzigerlei Fieber von mir, ich will dabei verbleiben« (*Marzell,* Heilpflanzen S. 70) und die Wörter so mit der Rinde des Baumes vereinigen, daß sie mit dem Stamm verwuchsen. Die umgekehrte Deutung des Nußbaumes bei Hildegard als fiebererzeugender Baum muß daher offen bleiben.

AB: DAB 6 [Folia Juglandis]

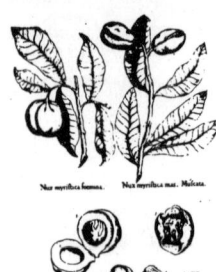

Nux myristica foemina.   Nux myristica mas. Muscata.

1 Nux Muskaten defiera. 2 Muskera in ihren gemeinen defiera. 3 Jars Muskera kern gemeinet. 4 Nucleus Jun Hut enegra. 5 Leden defiera. 6 Nux obligater.

78

Nux muscata

Ph: PL: I, cap. XXI, CaCu
(Kaiser) 168, 5–169,
23–192, 21–199, 9

Ma. Bez.:
miristica, macis, muscatum,
muskatenpaum, muschat-
blume

Hildegard (Ph. Riethe S. 22):
Muskatnuß versetzt den
Menschen in heitere Stim-
mungslage, schärft seine
Sinne, hilft innerlich genommen gegen Gemütslei-
den

St. Pfl.:
Myristica fragrans Houtt.-
Myristicaceae, Muskat.

Herk.:
Molukken

Inh.:
ätherisches Öl mit Pinen
und Myristicin, dem toxi-
schen Prinzip der Muskat-
nuß, als Hauptbestandteile;
fettes Öl, Stärke, Proteine

[1] Syntagma de alimentis, ed.
Langkavel (1868) S. 56.
[2] S. dazu: *Heyd* II, 623 ff.
[3] S. *A. Wagner:* Rauschgift-Dro-
gen. Berlin, Heidelberg, New
York 1970, S. 113 f und: *W.
Schmidbauer, J. vom Scheidt:*
Handbuch der Rauschdrogen.
München 1971, S. 110 f.

Anw.:

Die Muskatnuß war den antiken Ärzten unbekannt, da die Heimat des Muskatnußbaumes, die
Banda-Inseln, außerhalb der alten Schiffahrts-
und Handelswege lagen. Die Muskatnuß und ihr
roter Samenmantel, lateinisch »Macis«, der im
Mittelalter irrtümlich für die Blüte des Baumes
gehalten wurde, ist im Abendland erst durch die
Vermittlung arabischer und syrischer Ärzte, die
diese indischen Erzeugnisse durch den Handel
früh kennenlernten, bekannt geworden.

Die erste sichere Nachricht stammt von dem Arzt
in Byzanz, *Simon Seth* (1071/79)[1], der über die als
»aromatische Nuß« bezeichnete Baumfrucht
berichtete, sie nütze dem Magen, der Leber und
dem Herzen und beseitige Übelkeit. Er warnte
bereits vor ihrem übermäßigen Genuß, weil sie
den Eingeweiden schade. Durch *Constantinus
Africanus* (S. 355) fanden Muskatnuß und Muskatblüte Eingang in die westliche Medizin und
blieben bis in die Neuzeit nicht nur ein beliebtes
Gewürz und hochdotierter Handelsartikel,[2] sondern waren auch als Arzneimittel gegen Magen-,
Leber- und Herzleiden hoch geschätzt (Circa instans S. 82, S. 85; Alb. Magnus, De vegetab. VI,
146).

Hildegards Beschreibung gehört somit zu den
frühen Zeugnissen über die Verwendung der
Droge in der abendländischen Medizin. Ob sie
schon, wie man aufgrund ihrer eigentümlichen
Bemerkungen über die beobachteten Eigenschaften vermuten könnte, die euphorische, erst in
jüngster Zeit von Drogensüchtigen mißbrauchten
Wirkung[3] der Muskatnuß gekannt hat, läßt sich
aufgrund der knappen Angaben nicht eindeutig
entscheiden.

Für die halluzinogene Wirkung der Muskatnuß
werden heute Umwandlungsprodukte des Myri-
sticins verantwortlich gemacht, die in ihrer Struktur den sogenannten Weckaminen (Amphetami-
ne) gleichen, stimulierende Wirkung haben und
bei Mißbrauch zur Sucht führen können.

Muskatnuß und Muskatblüte werden heute nur
noch in kleinen Mengen als Gewürz verwendet.

AB: Helv. VI; EB 6 [Semen Myristicae; Macis]

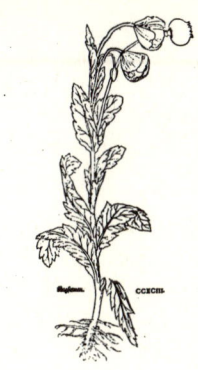

Die Mohnpflanze ist eine uralte Kulturpflanze, die wahrscheinlich in erster Linie wegen der ölreichen Samen angebaut wurde. Die Verwendung des Mohns als Schmerz- und Betäubungsmittel scheint auf die Ägypter zurückzugehen; die ersten sicheren Zeugnisse über den medizinischen Gebrauch des Mohns stammen aus dem 7. Jahrhundert v. Chr.[1] Im griechischen Altertum war, wie aus der Beschreibung Theophrasts (IX, 8,2) hervorgeht, die bis heute nicht wesentlich veränderte Opiumsaftgewinnung durch Anritzen der Mohnkapseln bereits genau bekannt. Wahrscheinlich geht die Kenntnis der Opiumgewinnung und Rauschwirkung des Mohnsaftes bis in spätminoische Zeit zurück, wie der Fund von Idolen, die deutlich mit Mohnkapseln geschmückte und offensichtlich im Trancezustand befindliche Mohngöttinnen darstellen, vermuten läßt.[2]

Die hohe Bedeutung und das besondere Ansehen, welches der Mohn im Altertum genoß, geht aus der Genauigkeit hervor, mit der *Dioskurides* diese Pflanze, ihre Merkmale, Wirkungen, Verfälschungen und Untersuchung beschreibt (IV, 65). Er zählt mehrere Arten auf, unter denen das »mekon hemeros« (der angebaute Mohn) der heute als Papaver somniferum bekannten Art, einem nahen Verwandten des roten Mohns oder Klatschmohns unserer Felder, entsprechen dürfte. *Dioskurides* hebt die schlafmachende Wirkung des eingedickten Saftes hervor und empfiehlt dieses »Opium« (von gr. opos = Saft) außerdem in Form von Kataplasmen gegen Geschwülste und Erysipel, als Analgetikum bei Husten, Magenaffektionen, Kopf- und Ohrenschmerzen, Podagra und als stopfendes Mittel bei Diarrhöe. Auch warnt er vor dem übermäßigen Gebrauch des Opiums, weil dieses Lethargie und den Tod verursache. Ähnlich lauten die Indikationen bei *Plinius* (XX, 199 ff), der ebenfalls zur Vorsicht im Umgang mit Opium auffordert.

Im Mittelalter wurde vom Opium in ähnlicher Weise ausgiebig Gebrauch gemacht als Schmerz-, Schlaf- und Hustenmittel, auch äußerlich in Form

79

Papaver
Ph: PL: I, cap. XCVI

Ma. Bez.:
mago, magenkraut, mahunus, mag(e)same, michones

Hildegard (Ph. Riethe S. 36): die Samen (grana) sind schlafbringend, beseitigen juckenden Hautausschlag und Kopfgrind; das aus den Samen gepreßte Öl hat indifferente Eigenschaften.

St. Pfl.:
Papaver somniferum var. (Boiss.) und Varietäten-Papaveraceae, Schlafmohn

Herk.:
wahrscheinlich heimisch in Südeuropa, hauptsächlich in der Türkei, Indien, UdSSR, China und Jugoslawien kultiviert.

Inh.:
Opium, der aus angeschnittenen unreifen Früchten gewonnene, an der Luft eingetrocknete braungefärbte Milchsaft, enthält etwa 30 Alkaloide, unter denen neben Codein (analgetisch, auf das Hustenzentrum stark dämpfend wirkend), Papaverin (krampflösend), Noscapin (auf das Hustenzentrum wirkend) das wichtigste Alkaloid das Morphin darstellt.

von Einreibungen und Umschlägen gegen Gicht, rheumatische Schmerzen und Geschwüre (Ma. Rez.; *Ps.-Apulejus* Kap. 53; *Constant. African.* S. 346; Antidotarium *Nicolai; Alb. Magnus,* De vegetab. VI, kap. 419; Circa instans S. 82; Hort. sanitat. [1485] Kap. 299). Opium war Bestandteil zahlloser schmerzstillender Mittel und Antidote, vor allem des berühmten »Theriaks«, einer aus 20 bis 60 kostbaren Bestandteilen zusammengesetzten Latwerge, deren Rezept auf den Leibarzt *Neros, Andromachus,* zurückgehen soll und die als unübertroffenes Universalmittel gerühmt wurde. So ist verständlich, daß schon früh die Gewinnung eines so wertvollen Arzneiproduktes im eigenen Land versucht wurde, wenngleich wegen der wechselnden klimatischen Verhältnisse die Opiumausbeuten nur gering gewesen sein dürften: Der Mohn wird im »Capitulare de villis« ebenso wie im St. Galler Klosterplan angeführt, auch *Walahfrid Strabo* preist in seinem Hortulus-Gedicht die bewußtseinstrübenden, vom Kummer befreienden Eigenschaften des Mohns (Hortulus 260 ff), der überdies gelegentlich sogar schlimme innere Brustgeschwüre zu heilen vermöge – eine Bemerkung, die vielleicht auf die Beobachtung der zentralen antitussiven Wirkung des Opiums zurückgeht.

Bei all diesen Angaben zum Opium fällt auf, daß zwar gelegentlich die Gefährlichkeit der Droge betont, aber trotz des reichlichen, uneingeschränkten Gebrauchs von Opium keine Suchtphänomene bis ins 17. und 18. Jahrhundert hinein beobachtet worden sind. Wahrscheinlich ist der Umstand darauf zurückzuführen, daß Opium nicht rein genossen wurde, sondern nur immer ein Ingredienz unter vielen anderen bildete und auf diese Weise allenfalls eine leichte »Gewöhnung« hervorrufen konnte (vgl. dazu *D. Goltz,* S. 158). Heute wird der Umgang mit Opium, seinen Zubereitungen und Derivaten, die wegen ihrer unübertroffenen Eigenschaften als Analgetikum, Narkotikum und Sedativum noch immer therapeutisch eingesetzt werden, durch das Betäubungsmittelgesetz geregelt, um die mißbräuchliche Verwendung zur Erzeugung von Rauschzuständen mit

[1] Zur Geschichte des Mohns s. *H. Wagner,* Rauschgift-Drogen, S. 12 ff und *W. Schmidbauer, J. vom Scheidt,* Rauschdrogen, besonders S. 120–137 (s. Anm. 3, S. 142). Außerdem: *H. Schadewaldt:* Zur Geschichte des Rauschmittelproblems. In: Rauschgiftmißbrauch, Rauschgiftkriminalität. Hrsg. v. *H. Schäfer.* Hamburg 1972, S. 11–39 (= Grundlagen der Kriminalistik Bd. 9). – *H. Schadewaldt:* Zur Geschichte einiger Rauschdrogen. In: Materia medica Nordmark *24* (1972) 1–26. Neuerdings auch: Rausch und Realität. Materialienband zu einer Ausstellung in Köln, hrsg. v. G. Völger, Köln 1981.
[2] *P. G. Kritikos* und *S. A. Papadaki:* A history of opium in antiquity. In: Journal of the american pharmaceutical association (1968) 446 f.

allen nachfolgenden Erscheinungen wie psychischer und physischer Abhängigkeit zu verhindern. Ein weiteres wichtiges Anwendungsgebiet des Opiums und der Opiumtinktur sind überdies akute, mit Koliken und Darmspasmen einhergehende Diarrhöen.

Hildegard hält sich im Vergleich zu anderen mittelalterlichen Autoren in der Empfehlung des Mohns deutlich zurück; sie rät lediglich, die Samen (grana), obwohl diese kein Morphin enthalten, als Schlafmittel zu verwenden, was vermuten läßt, daß sie hier die morphinhaltigen Mohnkapseln (Fructus Papaveris) vor Augen hatte, zumal in der Volksheilkunde seit langer Zeit die Unsitte bekannt ist, schreiende Kinder mit Abkochungen aus Mohnkapseln in Form des Sirupus Papaveris zu beruhigen und einzuschläfern – ein Brauch, den Hildegard möglicherweise bei der Landbevölkerung beobachtet hatte. Im übrigen führt sie nur die äußerliche Anwendung bei jukkenden Hautausschlägen (Kopfgrind) an, bei denen in der Tat in geringem Maße eine Linderung eintreten kann: Wird Opium auf die unverletzte Hautfläche aufgebracht, bleibt die Wirkung aus, hingegen kann es an verletzten Hautstellen direkt in den Kreislauf gelangen und unter anderem die Reizempfindlichkeit des Nervensystems herabsetzen. Auf diese Weise ließe sich auch der in der Antike und im Mittelalter oft wiederholte Hinweis auf den günstigen Effekt des äußerlich angewandten Opiums bei Hautläsionen und -geschwüren erklären.

AB: Opium: DAB 8; DAB 7 (BRD, DDR); ÖAB 9; Helv. VI.

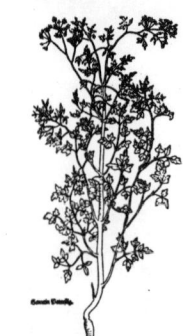

Anw.:

Während heute die Petersilie hauptsächlich als Gewürz- und Suppenkraut gebraucht und nur noch gelegentlich zu arzneilichen Zwecken verwendet wird, war sie im Altertum besonders wegen ihrer medizinischen Eigenschaften geschätzt, wobei die Pflanze nicht immer streng von ähnlichen Doldenblütlern wie Sellerie (Apium graveolens) klar unterschieden wurde, so daß unter dem Apium der römischen Schriftsteller gelegentlich auch Petersilie zu verstehen ist. Bei *Dioskurides* (III, 70) ist die »Petroselinon« genannte Pflanze wahrscheinlich mit unserer Petersilie identisch. Er empfiehlt sie als harn- und menstruationsförderndes sowie blähungstreibendes Mittel, außerdem gegen Seiten-, Nieren- und Blasenschmerzen. In Deutschland wurde das Kraut schon früh angebaut (s. Capitulare de villis, St. Galler Klosterplan), vermutlich ebenso zu Speise- wie medizinischen Zwecken. Sie galt im Mittelalter ähnlich wie bei *Dioskurides* als wirksames Mittel gegen Nieren- und Blasensteine, zusätzlich gegen Nervenschmerzen (Ma. Rez., Cod. Vindobon. 93 – *Alb. Magnus,* De vegetab. VI, kap. 413 – Circa instans 99). Hildegard übernimmt sowohl die aus der Antike als auch im Mittelalter bekannten Indikationen. Unter den angegebenen Wirkungen lassen sich heute vor allem die diuretische, menstruationsfördernde sowie karminative begründen, die auf dem Gehalt an Apiol, Myristizin und aromatischen Verbindungen des ätherischen Öls beruhen. Apiol und Myristizin haben spasmolytische und stark uteruserregende Eigenschaften; Zubereitungen des Petersilienöls werden daher noch heute bei Menstruationsbeschwerden, Dysmenorrhöe und als Diuretikum verwendet. Früher wurden das Öl und das daraus gewonnene Apiol mißbräuchlich als Abortivum verwendet.

80

Petroselinum

Ph: PL: I, cap. LXVIII, CaCu (Kaiser) 207, 23; 213, 22

Ma. Bez.:
petrosilium, petrocile, petirsilie, federscelli, betirlein

Hildegard (Ph. Riethe S. 68):
gegen heftiges Fieber, Herz- und Milzschmerzen sowie Seitenstechen, Verdauungsbeschwerden; als Trank gegen Steinleiden; äußerlich in Form einer Salbe gegen Lähmungserscheinungen und gichtige Schmerzen.

St. Pfl.:
Petroselinum crispum (Mill.) Nym. et hort. Kew (syn. P. hortense Hoffm.), Apiaceae, Petersilie.

Herk.:
heimisch im östlichen Mittelmeergebiet und Nordafrika

Inh.:
ätherisches Öl mit Apiol, Myristizin und Allyltetramethoxybenzol als Hauptbestandteilen

AB: DAB 7 (DDR) [Radix Petroselini]; EB 6 [Fructus und Radix Petroselini]

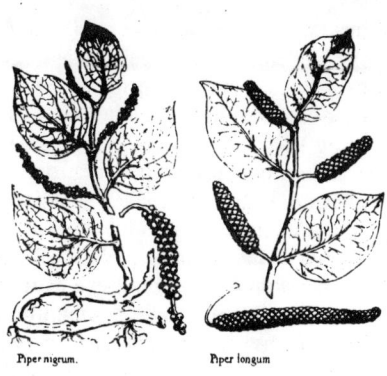

Piper nigrum.   Piper longum

Ph: PL: I, cap. XVI –
CaCu (Kaiser) 174, 22–175,
7–178, 6–182, 16–183,
19–199, 34–200, 21–209,
9–210, 20

Ma. Bez.:
peffar, phefferboum, swuz-
peffer, wizphephir

Hildegard (Ph. Riethe S. 21):
übermäßiger Genuß scha-
det, erzeugt Pleuresis. Gegen Milzerkrankungen, Ma-
genschmerzen, Kolik, Übelkeit, Dysenterie, als appetitanregendes Mittel, gegen
Gicht und rheumatische Erkrankungen sowie Impo-
tenz des Mannes.

St. Pfl.:
Piper nigrum L., Piper longum L., – Piperaceae, Pfeffer

Herk.:
die ursprüngliche Heimat
soll in den Vorbergen des Hi-
malaja, vor allem in den Hü-
gellandschaften von Assam
und Burma liegen (*Brücher*,
S. 429); heute wird Pfeffer
im gesamten indisch-ma-
layischen Gebiet und im tropischen Amerika angebaut.

Inh.:
ätherisches Öl, außerdem
Scharfstoffe wie Piperin und
mit ihm verwandte Stoffe,
die für den scharfen Ge-
schmack der Droge verant-
wortlich sind.

Anw.:

Die Früchte des schwarzen Pfeffers, Piper nigrum,
einer tropischen Schlingpflanze mit immergrünen
Blättern, waren über mehr als ein Jahrtausend ein
handelspolitisch wichtiges Gewürz, um dessen
Produktion und Handelsmonopol ganze Expedi-
tionen ausgerüstet wurden. Nicht nur Venedig,
das die Hauptrolle beim Vertrieb des Pfeffers im
Mittelalter spielte, bis sich die Portugiesen des
Zwischenhandels mit Indien bemächtigten, verdankt dem Pfefferhandel seinen Reichtum, sondern nicht zuletzt hat der Versuch, einen direkten
Schiffsweg zu den attraktiven Pfefferinseln im
fernen Osten zu finden, zur Entdeckung Amerikas
durch *Columbus* geführt.
Die erste, wenngleich noch unklare Beschreibung
des Pfeffers lieferte *Theophrast* (IX, 20), der zwei
Arten Piper nigrum und den milder schmeckenden P. longum, der mit seinen langen Fruchtähren
in den Handel gelangte, unterschied. *Dioskurides*
(II, 188) und *Plinius* (XII, 26) führten noch eine
dritte handelsübliche Sorte, den weißen Pfeffer,
an. Obwohl *Dioskurides* alle drei Sorten auf eine
gemeinsame Art zurückführte, wurde noch lange
Zeit der weiße Pfeffer für eine besondere Art
gehalten; der weiße Pfeffer stellt aber nichts anderes als den geschälten Steinkern des schwarzen
Pfeffers dar, von dem das Fruchtfleisch entfernt
ist. Erst *Garcia D'Orta* (1501–1568) wies 1563
die gemeinsame Abstammung des weißen und

schwarzen Pfeffers von einer einzigen Art und ihre Verschiedenheit von Piper longum nach.

Die ersten sicheren Nachrichten über die Pfefferkultur brachten im Mittelalter die reisenden Missionare wie *Odorico Pordenone* im 13. Jh. oder Gesandte und Kaufleute, wie der Venezianer *Marco Polo* (1254?–1324?) – der erste Abendländer, der Indien aufgrund eigener Anschauung beschrieb – nach Europa (*Heyd* II, 634).

Nach *Dioskurides* Beschreibung wurde der Pfeffer schon im Altertum äußerst vielfältig verwendet gegen Wechselfieber, Biß giftiger Tiere, als Expektorans, gegen Sehschwäche und Schmerzen aller Art sowie als verdauungsförderndes, appetitanregendes und harntreibendes Mittel. Da man im Mittelalter scharfe, durstreizende Speisen bevorzugte, wurde der Pfeffer nicht nur medizinisch als Bestandteil zahlreicher aromatischer Komposita verwendet (vgl. Antidot. *Nicolai*), sondern er war auch ein begehrtes, teuer gehandeltes Gewürz. Als medizinische Indikationen wurden vorwiegend Halsentzündungen, Seitenschmerzen, Brust-, Lungen-, Leber- und Blasenleiden, Magen- und Darmkolik sowie Verdauungsbeschwerden der verschiedensten Art und schließlich auch Konzeptionsverhütung angegeben (Ma. Rez.; *Constant. Afric.* 367, 385; Avicenna lib. II, tract. II, cap. 558; *Alb. Magnus,* de vegetab. lib. VI, cap. 194–197; *Ibn-al-Baytar* II, 261 ff; Circa instans 91). Hildegard übernimmt zwar die Angaben über die Magenwirksamkeit des Pfeffers, sie warnt aber auch wegen der Reizwirkung vor dem übermäßigen Gebrauch; Gegenindikationen und Nebenwirkungen kennen ebenfalls andere Autoren (*Ibn-al-Baytar* II, 261 ff; Circa instans 91), doch wird von diesen Pleuresis, die Hildegard anführt, nicht genannt. Hingegen finden sich Hildegards dem üblichen Gebrauch widersprechende Bemerkungen über den potenzsteigernden Effekt des Pfeffers schon bei *Constantinus Africanus* (S. 367), allerdings nur für die Piper longum bezeichnete Sorte, und in gleicher Weise bei *Ibn-al-Baytar* (II, S. 261 ff). Interessant ist ihre, ebenfalls bei den beiden letztgenannten Autoren belegte Angabe über die Wirksamkeit des Pfeffers als Hautreizmittel gegen Nervenlähmung, Gliederzittern und Podagra. In der Tat hat man in neuerer Zeit einen lokalanästhetischen Effekt von Pfefferzubereitungen festgestellt, den man in Form von Einreibungen (z. B. Linimentum Capsici compositum) ausgenutzt hat. Heute wird Pfeffer, der den Speichelfluß anregt und die Magensaftsekretion steigert, vorwiegend als Gewürz, Stomachikum und Karminativum angewendet.

AB: ÖAB 9; DAB 6 [Fructus Piperis nigri]; EB 6 [Fructus Piperis albi]

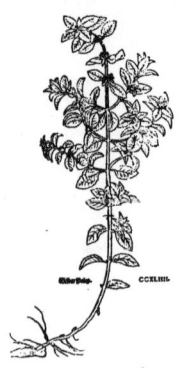

82
Poleya
Ph: PL: I, cap. CXXVI

Ma. Bez.:
polei, poleia(W), pulegium[1]

Hildegard (Ph. Riethe, S. 43):
gegen Fieber, Fieberdelirien, Sehschwäche der Kinder und Greise, als Abführmittel

Herk.:
heimisch im Mittelmeergebiet

St. Pfl.:
Mentha pulegium L. (Pulegium vulgare Mel.), – Lamiaceae, Poleiminze, Flohkraut

Inh.:
ätherisches Öl mit Pulegon (80–94%) als Hauptbestandteil, Gerbstoff, Flavonglykoside

[1] Von lat. pulex, der Floh, und agere, treiben, vertreiben; das Kraut wurde wegen seines starken Duftes zum Vertreiben von Ungeziefer benutzt.

Anw.:

Wie die Vielzahl von Indikationen bei *Dioskurides* (III, 33) und *Plinius* (XX, 152–157) zeigen, stand die Poleiminze bei den Griechen und Römern in hohem Ansehen. Das Kraut war ähnlich wie die Minze (s. Kap. 74), mit der es die meisten Anwendungsgebiete teilt, als Allheilmittel hoch geschätzt. Die Volksetymologie brachte außerdem die lateinische Bezeichnung der Pflanze (s. Anm. 1) mit dem Floh in Beziehung; die unangenehm, stark riechende Pflanze wurde daher nicht nur als Arzneimittel, sondern auch zum Vertreiben von Flöhen, Insekten und gegen den Biß giftiger Tiere verwendet, was schon bei *Plinius* erwähnt wird. Wegen des starken Duftes waren Zubereitungen der Poleiminze auch als Riechmittel gegen Ohnmachten beliebt. Die Wertschätzung der Poleiminze dauerte im Mittelalter unverändert fort. *Walahfrid Strabo* gesteht in seinem »Hortulus«: »Nicht erlaubt des Gedichtes Kürze die Tugenden alle / dieser Minze Polei in elendem Vers zu erfassen« (V. 300 ff); er stellt sie im Wert dem Pfeffer gleich. So erstaunt nicht, daß die Pflanze bereits in der Karolingerzeit im »Capitulare de villis« und St. Galler Klosterplan berücksichtigt wird. Namentlich gegen Brust- und Lungenerkrankungen, Husten, Herzschmerzen, Magenbeschwerden, Leber- und Gallenleiden sowie Fieber fand sie vielfach Verwendung (Ma. Rez., *Ps.-Apulejus,* cap. 93; *Alb. Magnus,* De vegetab. VI, 422; Circa instans S. 97).
Von den einst so gerühmten Tugenden konnte sich kaum eine bis in die jüngste Zeit erhalten. In der heutigen Medizin wird Poleiminze nicht mehr verwendet, in der Volksmedizin dient sie noch vereinzelt als menstruationsförderndes Mittel, als Expektorans, Diuretikum, als »blutreinigende« und verdauungsfördernde Arznei. Mißbräuchlich wird sie auch zu Abtreibungszwecken benutzt. Die abortive Wirkung beruht auf dem hohen Gehalt des Öls an Pulegon, das toxische Eigenschaften hat.
Hildegards Empfehlungen lassen sich kaum mit den heutigen pharmakologischen Erfahrungen in

Beziehung bringen, hingegen stimmen sie mit dem im Mittelalter üblichen Gebrauch der Droge überein. Auffallend ist ihre Beschränkung auf einige wenige Indikationen, ein Umstand, der für ihre praxisorientierte Pflanzenbeschreibung spräche, die sich nicht mit der bloßen Kopie überkommener Indikationslisten begnügt.

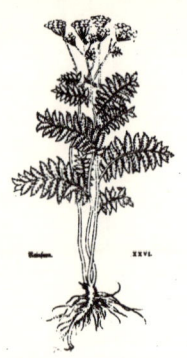

83
Reynfan-Tanace-tum
Ph: PL: I, cap. CXI

Ma. Bez.:
tanazita, tanace(t)um, ata-nacetum, athansia, reine-fane (H), reinvan[1]

Hildegard (Ph. Riethe S. 39):
als Expektorans, gegen Ma-gen- und Verdauungsbe-schwerden, Harnverhal-tung, als Trank und in Form von Sitzbädern gegen Ge-bärmutterleiden

St. Pfl.:
Chrysanthemum vulgare (L.) Bernsh. (= Tanacetum vulgare L.) – Asteraceae, Rainfarn

Herk.:
heimisch in ganz Europa und Sibirien

Inh.:
ätherisches Öl mit Thujon und Campher als Hauptbe-standteilen, Bitterstoffe, Gerbstoffe

---

[1] Von abh. rein = begrenzende Bodenerhebung, »Rain«, und ahd. »fano« = Fahne: die Pflanze wurde wegen ihres hohen Wuch-ses mit dem doldenartigen Blüten-stand als Grenzzeichen angesehen (*Marzell* IV, 581 ff).
[2] Flores Cinae, Zitwer-Blüten, Zitwersamen – von Artemisia cina O. C. Berg und C. F. Schmidt, Asteraceae.

Anw.:

Obwohl der Rainfarn in Italien und teilweise auch in Griechenland wächst, läßt er sich mit Sicherheit nicht bei den antiken Schriftstellern nachweisen.

Sein Name tritt als »tanaceta« bei *Benedictus Crispus* (gest. 725 od. 735) und als »tanazita« im »Capitulare de villis« erstmals auf. Ob die Be-zeichnung mit dem griechischen Wort »tanaós« = lang, und »akeomai« = ich heile, in Zusammen-hang steht oder von gr. »athanasia« = Unster-blichkeit abzuleiten ist, wie die späteren Kräuter-buchautoren meinten, ist unsicher. Der Name Athanasia deutet auf die Verwendung des stark aromatisch, kampferartig riechenden Krautes hin, das in Särge zur Vertreibung der Würmer gestreut wurde (*Marzell*, IV, S. 574). Medizinisch wurde der Rainfarn gegen Husten, Blasen-, Hüft-, Ner-ven- und Fußschmerzen, vor allem aber gegen Gebärmutterleiden angewandt (*Bened. Crispus* 57; *Ps.-Apulejus* cap. XI; Ma. Rez.; Cod. Vindob. 93, S. 74 f; Alphita S. 181; *Rufinus* S. 50; *Rinio-herbar* Nr. 271; Hort. san. (1485) kap. 399); wie das nahe verwandte Marienblatt (Tanacetum balsamita, s. Kap. 14) war auch der Rainfarn ein sogenanntes »Frauenkraut«. Als solches be-schreibt ebenfalls Hildegard das Kraut, sie gibt neben der Verwendung der Pflanze zu Sitzbädern ein langes Rezept gegen Uteruserkrankungen mit Rainfarn als Hauptbestandteil an. Noch heute wird in der Homöopathie Rainfarn als Antispas-modikum bei Uteruskrämpfen gebraucht. Hilde-gard kennt außerdem die appetit- und verdau-ungsfördernden Eigenschaften der Pflanze, bei deren Anwendung in der Tat eine günstige Wir-kung auf den Gastrointestinaltrakt beobachtet wurde und die deshalb gelegentlich noch als Stomachikum eingesetzt wird. Lange Zeit ist der Rainfarn auch ein geschätztes Wurmmittel gewe-sen und hat als Ersatz für den ausländischen san-toninhaltigen Wurmsamen[2] gedient. Die Wirkung der Droge als Anthelminthikum beruht auf dem Gehalt an Thujon, einer toxischen Substanz, die bei hoher Dosierung abortiv wirken kann; die

Pflanze ist daher gelegentlich auch zur Abtreibung mißbraucht worden.

Die vielfach bezeugte Anwendung des Rainfarns als dämonenabwehrendes Mittel (*Marzell,* Heilpflanzen S. 275 ff), die vermutlich mit dem starken Geruch der Pflanze zusammenhängt, erwähnt Hildegard nicht, hingegen kennt sie offensichtlich den Brauch, Rainfarn in Eierkuchen zu verbakken, denn sie empfiehlt, das Kraut in Form von »cuchen« zu sich zu nehmen. Diese Bemerkung erinnert an die im Mittelalter verbreitete Sitte, mit Kräutern und kostbaren Gewürzen vermischte sogenannte Heilbrote herzustellen, die an bestimmten Festtagen geweiht und als Prophylaktikum gegen Epilepsie, Fieber, Seuchen und böse Dämonen gegessen wurden. Relikte dieser Kultbrote haben sich bis heute in den besonders zu Weihnachten und Neujahr gebackenen Pfefferkuchen bzw. Lebkuchen (»leb« von »lüppen« = Heilmittel) erhalten.

AB: EB 6 [Herba Tanaceti]

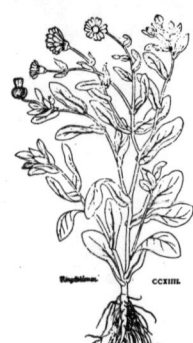

84
Ringula-Ringella (ed.)[1]
Ph: PL: I, cap. CXXII,
CaCu (Kaiser) 179,22

Ma. Bez.:
ringila, reggele, solsequium,
sponsa solis, heliotropium,
calendula, herba blanca

Hildegard (Ph. Riethe S. 42):
wirksames Antidot gegen
Gifte, gegen Blähsucht und
Husten der Rinder und
Schafe; als Kataplasma und
Waschung gegen Kopfgrind,
zusammen mit Ingwer als
Magenmittel

St. Pfl.:
Calendula officinalis L.,
Asteraceae – Ringelblume,
Goldblume, Sonnenwend-
blume

Herk.:
heimisch im Mittelmeerge-
biet

Inh.:
ätherisches Öl, Bitterstoffe,
Triterpensaponine, Flavonglykoside, carotinoide Farb-
stoffe

[1] Der Name bezieht sich auf die
inneren, ringförmig gewundenen
Früchte.
[2] »Fortem viriditatem in se habet«, s. dazu I. Müller (1979), Bibliogr. Nr. 71.

Anw.:

Die Identifizierung der heute als Ringelblume
bekannten Pflanze in der mittelalterlichen Literatur ist besonders schwierig, weil mit ihren mittelalterlichen Namen wie »heliotropium, solsequium,
sponsa solis«, die sich auf die photonastische
Empfindlichkeit der Pflanze – sie öffnet und
schließt im 12stündigen Tages- und Nachtrhyth-
mus ihre Strahlenblüten – beziehen, ebenso andere Kompositen wie der Löwenzahn (Taraxacum
officinale) oder die Wegwarte (Cichorium inty-
bus) gemeint sein können. Unsicherheit herrscht
auch darüber, ob die ursprünglich in Südeuropa
beheimatete Pflanze bei den antiken Schriftstellern bekannt war, möglicherweise ist das »klyme-
non« des *Dioskurides* (IV, 13), dessen Saft wegen
seiner adstringierenden Eigenschaften gegen
Hämoptoe, Nasenbluten, Magenleiden, Rotlauf
und als Wundheilmittel empfohlen wird, identisch
mit Calendula officinalis.
In den Klostergärten scheint die Ringelblume
zunächst keine Rolle gespielt zu haben. Erst bei
Albertus Magnus finden sich Angaben, die sich mit
ziemlicher Gewißheit auf die Ringelblume beziehen lassen (VI, 451). Er hebt ausdrücklich die
gelbe Farbe der »solsequium« genannten Pflanze
hervor, so daß nicht die Wegwarte mit ihren
blauen Blüten gemeint sein kann (s. dazu auch
Marzell, Heilpflanzen S. 294 ff). Nach *Albertus*
Angaben soll die Pflanze als Heilmittel gegen Biß
giftiger Tiere, als Wundheilmittel, gegen Milz-
und Leberverstopfung dienen. An anderer Stelle
(Dtsch. Arznb. ed. *Pfeiffer* II 5d; Innsbrucker
Arznb.) wird die »ringel« bezeichnete Pflanze als
Mittel gegen Bewußtlosigkeit und Rotlauf der
Tiere empfohlen, wobei die Ähnlichkeit der gelb-
roten Blütenfarbe mit dem Krankheitssymptom
bei der Wahl der Indikation ausschlaggebend
gewesen sein dürfte. Im Lex. plantar. wird die
»Calendula« nicht nur wegen ihrer Heilkraft,
ihrer schmerzstillenden, menstruationsfördernden und abortiven Wirkung, erwähnt, sondern
auch ihre Schönheit und Verwendung als
Schmuck und zu Kränzen hervorgehoben. Die

ersten naturgetreuen Abbildungen, die eine eindeutige Identifizierung zulassen, erscheinen im *Rinio*-Herbar (Nr. 392: Kalendula, herba blanca), wo ihr spezieller Gebrauch als Wundheilmittel in der Chirurgie hervorgehoben wird, sowie im Hortus sanitatis (1485, kap. 98).

Auf Hildegard mußte eine Pflanze wie die Calendula, die, wie die regelmäßigen Blütenbewegungen anzeigten, offensichtlich dem unmittelbaren Einfluß der Sonne und des Lichtes ausgesetzt war, eine eigene Faszination ausüben. Eine Pflanze, die eine besondere Affinität zum schöpferischen Prinzip Gottes, dem Licht, offenbarte, das sie in sich aufsog, einschloß und umwandelte, mußte nach Hildegards Interpretation auch zugleich über große Wachstums- und Heilkräfte verfügen,[2] die aus dieser göttlichen Einstrahlung resultierten. Entsprechend vielfältig ist daher die Verwendung der Ringelblume, die Anklänge an Dioskurides aufweist, im übrigen aber pharmakologisch schwer zu deuten ist. Für den günstigen, wundheilenden Effekt, der auch noch heute der ähnlich wie die Arnikablüten verwendeten Pflanze zugeschrieben wird, dürfte die antimikrobielle Wirkung verantwortlich sein, die für die alkolischen Drogenextrakte nachgewiesen wurde. In neuerer Zeit ist die Pflanze mehr als Zierpflanze denn als Heilpflanze angebaut worden. In der Homöopathie werden gelegentlich noch Calendulahaltige Präparate als »Grippemittel« mit angeblich antiviralen Eigenschaften verwendet.

AB: EB 6

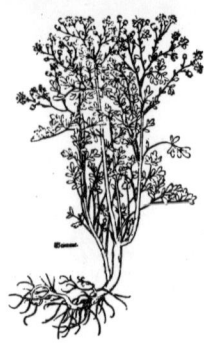

85
Ruta[1]

Ph: PL: I, cap. LXIV –
CaCu (Kaiser)
171, 32–180, 17, 28–186, 17–
192, 33–213, 23

Ma. Bez.:
raut, rute, piganon (vom gr. peganon)

Hildegard (Ph. Riethe S. 30):
als Sedativum und Diuretikum, gegen Verdauungsbeschwerden, Tränenfluß, Sehschwäche, Lenden- und Nierenschmerzen, unterdrückt Samenfluß und Libido des Mannes, gegen Menstruationsbeschwerden und Gicht

St. Pfl.:
Ruta graveolens L., Rutaceae, Raute

Herk.:
heimisch auf dem Balkan, im Mittelmeergebiet, Indien

Inh.:
Cumarinderivate, Flavonoide mit Rutin als Hauptkomponente, Alkaloide, ätherisches Öl, Harz, Bitterstoff

Anw.:

Die Raute, eine typisch mediterrane Pflanze, die in die Gebiete nördlich der Alpen erst über die Klostergärten im Mittelalter eingewandert ist (sie wird im Capitulare de villis aufgeführt und auch im Klosterplan von St. Gallen genannt), war eine berühmte Heilpflanze des Altertums und Mittelalters,[2] während sie heute nur noch eine geringe Bedeutung hat. *Dioskurides* widmet der »peganon« genannten Pflanze ein ausführliches Kapitel (IV, 45), in dem er kaum eine Krankheit ausläßt, gegen die die Raute nicht ihre Heilkräfte entfaltete. Er empfiehlt sie gegen eine Vielfalt von Erkrankungen wie Kurzsichtigkeit, Sehschwäche, Verdauungsbeschwerden, Blähungen, Durchfall, Leibschmerzen, Kopf-, Ohren-, Brust- und Seitenschmerzen, Nasenbluten, Atemnot, Husten, Ischias, Gelenkschmerzen, Gebärmutterkrämpfe, Hautwassersucht (Anasarka), Hautausschlag, Geschwüre, Feigwarzen, Grind, Hodenentzündung, Bandwürmer, weiterhin als harntreibendes und menstruationsförderndes Mittel sowie als ausgezeichnetes Antidot gegen Gifte und Schlangenbisse. Besonders bemerkenswert erscheint, daß er offensichtlich bereits die phototoxisch ausgelösten Exantheme (Lichtdermatosen) beobachtet hat, die sich durch externen Kontakt mit der Raute nach längerer Lichteinwirkung einstellen können, denn er weist ausdrücklich auf die Blasenbildung und Hautveränderungen hin, die durch Raute auf der Haut der Kräutersammler gelegentlich hervorgerufen werden. Diese lichterythemerzeugende Wirkung von Furano-Cumarinen, wie sie nicht nur von der Raute, sondern auch der Schafgarbe, Pastinak, Senf, Herakleum und dem Bergamotteöl bekannt sind, wurden erst in neuerer Zeit (1916) in ihrer Ursache aufgedeckt (*Steinegger/Hänsel* S. 133). Auch erwähnte *Dioskurides* bereits den emmenagogen und abortiven Effekt, der heute experimentell bestätigt ist.
Bei *Plinius* (XX, 131–143), der die Raute zu den besten Heilkräutern überhaupt zählte, wiederholen sich die Angaben fast unverändert, und auch

im Mittelalter wurden die von *Dioskurides* angegebenen Indikationen für die Raute getreu in die
Rezeptsammlungen und Kräuterbücher übernommen. Vor allem als giftwidriges, Pest und
Dämonen abwehrendes Mittel erfreute sie sich –
wohl wegen ihres stark aromatischen Geruchs –
eines guten Rufes (*Walahfrid Strabo;* Ma. Rez.,
Co. Vindobon. 93, 159; *Albertus Magnus* VI,
428). Ebenso hat sich der schon bei *Dioskurides*
belegte und auch bei Hildegard wiederkehrende
Glaube, die Raute stärke das »Gesicht« und
behebe die Sehschwäche bzw. Sehstörungen, bis
in die Neuzeit erhalten (*Marzell,* Heilpflanzen,
S. 119). Die Raute fehlt in kaum einer der mittelalterlichen Rezeptsammlungen oder botanisch-
medizinischen Schriften, die meist das breite
Indikationsspektrum des *Dioskurides* wiederge-
ben (*Alb. Magnus* VI, 428; Circa instans 103;
Const. Afric. 386; *Avicenna* lib. II, tract. II,
kap. 578; Hort. sanitat. 336).
So erscheint es nicht ungewöhnlich, daß auch
Hildegard die Raute ausführlich behandelt und
ihre Heilkraft hoch einschätzt. Sie kennt offensichtlich die Uteruswirkung und den spasmolytischen Effekt, und macht von der hautreizenden
Wirkung Gebrauch, wenn sie die Raute äußerlich
als schmerzstillendes Mittel einsetzt. Ihre Bemerkung über die Verwendung der Raute als
Antaphrodisiakum hat Parallelen bei *Plinius* (XX,
143), der die Pflanze »zur Unterdrückung von
wollüstigen Träumen und Samenfluß« empfiehlt.
Ähnliches berichteten auch *Albertus Magnus* und
Constantinus Africanus. Aus diesem Grund gab
noch später *Hieronymus Bock* angesichts der
Raute den Rat: »Das sollten alle closter- und
ordensleut, welche keusch sein wöllen / und rei-
nigkeit zu halten vermessenlich geloben, stets in
irer speiß und drank brauchen« (1551, 97r).
Von der Raute als Sedativum und Stomachicum,
nervenberuhigendes und krampfstillendes Mittel,
die auch Hildegard als Anwendungsgebiet angibt,
wird noch heute gelegentlich in der Volksmedizin
und Homöopathie Gebrauch gemacht. Darüberhinaus verdankt die Raute der uteruskontra-
hierenden Wirkung ihre Anwendung bei Uterus-

[1] Als Raute wurden im Mittelalter noch verschiedene andere
Pflanzen mit ähnlichen stark zerteilten Blättern und aromati-
schem Geruch wie die Mauer-
raute (Asplenium ruta – muraria),
Mondraute (Botrychium lunaria)
oder die Wiesenraute (Thalictrum
aquilegifolium) bezeichnet (*Marzell,* III, 1552).
[2] S. dazu *A. Steier,* in: RE IA, Sp.
296–300 und *Marzell,* Heilpflanzen, S. 117 ff.

blutungen und Dysmenorrhö; neuerdings haben Rautenpräparate wegen ihres Gehaltes an Rutin, das die Kapillarpermeabilität (Gefäßdurchlässigkeit) und Kapillarfragilität herabsetzt, neue Aufmerksamkeit erfahren; sie werden bei Venenerkrankungen, Varizen, Hämorrhoiden und Thrombophlebitis eingesetzt. So scheint rückblickend, die hohe Wertschätzung, die die Raute einstmals genoß, nicht ganz unbegründet zu sein.

AB: DAC 1972, DAB 8 (Rutinum bzw. Rutosid)

Anw.:

Der Sanikel läßt sich bei den griechischen und römischen Schriftstellern nicht nachweisen; schon die Kräuterbuchautoren des 16. Jahrhunderts versuchten vergeblich, den einheimischen Sanikel mit antiken lateinischen oder griechischen Pflanzennamen in Übereinstimmung zu bringen (*Marzell*, Heilpflanzen S. 140 ff). Die Bezeichnung »sanicula«, die die hohe Wertschätzung des Wundheilmittels ausdrückt, scheint zum erstenmal bei Hildegard vorzukommen und läßt vermuten, daß sie die Pflanze aus der Volksmedizin übernahm, in der, wie die späteren Herbarien erkennen lassen, das Kraut in großem Ansehen stand.

Der Name wird in der als »Alphita« bekannten Synonymenliste des 13. Jahrhunderts (S. 166) zwar auch aufgeführt, die Pflanze scheint jedoch den Medizinern des Mittelalters wenig bekannt gewesen zu sein. Dies gibt noch im 15. Jahrhundert der Verfasser des *Rinio*-Herbars zu, der den Sanikel zwar abbildet (Nr. 59), aber gesteht, die Pflanze selbst nicht zu kennen, sondern von »glaubwürdigen Kräutersammlern jenseits (also nördlich »der Alpen«) erhalten zu haben.

Im Hortus sanitatis (1485, kap. 148) wird die Pflanze mit dem Synonym »dispensia« erwähnt und abgebildet, sie wird als ausgesprochenes Wundheilmittel zur Behandlung innerer und äußerer Verletzungen sowie als leicht abführendes Mittel empfohlen. Die Kräuterbuchautoren des 16. und 17. Jahrhunderts kannten den Sanikel offensichtlich bestens, sie priesen ihn als Wundheilmittel von außerordentlicher Heilkraft, die in so volkstümlichen Redewendungen wie »non eget chirurgo qui saniculam habet« (wer Sanikel hat, braucht keinen Chirurgen) zum Ausdruck kam, oder auch in der kurzen Chrakterisierung der Eigenschaften durch *Bock* deutlich wird: »Hie haben wir abermals der rechten und berümpten Wundkreutter eins, welches nit allein heilet und zusammen hefft, sonder auch innwendig und außwendig alle wunden seubert und reinigt« (1551, 193v).

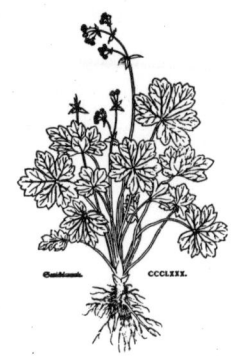

CCCLXXX.

86
Sanicula
Ph: PL: I, cap. XLV

Ma. Bez.:
sanikel, sanekel[1], saniculum, sanaria, sanikela, dispensia

Hildegard (Ph. Riethe S. 25):
gegen Magenschmerzen und Erkrankungen der Eingeweide besonders wirksam, leicht abführend, innerlich zur Behandlung innerer Verletzungen

St. Pfl.:
Sanicula europaea L., Apiaceae, Sanikel, Wund-Sanikel

Herk.:
heimisch in Europa, Kleinasien, Syrien, Kaukasus, Nordafrika

Inh.:
ätherisches Öl, Saponine, Allantoin, Gerbstoff, Bitterstoff, Harz, Ascorbinsäure, organische Säuren

---

[1] Aus mittellateinisch »sanicula« zu lateinisch »sanare« (heilen) entlehnt, da die Pflanze als wundheilendes Mittel sehr geschätzt wurde.

Die in der Tat bei der Anwendung von Sanikelzubereitungen zu beobachtende wundheilende Wirkung beruht vermutlich auf dem Gehalt an Saponinen, denen eine ausgesprochene Hemmwirkung gegenüber dem Wachstum von Mikroorganismen und Pilzen zugeschrieben wird. Der weitere Inhaltsstoff Allantoin fördert die Bildung von gesundem Granulationsgewebe und beschleunigt somit den Heilungs- und Epithelisierungsprozeß. Sanikelpräparate werden daher noch heute in der Volksmedizin zur Behandlung von Hauterkrankungen, Magen-, Darm- und Halsgeschwüren, Lungenblutungen und Hämorrhagien anderer Organe sowie gegen Mundfäule, Eiterungen und Furunkel verwendet.

Anw.:

Scammonium ist der von den Wurzeln einer in Kleinasien, Südrußland und auf dem Balkan beheimateten Windenart, Convolvulus scammonia L. eingetrocknete Milchsaft. Für die Convolvulaceenharze, zu denen auch das Scammoniumharz gehört, ist die abführende Wirkung charakteristisch; sie üben schon in kleinen Dosen auf die Schleimhäute des Dünndarms einen Reiz aus und regen damit die Peristaltik des Darms an. Bei größeren Dosen erstreckt sich die Reizwirkung auch auf den Dickdarm, dabei kann die irritierende Wirkung so groß sein, daß starke Entzündungen der Darmschleimhaut die Folge sind. Aus diesem Grunde werden die Convolvulaceendrogen häufig nicht rein, sondern gemischt mit anderen Laxantien (Rhabarberextrakt, Aloeextrakt, Sennesblättern) verabreicht.

Es ist selbstverständlich, daß Drogen mit so auffallenden purgierenden Eigenschaften wie die Convolvulaceenharze schon früh entdeckt und benutzt wurden. Scammonium gehört deshalb zu den ältesten Arzneimitteln überhaupt und hatte schon in den hippokratischen Schriften eine wichtige Funktion inne. Da innerhalb der antiken Humoralpathologie das Bestreben war, den jeweils die Krankheit bedingenden Körpersaft zu entleeren, kam den Purgantien bzw. Laxantien eine ganz besondere Bedeutung zu, ja zeitweise war Pharmakon (Arzneimittel) gleichbedeutend mit Purgans, Reinigungsmittel, schlechthin.[1]

Dioskurides (IV, 168), der die Gewinnung des Saftes in allen Einzelheiten beschreibt, empfiehlt das Harz nicht nur innerlich, sondern auch zur lokalen Behandlung von Ischias, Aussatz sowie chronischen Kopfleiden, wobei das Harz offensichtlich die Ausscheidung der krankmachenden Stoffe nach außen unterstützen soll; außerdem erwähnt er die fruchtabtötenden Eigenschaften bei der Verwendung des Harzes als Vaginalzäpfchen. *Plinius* (XXVI, 59–61) wiederholt die Angaben, macht aber schon den richtigen Vorschlag, Scammonium nicht allein, sondern in der Kombination mit Aloe zu rezeptieren. Im Mittel-

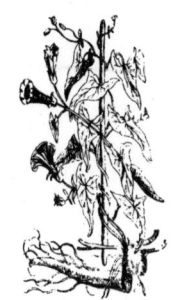

87

Scampina – Scamphonia (ed.)
Ph: PL: I, cap. CCXIV

Ma. Bez.:
scammonia, scomonea, diagridion (Zubereitung mit Quitten)

Hildegard (Ph. Riethe S. 55):
innerlich verabreicht beschleunigt das Harz die Wirkung von Abführkräften, treibt aber auch die gesunden Säfte aus, entkräftet den Menschen

St. Pfl.:
Convolvulus scammonia L., Convolvulaceae, Purgierwinde

Herk.:
heimisch im östlichen Mittelmeergebiet (besonders Aleppo) bis zum Kaukasus

Inh.:
Harz mit abführender Wirkung, Gummi, Zucker, Gerbstoffe

[1] S. dazu die grundlegende Untersuchung von *W. Artelt* über die antiken Vorstellungen über die Wirkungsweise der Pharmaka: »Studien zur Geschichte der Begriffe ›Heilmittel‹ und ›Gift‹« (= Studien zur Geschichte der Medizin, H. 23) Leipzig 1937. Reprint: Darmstadt, Wiss. Buchges. 1968.

alter war ein mit Quitten zubereitetes Scammoniumpräparat besonders beliebt, das als »diagrydium« bekannt geworden ist. Kaum eine andere Droge wird so häufig in den mittelalterlichen Quellen erwähnt wie das Scammonium, teils verarbeitet, teils unverarbeitet (Ma. Rez., Antid. *Nicolai,* Circa instans S. 359; *Const. African.* S. 369; *Alb. Magnus* VI, 437; *Avicenna* lib. II, tract. II, kap. 636 – s. a. *Heyd* II, S. 649). Scammonium war das Abführmittel katexochen, wurde aber auch getreu den Angaben des *Dioskurides* zur äußerlichen Behandlung von Aussatz, Wunden und Gliederschmerzen weiterhin benutzt. Allerdings erhoben auch einige Autoren warnend ihre Stimme, indem sie auf die Nebenwirkungen bei unsachgemäßem Gebrauch hinwiesen. *(Alb. Magnus, Const. Africanus, Avicenna.)* Offensichtlich hatte auch Hildegard Kenntnis von der drastischen Wirkung des Harzes, das die Ärzte, wie sie bemerkte, gerne zur Verstärkung der abführenden Wirkung den Präparaten zusetzten, mit dem Erfolg, daß sie dem Körper mit den kranken auch die gesunden Säfte entzogen und den Menschen entkräfteten.

Hildegards Kritik an dem unheilvollen Laxantienmißbrauch und der schädlichen Dauereinnahme drastischer Abführmittel ist noch heute aktuell und zeigt ihr selbständiges Urteil, das sich nicht nur von der Überlieferung leiten ließ, sondern hier offensichtlich auch auf eigener Erfahrung basierte.

Scammonium ist bis ins 19. Jahrhundert als Laxans offizinell gewesen. Die Scammoniumsorten des Handels waren jedoch so uneinheitlich und wurden zudem oft verfälscht, daß die Droge neuerdings durch die in Ostmexiko beheimatete Convolvulacee Ipomoea orizabensis mehr und mehr verdrängt wurde.

AB: EB 6, HAB 34

Anw.:

Der äußerst giftige Schierling stand im griechischen Altertum in schlechtem Ruf, weil das Trinken des Schierlingsbechers in Athen die offizielle Todesstrafe für Verbrecher war. Unsterblichen Ruhm allerdings hat das Gift durch *Sokrates* erlangt, der den Schierlingsbecher trinken mußte (399 v.Chr.), weil er aufgrund der von ihm eingeführten neuen Form einer philosophischen Fragestellung wegen Gottlosigkeit und angeblicher Gefährdung der Jugend angeklagt war[2]. *Platon* hat in seinem Dialog »Phaidon« die letzten Stunden des sterbenden *Sokrates* in unübertroffener, eindrucksvoller Weise geschildert und zugleich mit seinem Bericht eine klassische Darstellung der toxikologischen Wirkung in den einzelnen Phasen geliefert. Er beschreibt sehr exakt, wie bei vollem Bewußtsein des Verurteilten die Erstarrung, verbunden mit der zunehmenden Kälte der Hautdecke, langsam von den Füßen in die Beine und über den Unterleib bis hin zum Herzen aufsteigt und wie plötzlich der Tod durch Atemlähmung eintrat.

Der Hauptwirkstoff des Schierlings, das Coniin, bewirkt ähnlich wie Curare, eine Lähmung der motorischen und sensiblen Nervendigungen sowie des Rückenmarks und der Medulla oblongata. Dabei versagt zuerst das Atmungszentrum, so daß der Vergiftete langsam erstickt, während das Bewußtsein bis zuletzt erhalten bleibt.

Im klaren und deutlichen Bewußtsein dieses todbringenden Effekts verhielten sich die antiken Schriftsteller in der arzneilichen Verwendung des Schierlings verständlicherweise zurückhaltend. *Theophrast* (IX, 8,3) weist nur auf die rasche, tödliche Wirkung bereits äußerst geringer Dosen hin. *Dioskurides* (IV, 79) hebt ebenfalls die vernichtenden Eigenschaften der Pflanze hervor, empfiehlt sie jedoch äußerlich gegen Erytheme und geschwürige Hauterkrankungen. Außerdem macht er spezielle Angaben zur äußerlichen Verwendung als Antaphrodisiakum, die später *Marcellus Empiricus* (33,62) zu wüsten Spekulationen hinreißen sollten.

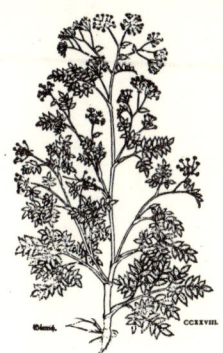

CCXXVIII.

88
Scherling
Ph: PL: I, cap. XXXIX

Ma. Bez.:
'scereling, scherminc, cicuta, conium

Hildegard (Ph. Riethe S. 24): gefährliche Pflanze, eingenommen ruft sie großen Aufruhr im Körper hervor; äußerlich zur Behandlung von Kontusionen, geschwollenen Gliedern und Hämatomen als zerteilendes Mittel

St. Pfl.:
Cicuta virosa L., und Conium maculatum L., Apiaceae, (Wasser-)Schierling[1], Gefleckter Schierling

Herk.:
Cicuta virosa: heimisch in Nord- und Mitteleuropa, im Süden selten bis fehlend. Conium maculatum: heimisch in ganz Europa, Nordafrika und mittlerem Asien

Inh.:
giftige Alkaloide (Coniin, Conicein, Conhydrin) in Conium maculatum, die ebenfalls hochtoxischen Früchte von Cicuta virosa enthalten als Wirkprinzip Cicutoxin und Cicutol

Plinius (XXV, 151–154) weigerte sich ausdrücklich, angesichts der Vergiftungsgefahr über Möglichkeiten der inneren Applikationen zu berichten; auch er rät nur zur lokalen Anwendung bei Augenschmerzen und jeder Art schmerzhafter Anschwellung.

Im Mittelalter spielte der Schierling als Analgetikum wieder eine hervorragende Rolle. Neben Opium, Mandragora und Bilsenkraut gehörte er zu den Hauptbestandteilen der sogenannten Schlafschwämme, »Spongia somnifera« (Antidotarium *Nicolai*), die vor allem zur Betäubung bei chirurgischen Eingriffen benutzt wurden. Außerdem verwendete man den Schierling gerne innerlich und äußerlich als schmerzstillendes Mittel bei Darm- und Nierenkolik sowie Blasenstein, Hüft- und Lendenschmerzen; außerdem sollte er Brust- und Lungenverschleimung lindern, Eingeweidewürmer töten, Epileptiker besänftigen und äußerlich in die Ohren geträufelt, Ohrenschmerzen besänftigen (Ma. Rez., *Const. Afric.* S. 376; Circa instans S. 36; *Albertus Magnus* VI, 217), wobei oftmals die gefahrbringenden Eigenschaften nicht berücksichtigt wurden, ja in Vergessenheit geraten zu sein schienen.

Wie schon so oft bemerkt, scheint Hildegard auch bei der Verwendung des Schierlings von eigenen Erfahrungen auszugehen; denn Vergiftungen durch Verwechslungen der würzig schmeckenden Wurzel mit anderen genießbaren Wurzeln von ähnlich erscheinenden Doldengewächsen, etwa des Pastinak oder der Petersilie, waren gar nicht so selten. Einen besonders spektakulären Unfall, bei dem 8 Kinder aus Naschsucht anstelle des süßen schmackhaften Pastinak Wasserschierling verspeisten und teilweise elend zugrunde gingen, hat der Schaffhausener Stadtarzt *Johann Jakob Wepfer* (1620–1695) in einer noch heute lesenswerten Studie[3] in allen Einzelheiten beschrieben. Seine Aufdeckung der Ursache war ein toxikologisch-pharmakologisches Meisterwerk. Auch Hildegard bezeichnet ausdrücklich den Schierling als äußerst gefährliche Pflanze, deren zerstörende Wirkung auf den wohlgeordneten Säftehaushalt des Menschen sie sehr anschaulich mit dem Sturm ver-

[1] Das »koneion« der Griechen und »cicuta« der Römer meinten ohne Zweifel ein und dieselbe Pflanze: den gefleckten Schierling, Conium maculatum, weil der Wasserschierling, Cicuta virosa, in Griechenland und Italien nur äußerst selten vorkommt. Noch im 15. Jahrhundert war den Botanikern in Italien der Wasserschierling ganz unbekannt (s. *Marzell*, Heilpflanzen; 145 ff); im Mittelalter wurden die beiden Arten nicht voneinander unterschieden.

[2] *Platon*, Phaidon 177 a–178 d.

[3] *J. J. Wepfer:* Historia Cicutae aquaticae. Basel 1679.

gleicht, der eine ruhige Wasseroberfläche plötzlich aufrührt. Sie warnt daher zurecht vor dem
innerlichen Gebrauch. Sie empfiehlt hingegen den
Schierling äußerlich zur Behandlung von Kontusionen, Schwellungen und Hämatomen als zerteilendes Mittel. Der tatsächlich bei der äußerlichen
Anwendung zu beobachtende Erfolg als schmerzstillendes und abschwellendes Mittel erklärt sich
aus der Wirkung des Coniins, das selbst durch die
unverletzte Haut leicht und schnell resorbiert wird
und lähmend auf die motorischen Nervenendigungen und zugleich anästhesierend auf die sensiblen Nervenendigungen wirkt. Die Droge wurde
deshalb noch bis in die Neuzeit als Analgetikum,
Sedativum und Antispasmodikum bei Neuralgien,
Muskelkrämpfen und allen mit Spasmen einhergehenden Erkrankungen wie Keuchhusten,
Asthma und Wundstarrkrampf eingesetzt.

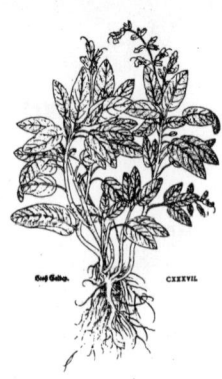

CXXXVII.

89
Selba-Salvia (ed.)

Ph: PL: I, cap. LXIII,
CaCu (Kaiser) 166, 9–167,
6–180, 27–182, 6–184,
14–198, 11–202, 15–20 9,
6–219, 21

Ma. Bez.:
salbeja, selva, salbai, elifagus (nach »elelisphakon«
bei Dioskurides III, 35), lelifagus

Hildegard (Ph. Riethe S. 30):
Salbei vermindert den Überfluß an schlechten Säften.
Gegen Verschleimung und
stinkenden Atem, Appetitlosigkeit, Schlaganfall,
Kopfschmerzen, als warmer
Umschlag gegen Blähungen,
als Trank gegen Störungen
der Harnausscheidung, Husten, Blutfluß, Hämoptoe;
gegen Schlaflosigkeit und
heftige Erregungszustände
als Kataplasma.

St. Pfl.:
Salvia officinalis L., Lamiaceae, Gartensalbei

Herk.:
heimisch im Mittelmeergebiet, bes. Dalmatien, Italien,
Griechenland

Inh.:
ätherisches Öl mit Thujon,
Cineol, Campher und Borneol (als Hauptbestandteilen), Gerbstoffe, Saponin

Der Salbei, eine typisch mediterrane Pflanze, die
vermutlich zuerst in Griechenland, später in Italien kultiviert wurde (*Hegi* V, 4, S. 2480) kommt in
zahlreichen Formen und Unterarten vor; es ist
daher ungewiß, auf welche Arten sich die Angaben bei den antiken Schriftstellern über die bei
den Griechen »sphakon« bzw. »elelisphakon«
genannten Pflanze beziehen, die *Theophrast* als
die wildwachsende bzw. angebaute Art voneinander unterscheidet (VI, 2,5). *Dioskurides* (III, 35)
ebenso wie *Plinius* (XXII, 147), der das »elelisphacon« mit der Minze vergleicht und ausdrücklich mit der lat. »salvia« (die »Heilende«, von
salvus = gesund) genannten Pflanze gleichsetzt,
rühmen die harntreibende, menstruationsfördernde, wundheilende, blutstillende und den
Juckreiz lindernde Kraft der Pflanze.

Im Mittelalter stand der Salbei, der wie die Betonie, Raute oder der Wegerich zu den Universalheilpflanzen gehörte, in hohem Ansehen; er fehlte
weder im Capitulare de villis noch im St. Galler-
Klosterplan. *Walahfrid Strabo* stellte ihn an den
Anfang seines Hortulus-Gedichtes und besang ihn
als »süß vom Geruch, voll wirkender Kräfte und
heilsam zu trinken, die meisten Gebrechen der
Menschen zu heilen erwies er sich nützlich«.
Schwindel, Husten, Apoplexie, Magenschmerzen,
Verdauungs- und Menstruationsbeschwerden,
Epilepsie, Dysurie, krätziger Grind, Afterjucken
und schlechtheilende Geschwüre sind die Hauptindikationen, die im mittelalterlichen Schrifttum
immer wieder für den Salbei angeführt werden
(*Benedictus Crispus* 51; Ma. Rez., Dtsch. Arznb.
ed. *Pfeiffer;* Circa instans S. 112; *Alb. Magnus* VI,
450; Cod. Vindob. 93, S. 173, 291; Hort. sanitat.
Kap. 347). Auch im Aberglauben, zur Krankheitsbeschwörung und im Liebeszauber wurde die
stark aromatische und daher, wie man glaubte, mit
antidämonischen Eigenschaften versehene
Pflanze verwendet (*Marzell,* Heilpflanzen
S. 198 ff). Daß der Salbei als Heilpflanze katexochen betrachtet wurde, ist dem »Regimen sanitatis
salernitanum«, einer beliebten und berühmten

Sammlung medizinischer Merkverse aus der 2. Hälfte des 13. Jahrhunderts zu entnehmen;[1] in dieser mittelalterlichen Gesundheitslehre über die richtige Lebensführung wird die wunderbare Heilkraft in folgenden Versen zum Ausdruck gebracht: »Cur moritur homo, cum salvia crescit in orto; Contra vim mortis non est medicamen in ortis« (Niemand hat es nötig, auf den Tod zu warten, wenn Salbei wächst im Garten; doch gegen den Todeskampf wächst kein Kraut in dieser Welt). Ganz ähnlich wiederholte *Hieronymus Bock* mehrere Jahrhunderte später: »Unter allen stauden ist kaum eyn gewächs über die Salbey, denn es dient dem artzet, koch, keller, armen und reichen«. (New Kreutterbuch, 1539, I, 12v).

Daß Hildegard einer so angesehenen und gerühmten Heilpflanze ebenfalls ein langes Kapitel widmet, ist daher verständlich. Ihre Empfehlungen bewegen sich ganz im Rahmen der Indikationen, die im mittelalterlichen Schrifttum für den Salbei vorwiegend angegeben werden, wobei hervorzuheben ist, daß sie nicht auf die abergläubische Verwendung in der Zaubermedizin zurückgreift.

Der in vielen Fällen zweifellos zu beobachtende therapeutische Erfolg bei der Anwendung des Salbeis beruht ebenso auf dem Gehalt an adstringierenden Gerbstoffen wie auf dem Gehalt an ätherischem Öl, das antiseptische, bakterizide und antiphlogistische Eigenschaften besitzt. Diese Qualitäten rechtfertigen nicht nur die Anwendung als Wundheilmittel und zur Behandlung von Hautausschlägen, sondern auf ihnen basiert auch die Wertschätzung des Salbeis in der modernen Medizin als Spül- und Gurgelmittel bei Mundschleimhautaffektionen und entzündlichen Erkrankungen des Rachens. Die klinisch und experimentell bestätigte sekretionshemmende Wirkung des ätherischen Öls dürfte den Heilerfolg bei Bronchialkatarrh mit starkem Auswurf und Verschleimung erklären; für die günstige Wirkung bei Magen- und Darmkatarrhen indes sind in erster Linie der Gerbstoffgehalt sowie die spasmolytischen Eigenschaften des ätherischen Öls verantwortlich zu machen, die auch den Einsatz der

[1] S. die neueste Wiedergabe einer um 1460 entstandenen Version von *Dietrich Kurze:* Büchlein wye der mensch bewar das leben sein. Hürtgenwald, Guido Pressler Verlag 1980, S. 101 f.

Droge als Aromatikum und Karminativum als durchaus sinnvoll erscheinen lassen. Die angegebene hämostyptische Wirkung ist auf den Gehalt an Gerbstoffen zurückzuführen.

AB: DAB 8; DAB 7 (DDR), ÖAB 9, Helv. VI

Anw.:

Der Lein ist eine der ältesten Kulturpflanzen überhaupt; er wurde schon zur Steinzeit in Europa sowohl zur Ölgewinnung wie als Faserpflanze angebaut. *Dioskurides* (II, 125) erwähnt bereits seine medizinischen Eigenschaften und empfiehlt ihn innerlich wie äußerlich zur Erweichung von Geschwüren, in Form einer Latwerge als Expektorans gegen Husten, als Umschlag zur Entfernung von Sonnenbrandflecken und gegen Speicheldrüsenentzündungen, als Klistier gegen Verstopfung sowie als Abkochung zur Bereitung eines Sitzbades bei Gebärmutterentzündungen.

Plinius berichtet ebenfalls über die vielfältige Verwendung (XX, 249 f) und führte, außer den bei *Dioskurides* genannten Indikationen, Augenkatarrh, Halsentzündung, Durchfall, Leberschmerzen, Hodenerkrankungen und Brüche an. Sehr viel zurückhaltender beurteilte *Galen* (XII, 62 – VI, 549) die Qualitäten des Leinsamens, die er für den Magen schädlich, schwer verdaulich und blähungstreibend hielt. Als Nahrungsmittel sprach er ihm keinen Wert zu, sondern hob nur die erweichende Kraft der Samen und ihre wohltuende Wirkung bei Seitenschmerzen hervor.

In der mittelalterlichen Rezeptliteratur wird der Leinsamen vorwiegend als erweichendes Kataplasma bei äußeren Geschwüren und Brandwunden, als schmerzstillender Umschlag bei krampfartigen Schmerzen der Eingeweide sowie als Klistier gegen Verstopfung und Tenesmus, schließlich als Latwerge gegen Husten mit blutigem Auswurf und Lungenleiden angeführt (*Quint. Serenus* 726; Ma. Rez., *Diosc. longob.* II, S. 212; *Albertus Magnus* VI, 435; *Rufinus* S. 172; Hortus sanitat. S. 236). Meist wird die von *Galen* übernommene stereotype Wendung hinzugefügt, der Leinsame habe als Nahrungsmittel keinen Wert und sei schwer verdaulich. Dieser Bemerkung begegnen wir auch bei Hildegard, die im übrigen die bekannten Indikationen wiederholt. Ihre Empfehlungen, die sich allerdings nur auf die äußerliche Anwendung des Leinsamens beziehen,

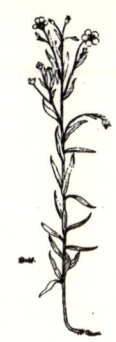

90
Semen Lini
Ph: PL: I, cap. CXCIV, CL
– CaCu (Kaiser)
177, 22–181, 1

Ma. Bez:
lin, flahs, vlaichs, flax, lînsâme

Hildegard (Ph. Riethe S. 53): als Nahrungsmittel ohne Wert; als Umschlag gegen Seitenschmerzen, Brandwunden, Milzschmerzen

St. Pfl.:
Linum usitatissimum L., Linaceae – Lein

Herk.:
in allen Ländern der Erde zur Gewinnung der Flachsfasern und Leinsamen kultiviert; die Herkunft ist unbekannt.

Inh.:
fettes Öl, Schleim, Pektin, cyanogene Glykoside (die bei der Einwirkung von Enzymen in Aceton, Methyläthylketon, Blausäure und Glucose gespalten werden).

erscheinen durchaus sinnvoll; denn durch den hohen Gehalt der Samen an Schleim und Pektin, die einhüllende, reizmildernde und resorptionshemmende Eigenschaften zeigen, werden schmerzhafte und entzündliche Prozesse aufgrund dieser indirekten Wirkung günstig beeinflußt. Außerdem dürfte die aus den Glykosiden des Leinsamenpulvers freigesetzte Blausäure einen lokalanästhetischen Effekt ausüben.

Leinsamenpulver wird noch heute als Emolliens in Kataplasmen bei entzündlichen Hautleiden verwendet; die ganzen oder geschroteten Samen dienen als milde wirkendes Abführmittel, außerdem als schmerzstillendes Mittel bei Geschwüren und entzündlichen Prozessen des Verdauungsapparates sowie bei Magen- und Zwölffingerdarmgeschwüren, wobei die mucilaginose Wirkung der Samen ausgenutzt wird. Schließlich werden Abkochungen wegen des reizmildernden Effekts auch bei Blasenkatarrh, Husten und leichtem Luftröhrenkatarrh verordnet, wobei der hustenberuhigende Effekt der Blausäure eine Bedeutung haben dürfte.

AB: DAB 8, DAB 7 (DDR), Helv. VI, ÖAB 9

Anw.:

Im Altertum wurde die heute als Bryonia alba bekannte Zaunrübe wegen ihrer schwarzen Beeren »ampelos melaina« (schwarze Rebe) (*Dioskurides* IV, 182, *Plinius* XXIII, 17), die roten Beeren tragende Art, Bryonia dioica, hingegen als »ampelos leuke« (*Dioskurides* IV, 181, *Plinius* XXIII, 16) bezeichnet; die beiden Arten wurden arzneilich, da sie gleiche Wirkung haben, nicht voneinander unterschieden, sondern beide als Radix Bryoniae in den Apotheken gehandelt. Die von *Dioskurides* als harntreibendes und menstruationsförderndes Mittel sowie als Heilpflanze gegen Epilepsie, Schwindel und Schlaganfälle gerühmte Zaunrübe wurde im Mittelalter, wie ihre zahlreichen Namen belegen (s. *Marzell* I, 638 ff), vielfach verwendet, vor allem äußerlich als Kataplasma gegen Ausschlag, Geschwüre, Gicht, Leber- und Milzverhärtung sowie zur Erweichung von Tumoren, gelegentlich auch als Abortivum, Laxans und Diuretikum (Ma. Rez., *Alb. Magnus* VI, 245; Circa instans S. 116; Cod. Vindob. 93, S. 135; Hort. sanitat. Kap. 68). Die giftigen Eigenschaften der Wurzel, die auf der Haut Blasen erzeugt, bei längerer Einwirkung Nekrosen hervorruft und innerlich in größeren Dosen genommen Übelkeit, starkes Erbrechen, Spasmen und kolikartige Schmerzen erregt, bewirkten, daß die Pflanze im Volksaberglauben mit geheimnisvollen Kräften ausgestattet und als Amulett gegen Blitz, Verhexung und böse Geister getragen wurde (Cod. Vindob. 93, S. 135; *Columella* X, 346 ff; HWDA IX/1, S. 884). Wie aus späterer Zeit bekannt ist, wurde die Wurzel häufig zur Fälschung der aus den Mittelmeerländern stammenden echten Alraunwurzel (Mandragora officinalis, s. Kap. 71), die über besonders starke Zauberwirkungen verfügen sollte, verwandt (*Bock* 1539, II, 70v). Die der Wurzel zugeschriebene giftabwehrende Wirkung scheint auch Hildegard bekannt gewesen zu sein, wenn sie den Rauch der verbrannten Zaunrübe als wirksames Mittel zur Vertreibung der Kröten und Schlangen beschreibt, – eine Bemerkung, die in ganz ähnli-

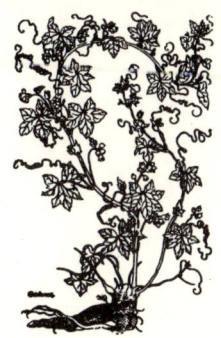

91

Stichwurtz-Brionia (ed.)

Ph: PL: I, cap. XLIII, CaCu (Kaiser) 180, 27, 33

Ma. Bez:
schizwurc, zitwrz, brion, clematis, vitis alba, viticella, cucurbita, agrestis, sticwrz (W)

Hildegard (Ph. Riethe S. 25): gefährlich für den Menschen; der Rauch der verbrannten Wurzel ist giftabwehrend, äußerlich gegen offene Fußgeschwüre, als Kataplasma gegeb Seitenstechen.

St. Pfl.:
Bryonia dioica Jacq. und Bryonia alba L., Cucurbitaceae, Zaunrübe

Herk.:
heimisch in Mittel- und Südeuropa

Inh.:
abführendes Harz, ein Cucurbitacin-Gemisch, das auch bei den Koloquinthen das wirksame Prinzip darstellt.

---

[1] Die Bezeichnung könnte allerdings auch von einer fehlerhaften Schreibweise für »schitwurz« herrühren (*Marzell* I, 683 ff).

cher Weise im Hortus sanitatis (1485; kap. 68) wiederholt wird.

Hildegard kennt offensichtlich auch die drastisch abführende Wirkung, denn sie hält die Zaunrübe für eine gefährliche Droge und verzichtet auf die innerliche Anwendung; sie empfiehlt sie allein zur äußerlichen Anwendung bei Fußgeschwüren in Form einer Salbe und als Kompresse gegen Seitenstechen und Seitenschmerzen, die die Bezeichnung »stichwurz« nahelegt.[1]

Wegen der unangenehmen Nebenwirkungen wird die Zaunrübe als Abführmittel heute kaum mehr angewandt. In der Homöopathie hingegen stellt sie ein Hauptmittel bei allen akuten fieberhaften katarrhalischen und rheumatischen Erkrankungen, Brustfell- und Lungenentzündungen dar. Der therapeutische Erfolg bei der Behandlung von Gicht und rheumatischen Schmerzen bei der äußerlichen Verwendung mag auf die hautreizenden Eigenschaften des frischen Saftes zurückgeführt werden, der auf der Haut Rötung und Blasenbildung hervorruft und über die Erregung der Thermo- und/oder Schmerzrezeptoren der Haut einen Wärmeeffekt und hyperämisierende Wirkung und damit eine symptomatische Besserung herbeiführen kann.

Der mit dem Wacholder nah verwandte Sadebaum und das aus ihm gewonnene Öl besitzen
toxische Eigenschaften; bereits 6 Tropfen des
ätherischen Öls können beim Menschen Vergiftungen herbeiführen. Das Öl übt äußerlich und
innerlich heftige Reizwirkungen, innerlich besonders auf die Nieren und ableitenden Harnwege,
aus. Schon geringe Gaben des ätherischen Öls
können die Diurese und Menstruation steigern,
größere Gaben rufen Erbrechen, Gastroenteritis,
blutige Diarrhö, Gebärmutterleiden, bei Schwangeren Abort, sowie schwere Nierenschädigungen
und Blutharnen hervor.

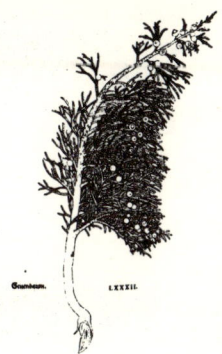

**92
Sybenbaum-Savina
(ed.)**
Ph: PL: III, XXI

Diese Folgen der Vergiftung waren offensichtlich
schon den antiken Ärzten bekannt; *Dioskurides*
(I, 104) und *Galen* (XI, 835 f) berichten nicht nur
über die Uteruswirkung, sondern erwähnen auch
die Hämaturie und den abortiven Effekt. Neben
der Verwendung des gr. »brathys« genannten
Sadebaums als Abortivum und menstruationsförderndes Mittel wird die Wirksamkeit der Blätter
des Sadebaumes gegen hartnäckige, langanhaltende Geschwüre und Eiterungen hervorgehoben; *Plinius* (XXIV, 102) machte ganz ähnliche
Angaben über den Gebrauch des Baumes.
Daß der Sadebaum im Mittelalter auch in Mittel-
und Süddeutschland bekannt und verbreitet war,
ist anzunehmen, da er bereits im »Capitulare de
villis« in der Karolingerzeit zur Anpflanzung
vorgeschrieben wird. Offensichtlich waren seine
medizinischen Qualitäten bekannter als seine
mißbräuchliche Verwendung, sonst wäre die
Aufforderung zur Kultivierung, die in späteren
Jahrhunderten wieder untersagt wurde,[2] unverständlich. In mittelalterlichen Texten überwiegen
die Hinweise auf die äußerliche Anwendung der
Sadebaumzubereitungen in Form von Salben und
Einreibungen, selten als Öl[3], zur Behandlung von
Kopfschmerzen und eitrigen Wunden, Geschwüren, Karbunkeln und Hämorrhoiden. Weit weniger häufig wird der Sadebaum innerlich gegen
Gelbsucht, als harn- und menstruationsfördern-
des Mittel empfohlen (*Benedictus Crispus* 202;

Ma. Bez.:
sibenbaum (H), sevina, se-
ven(e)boum, atiron (von gr.
aterós = schädlich)

Hildegard (Ph. Riethe S. 71):
Sinnbild der Rauhheit; äußerlich gegen Geschwüre,
innerlich zusammen mit
Süßholzwurzel gegen Lun-
genabszeß

St. Pfl.:
Juniperus sabina L., Cupressaceae, Sebenbaum, Sade-
baum

Herk.:
verbreitet von Spanien bis
zum Kaukasus, in Nordeu-
ropa in Gärten angepflanzt.

Inh.:
ätherisches Öl mit Sabinen
und Sabinylacetat als Haupt-
komponenten, Gerbstoff,
Bitterstoff

191

Diosc. longob. I, S. 86; Cod. Vindob. 93, S. 152; Dtsch. Arznb. ed. *Pfeiffer* 1, 4,26; *Const. Afric.* S. 367; *Ibn-al-Baytar* I, 5 f; Circa instans 111; Hort. sanitat. kap. 353). Die abortiven Eigenschaften hingegen werden nur gelegentlich angemerkt (*Diosc. longob.;* Circa instans; *Macer floridus* 492–506). Eindeutige Hinweise auf die mißbräuchliche Verwendung bringt erst *Hieronymus Bock* in seinem Kräuterbuch (1551, 403r), der davon spricht, daß die »Meßpfaffen und alte huren … des Sevenbaums am besten (genießen) … Zuletst so verführen sie die jungen huren / geben jnen Sevenpalmen gepülvert / oder darüber zu drinken / dadurch vil kinder verderbt werden. Zu solchem handel gehört ein scharpfen Inquisitor und meister …«

Hildegard schweigt über eine derartige mißbräuchliche Verwendung, sie empfiehlt hingegen, innerlich gegen Lungenabszeß eine Zubereitung aus dem Saft des Sadebaums mit Zusatz von Süßholzpulver zu sich zu nehmen, wobei die eigentlich (symptomatisch) wirksame Komponente die glycyrrhizinhaltige Süßholzwurzel gewesen sein dürfte, die eine Verflüssigung des Sekrets herbeiführt und das Abhusten erleichtert. Im übrigen beschränkt sie die Anwendung auf die äußerliche Behandlung von Geschwüren, wie sie im Mittelalter üblich war.

Heute ist die innerliche Applikation der Sadebaumpräparate wegen der großen Gefahr der Nebenwirkungen obsolet. Äußerlich dienen sie gelegentlich in Form von Pulvern oder Salben zur Beseitigung von Polypen, Warzen und Kondylomen sowie als hautreizende, schmerzlindernde Einreibung gegen Neuralgien und Lähmungen.

[1] Dazu die Übersichtsreferate von *Heinrich Lehmann:* Beiträge zur Geschichte von Sambucus nigra, Juniperus communis und Juniperus sabina. Diss. Mathemat.-Naturw. Abtlg. der Philos. Fak. Univ. Basel, 1935, und von *V. J. Brondegaards:* Der Sadebaum als Abortivum. In: Sudhoffs Arch. *48* (1964) 331–351.
[2] S. *Brondegaard,* Anm. 1.
[3] S. *Loren C. MacKinney:* Oleum savininum: An early medieval synthesis of medical prescriptions. In: Bull Hist. Med. *16* (1944) 276–288.

AB: EB 6; Helv. VI

Die Mariendistel ist ein Beispiel dafür, daß aus seit Jahrhunderten in der Volksmedizin empirisch genutzten Drogen mit Hilfe moderner chemischer Methoden wirksame Naturstoffe isoliert werden konnten, die durch entsprechende Aufarbeitung oder systematische Abwandlung der Grundstruktur auf die wirksamen Strukturelemente reduziert und in die optimale Wirkform überführt werden konnten.

Die in Südeuropa und Vorderasien heimische Mariendistel wird zuerst von *Dioskurides* (IV, 156) als »Sillybon« erwähnt, ohne ihr allerdings mehr als eine brechenerregende Wirkung beizumessen. In der Antike scheint die Pflanze keine große medizinische Bedeutung gehabt zu haben, *Plinius* (Nat. hist. 26,40) erwähnte zwar ihre galletreibende Wirkung, teilte aber auch zugleich mit (Nat. hist. 22,85), daß das »Sillybum« in der Heilkunde keine Verwendung finde. Der Beiname Mariendistel, der schon in den althochdeutschen Glossen für die Pflanze auftaucht, deutet darauf hin, daß das antike »sillybon«, wie so viele südeuropäische Pflanzen mit den heilkundigen Mönchen im Mittelalter über die Alpen gebracht, in den Klostergärten kultiviert und von hier aus in die Bauerngärten verbreitet wurde, wo sie noch heute gelegentlich als Zierpflanze anzutreffen ist. Die Bezeichnung »Mariendistel« erhielt die Pflanze wegen ihrer milchweißen Streifen, die wie weiße Adern die Blätter durchziehen und nach einer alten Legende von der Milch der Hl. Maria herrühren, die auf der Flucht nach Ägypten beim Stillen des göttlichen Kindes auf die Blätter der Pflanze träufelte.

Daß die mit ihren purpurvioletten Blütenköpfchen und weißgefleckten dunkelgrünen Blättern besonders auffallende, dekorative Pflanze offensichtlich schon früh in den Klostergärten angebaut wurde, läßt sich aus einer Handschrift mit Abschriften medizinisch-botanischer Texte aus Dioskurides und dem sogenannten *Pseudo-Apulejus* entnehmen, die um 1100 in einem englischen Kloster, der Abtei Bury St. Edmunds, ange-

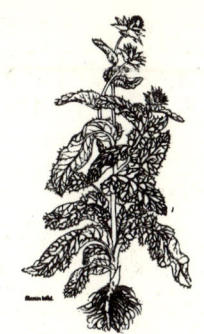

93

Vehedistel

Ph: PL: I, cap. CCVI, auch erwähnt in Cap. XCIX – CaCu (Kaiser) 203,34; 204,2

Ma. Bez.:
fech disteles[1], veherdistel, Cardus marianus

Hildegard (Ph. Riethe S. 54):
gegen Herzstechen und Stechen in anderen Organen, äußerlich gegen Erysipel

St. pfl.:
Silybum marianum L. Gaertn. (Carduus marianus L.) – Asteraceae, Mariendistel

Herk.:
heimisch in Südeuropa von der Pyrenäenhalbinsel bis Südrußland, in Nordafrika, Kleinasien und Südamerika; verwildert nordwärts bis England, Dänemark und Mittelrußland.

Inh.:
Wirkstoffkomplex Silymarin, bestehend aus den drei Hauptverbindungen Silybin, Silydianin, Silychristin – Vertreter der neu entdeckten Klasse der Flavonolignane (*Wagner* S. 216)

fertigt wurde. Dort hat ein Mönch den lateinischen Text mit prächtigen realistischen Pflanzendarstellungen nach der Natur bereichert. Unter ihnen befindet sich als eine der besten naturgetreuen Illustrationen auch die Mariendistel (*Gunther* [1925] fol. 38v), die dort ohne Bezug zum Text, der die Beschreibung einer ganz anderen Pflanze, »Herba viperina« (Polygonum bistorta L., Schlangenwurzel) enthält, eingefügt wurde und eindeutig die heute Silybum marianum genannte Art darstellt. Die von späterer Hand hinzugefügte Erklärung »sowethistell«, wie die Pflanze im Englischen heißt, bestätigt die Deutung. In Hildegards Naturkunde wird die Pflanze zum erstenmal im deutschen Sprachraum als »vehedistel«[3] erwähnt. Nach ihren Angaben hilft sie ganz allgemein gegen Stechen im Herzen und in anderen Organen des Körpers. Hildegards Aussagen sind deshalb bemerkenswert, weil sie sich offensichtlich hier in der Beurteilung der Heilkräfte nicht, wie im Mittelalter üblich, auf antike Autoren stützt, sondern aus dem volksmedizinischen Wissen ihrer nächsten Umgebung schöpfte, worauf schon Marzell zurecht hingewiesen hat (s. Anm. 2). Leitendes Prinzip für die volksmedizinische Verwendung der Mariendistel ist fraglos die Signaturenlehre gewesen, die auf dem Analogieschluß beruht, daß Ähnliches durch Ähnliches geheilt werde, daß also die stechende Distel das Stechen im Leib zu beseitigen vermochte.

In einer späteren, dem *Paracelsus* zugeschriebenen Schrift wird die Beziehung zwischen äußerer Form und innerer Heilkraft noch deutlicher ausgesprochen, wenn es heißt: »der distel ist ein stachlechtkraut, zeigt also mit seiner signatur an, das eine verborgene Kraft in im verborgen für stechen um die brust und in den seiten«.[4] Obwohl Hildegard noch zwei weitere Distelarten, die »stechelecht« sind, anführt[5], wendet sie die Signaturenlehre als Prinzip der Arzneimittelfindung allein auf die Mariendistel an, während sie die beiden anderen Distelarten in ihrer Heilkraft nur gering einschätzt. Daß sie hier die Signaturenlehre

[1] »vêch« mhd. »bunt«, Hinweis auf die weißgefleckten Blätter.
[2] Zur Geschichte der Mariendistel s. die ausführlichen Arbeiten von *H. Marzell:* Zur Geschichte der Mariendistel (Silybum Marianum Gärtn.) als Heilmittel. In: Sudhoffs Arch. Gesch. Med. *32* (1939) 94–103, und *H. Schadewaldt:* Der Weg zum Silymarin. Ein Beitrag zur Geschichte der Lebertherapie. In: Med. Welt *20* (N.F.) (1969) 902–914.
[3] Vielleicht eine unmittelbare Übersetzung des Carduus varius oder varianus, dem lateinischen Beinamen der bei den antiken Autoren als »Chamaeleon leukos« bekannten Mastixdistel (Atractylis gummifera L.), zumal sich durch Vertauschung von »v« mit »m« der Name leicht auf die Mariendistel Carduus marianus übertragen ließ (varius bzw. varianus lat. = bunt vielfältig).
[4] Spuria Paracelsi, in: Paracelsus, Werke, ed. Sudhoff, Bd. 14, S. 609.
[5] Ph: PL: I, cap. XCIX: »Distel«, wahrscheinlich Cnicus benedictus L., Asteraceae, Benediktenkraut, das heute noch als bitteres Magenmittel verwendet wird – Ph: PL: I, cap. CCXXVIII: »Cardus«, vielleicht Dipsacus sylvestris-Dipsacaceae, Kardendistel.

nicht blindlings und ausnahmslos anwandte, zeigt, wie sehr ihre empirische Erfahrung die magische Naturbetrachtung übertraf und zugleich korrigierte.

Die Schwierigkeiten, die sich den antiken ebenso wie den mittelalterlichen Autoren in der Bestimmung der schwer zu unterscheidenden Distelarten stellten, werden deutlich im »Hortus sanitatis« (Mainz 1485), in dem die mittelalterlichen botanischen Kenntnisse noch einmal zusammengefaßt werden. Dort wird zwar die Mariendistel in einem gut erkennbaren Holzschnitt abgebildet, doch das Kapitel »yringus, krußdistel« (Kap. 429), dem sie zugeordnet ist, beschreibt eine Eryngiumart, wohingegen der »vehe distel« überschriebene Text (Kap. 101), der sich inhaltlich eindeutig auf Silybum marianum bezieht, mit dem Bild der Kardendistel (Dipsacus sylvestris) illustriert ist.

Seitenstechen und Lebererkrankung bleiben hinfort auch bei den späteren Kräuterbuchautoren die Hauptindikationen der »vehedistel«, die wie *Marzell* gezeigt hat, schon immer eine größere Rolle in der Volksmedizin als bei den Ärzten gespielt hat. Durch neuere pharmazeutische Untersuchungen in diesem Jahrhundert wurde das empirische Wissen über die Wirkung der Pflanze glänzend bestätigt, nachdem aus den Mariendistelsamen ein Wirkstoffkomplex, das Silymarin, isoliert werden konnte, der in der Tat symptomatische Beschwerden wie Seitenstechen zu lindern vermag. Die pharmakologische Prüfung dieser Wirkstoffe ergab, daß sie die Regenerationsfähigkeit der Leber beschleunigen und eine Leberschutzwirkung besitzen, die heute therapeutisch bei der Behandlung von Lebererkrankungen der verschiedensten Genese ausgenutzt wird.

AB: DAB 8 [Silybi mariae Fructus]

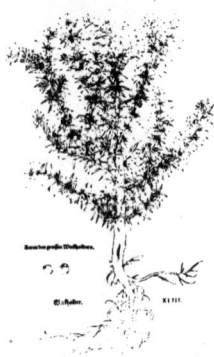

94
Wacholderbaum
Ph: PL: I, cap. XLIII –
CaCu (Kaiser) 175,25

Ma. Bez.:
wakalder (H), wechalter, we-
chiltir, paliurus, washolter,
chranawitu, junipero, gini-
perus, arciotida, archiotis
(von gr. arkeuthis nach *Dioskurides* I, 103)

Hildegard (Ph. Riethe S. 74):
Sinnbild des Überflusses,
Beeren gegen Brust-, Lun-
gen- und Leberleiden, gegen
heftiges Fieber die grünen
Zweige als Badezusatz.

St. Pfl.:
Juniperus communis L.,
Cupressaceae, Wacholder-
baum

Herk.:
heimisch in Europa, Vorder-
und Zentralasien, Nord-
Amerika, Nordafrika

Inh.:
ätherisches Öl mit α?- und ?-
Pinen, Terpinen-4-ol, Caryo-
phyllen, Terpenylacetat und
Campher als wichtigen Be-
standteilen

Es ist ungewiß, ob die von den antiken Schriftstellern als Wacholder bezeichneten Sträucher mit
dem in Mittel- und Nordeuropa häufigen Juniperus communis identisch sind; wahrscheinlich
bezogen sich die bei *Theophrast* (III, 12,3) und
Dioskurides (I, 103 und 105) genannten botanischen Namen »arkeuthos« und »oxycedros« auf
südeuropäische Wacholderarten. Nach Dioskurides sollen die »arkeuthos«-Arten harntreibend
wirken, Blähungen, Leibschmerzen, Brustleiden
und Husten lindern sowie als Räucherung die
wilden Tiere vertreiben – Indikationen, die im
Mittelalter auch dem Wacholder zugeschrieben
wurden; vor allem galten die stark aromatischen
Beeren und Räucherungen mit Wacholder, der
nach dem Volksaberglauben mit besonderen antidämonischen Eigenschaften ausgestattet sein sollte, als wirksames Prophylaktikum gegen pestar-
tige Epidemien (Hort. sanitat., Kap. 218; *Bock,*
1551, S. 405r; *Marzell,* Heilpflanzen S. 47 ff).
Daß der Wacholder auch in der Medizin im Mittelalter in hohem Ansehen stand, beweist seine
vielfältige Verwendung sowohl innerlich gegen
Blasen- und Nierensteine, Dysurie, Atembeschwerden, Viertagefieber, Magenbeschwerden,
Verstopfung, Blähungen, Globus hystericus, als
auch äußerlich als schmerzstillende Salbe bei
Leber- und Milzleiden, bei Gicht und Fallsucht
(Ma. Rez.; Circa instans S. 63; *Albertus Magnus*
VI, 121–122, Hortus sanitat. kap. 218).
Merkwürdigerweise nennt Hildegard die auffallenden diuretischen Eigenschaften, die noch heute
für die Verwendung der Droge bestimmend sind,
nicht, sondern sie führt die weniger charakteristischen Indikationen an, die heute keine Bedeutung
mehr haben bis auf die Verwendung des Wachol-
deröles zu Inhalationen bei Erkrankungen der
Luftwege, vor allem bei eitrigen Bronchitiden, die
sich bis in die Neuzeit erhalten hat; allerdings
werden dem Wacholderöl wegen seiner Nebenwirkungen heute das Latschenkieferöl (Oleum
Pini pumilionis) und das Eucalyptusöl (Oleum
Eucalypti) vorgezogen.

[1] S. dazu die Studie von Heinrich
Lehmann, Beiträge zur Ge-
schichte von Sambucus nigra, Ju-
nipers communis (Anm. 1, Kap.
92).

Neben der Beliebtheit als Diuretikum erfreuen sich Wacholderpräparate noch immer als Harndesinfiziens bei chronischer Pyelitis und Cystitis eines guten Rufes.

Die diuretisch wirksame Komponente des ätherischen Öls ist das Terpinen-4-ol, das nicht gewebsreizend wirkt. Bei höherem Gehalt des ätherischen Öls an Pinen jedoch, das einen lokalreizenden Effekt hat, kann bei Überdosierung Nierenreizung bzw. -schädigung auftreten. Die hautreizende Wirkung des Pinens wird therapeutisch bei der äußerlichen Anwendung als Hautreizmittel bei Rheumatismus und Gelenkleiden ausgenutzt; weiterhin werden die Beeren aufgrund ihres Gehaltes an aromatischen Bestandteilen als Gewürz und leichtes Stomachikum verwendet.

AB: DAB 8, DAB 7 (DDR), ÖAB 9, Helv. VI, DAB 7 (BRD)

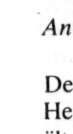

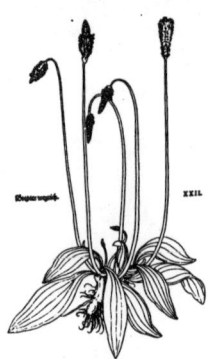

95
Wegerich-Plan-
tago (ed.)
Ph: PL: I, cap. CI – CaCu
(Kaiser) 169, 25; 176, 16;
196, 7

Ma. Bez.:
arnoglossa, quinquenervia,
sperkraut, wegarih, wege-
breite

Hildegard (Ph. Riethe
S. 37 f):
gegen Gicht, geschwollene
Drüsen, Biß giftiger Tiere,
Knochenbrüche, als Wund-
mittel, und Mittel gegen Ge-
dächtnisverlust, Gegenmittel gegen Liebeszauber und
Zauberworte.

St. Pfl.:
Plantago lanceolata L., P.
major L., P. media L., Plan-
taginaceae, Wegerich[1]

Herk.:
Verbreitung in ganz Europa,
Nord- und Mittelasien

Inh.:
Schleim, Tannine, Glykosid
Aucubin, Senföl Sulfora-
phen

Anw.:

Der Wegerich zählt nicht nur zu den häufigsten
Heilpflanzen unserer Flora, sondern gehört zu den
ältesten Kulturbegleitern überhaupt. Seine Verwendung ist daher seit den frühesten Zeiten bezeugt[2]. Daß sich die Pflanze schon im Altertum
großer Beliebtheit erfreute, ist der ausführlichen
Schilderung bei *Dioskurides* (II, 152) zu entnehmen, der dem »arnoglosson« genannten (»Schafs-
zunge«) Gewächs ein langes Kapitel widmet. Er
rühmt die adstringierenden, austrocknenden
Qualitäten und empfiehlt die Pflanze bei Blutungen, Geschwüren aller Art, Karbunkel, Drüsenschwellungen, Brandwunden, außerdem bei
Dysenterie und Magenkrankheiten, Epilepsie,
Asthma, Gebärmutterleiden, Blasen- und Milzge-
schwüren sowie gegen Hundebiß und Wechselfieber. *Plinius* (XXV, 80), der die Pflanze bereits als
»plantago« bezeichnet, hebt ebenfalls die wunderbare adstringierende Heilkraft des Wegerichs
hervor, der wie keine andere Pflanze jene Erkrankungen zu heilen vermag, die die Griechen die
»rheumatischen« nannten. Unter »rheuma« (gr.
»Fluß«) verstanden die antiken Ärzte jene Leiden, die durch einen angeblich umherfliessenden
Krankheitsstoff ausgelöst wurden und je nachdem, wenn dieser vom Kopf durch den Schlund in
die Lungen hinabfließt bzw. durch die Nase aus-
tritt, als Katarrh (gr. wörtlich »das Herabflies-
sen«), wenn er sich in die Gliedmaßen verteilt, als
Rheuma bezeichnet wurde. An dieser angeblich
wunderbaren Heilkraft des Wegerich hielten auch
die mittelalterlichen Autoren fest: Das im Mittelalter äußerst geschätzte und weitverbreitete Kräuterbuch des *Pseudo-Apulejus* beginnt mit dem
Wegerich und einer langen Beschreibung seiner
24 verschiedenen Arzneikräfte, die entsprechend
den antiken Indikationen zur Behandlung von
Wunden und Geschwüren, Neuralgien, Migräne
und Podagra, Dysenterie, Blutungen sowie Fieber
und den Biß giftiger Tiere herangezogen werden
und für die mittelalterliche Verwendung des
Wegerichs repräsentativ sein dürften (s. auch den
übereinstimmenden Gebrauch im übrigen mittel-

alterlichen Schrifttum: Ma. Rez.; Innsbrucker Arzneibuch, *Const. Afric.* S. 355; *Macer floridus,* 37; *Albertus Magnus,* De vegetab. lib. VI, kap. 368–370; Hort. sanitat. [1485] kap. 308). Die von Hildegard angegebenen Indikationen entsprechen im Wesentlichen dem mittelalterlichen Gebrauch der Pflanze, allerdings scheint sie ihre Empfehlung des Wegerichs als ein Mittel, das von angezauberter Liebe befreie und vor Zauberworten schütze, aus dem Volksaberglauben geschöpft zu haben. Ähnliche Hinweise auf die apotropäischen Eigenschaften des Wegerichs finden sich auch bei späteren Kräuterbuchautoren, etwa in dem »Destillierbuch« des *Hieronymus Brunschwig* (1450–1533) (1500, fol. 28r).

Obwohl die Wegericharten früher beim Volk in so hohem Ansehen standen, konnten bisher keine aktiven Substanzen gefunden werden, die die Anwendung des Wegerichs als Heilpflanze rechtfertigen. Sinnvoll erscheint ohne Zweifel die Verwendung der großen Blätter als Kühlungsmittel für Wunden und entzündete Stellen, wobei der Schleim- und Gerbstoffgehalt sowie der wundheilende Effekt des Chlorophylls – vorausgesetzt, daß die Blätter zuvor zerquetscht wurden – den Wundheilungsprozeß günstig beeinflussen dürften. Aufgrund der reizmildernden und antiphlogistischen Eigenschaften, die vorwiegend auf dem Schleimgehalt der Droge beruhen, wird der Wegerich noch heute gelegentlich in Form von Tees, Sirup und Pastillen zur Behandlung von Entzündungen des Mund- und Rachenraumes benutzt.

[1] Diese drei häufigsten Wegericharten werden in der Volksbenennung nicht näher unterschieden, so daß sich nicht bestimmen läßt, welche Arten jeweils unter den angegebenen Volksnamen zu verstehen sind.
[2] S. dazu: *V. J. Brondegaard:* Wegerich als Wundheilmittel in der Volks- und Schulmedizin. In: Sudhoffs Archiv für Geschichte der Medizin und Naturwissenschaften *47* (1963) 127–151 – vgl. auch *Marzell,* Heilpflanzen, S. 239 ff.

AB: Plantago lanceolata: ÖAB 9; EB 6; Plantago major: EB 6

Anw.:

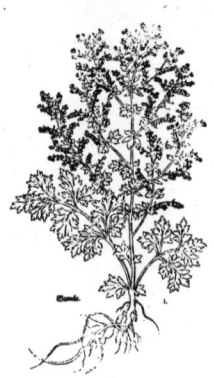

Wermut ist als Bittermittel noch heute allgemein bekannt und medizinisch bedeutsam; in kleinen Dosen regen die Bitterstoffe der Pflanze die Magen- und Gallesekretion an, so daß Wermut ein ausgezeichnetes Karminativum, Stomachikum, Cholagogum und Choleretikum darstellt, wobei die Wirkung des Chamazulens (Hauptwirkstoff der Kamille!) ebenfalls von Bedeutung sein dürfte. In hohen Dosen allerdings wirkt das Wermutöl – bedingt durch den Thujongehalt – toxisch, es ruft Schwindel, Krämpfe, rauschartige Delirien hervor, die sich zu Tremor, Stupor, heftigen epileptiformen Krämpfen, Bewußtlosigkeit und schließlich Tod steigern können; der früher so beliebte und in großen Mengen vertriebene Absinthschnaps ist daher heute in fast allen Kulturen verboten. Dem Thujongehalt verdankt die Droge die nicht ungefährliche volksmedizinische Verwendung sowohl als Wurmmittel wie auch als Abortivum und Emmenagogum; allerdings wird die abortive Wirkung bestritten, und ebenso ist der anthelminthische Effekt äußerst unzuverlässig, so daß der Wermut als Wurmmittel heute keine Rolle mehr spielt.

96
Wermuda-Absinthium (ed.)

Ph: PL: I, cap. CIX, –
CaCu (Kaiser) 173,15

Ma. Bez.:
werimote, weramote, wermute, absencium, absintium, alahsan, elsem[1], helsum (H)

Hildegard (Ph. Riethe S. 39):
äußerst heilkräftige Pflanze, in Form einer Kräutermütze gegen Schlaflosigkeit; als Brustsalbe gegen Husten und Seitenschmerzen (Rippenfellentzündung?), äußerlich gegen Gicht, als Trank zur Förderung der Verdauung und als herzstärkendes Mittel, innerlich und äußerlich gegen Zahnschmerzen.

St. Pfl.:
Artemisia absinthium L., Asteraceae – Bitterer Beifuß, Wermut, Wurmkraut

Herk.:
verbreitet in Nordafrika und Südeuropa bis Kaschmir und Sibirien

Diese vielfältigen Wirkungen des Wermuts kannten bereits die antiken Schriftsteller, die den Wermut gleichsam als ein Universalheilmittel von besonderer Heilkraft betrachteten. *Dioskurides* (III, 23) empfahl die »absinthion« genannten Pflanze als appetitanregendes, verdauungsförderndes, blähungstreibendes, den Gallenfluß anregendes, harntreibendes, menstruationsförderndes Mittel, weiterhin gegen Kopfschmerzen, Gelbsucht, eitrige Mittelohrentzündung, Augenleiden, Sehschwäche, Zahnschmerzen, schließlich als Antidot gegen Gifte aller Art, als Prophylaktikum gegen die berauschende Wirkung des Weines und als Gegenmittel zur Vertreibung der Motten und anderen Ungeziefers.

Das breite Spektrum an Indikationen, das *Dioskurides* und in gleicher Weise *Plinius* (XXVII, 45–53), der Wermut unter anderem auch als ein wirksames Mittel gegen Seekrankheit rühmte, in langen Kapiteln entwarfen, blieb auch im Mittelalter bestimmend für den Gebrauch der Droge (Ma. Rez.; *Const. Afric.* 344 f; *Ps.-Apulejus* kap. 101; *Albertus Magnus* VI, kap. 274; Circa instans S. 12; Hort. sanitat. Kap. 3).

Die ausführliche Behandlung des Wermuts und seiner vielseitigen Heilkräfte bei Hildegard entspricht ganz dem Ansehen, das die Pflanze als Arznei auch in ihrer Zeit genoß. Ihre Angaben korrespondieren mit den im Mittelalter für den Wermut bekannten Anwendungsgebieten. Besonders beliebt scheint der Wermut als Bestandteil von Kräutermützen gegen Schlaflosigkeit gewesen zu sein. Denn Hildegards Rezept zur Bereitung eines solchen Mittels erwähnte schon sehr viel früher *Walahfrid Strabo* in seinem Hortulus und rühmte seine »lang aus Erfahrung bekannte« Wirkung. Vermutlich ging der Gebrauch auf eine Bemerkung bei *Plinius* zurück, der riet, gegen Schlaflosigkeit Wermut unter den Kopf zu legen. An Hildegards Empfehlungen fällt auf, daß sie die äußerliche Anwendung deutlich gegenüber der innerlichen Applikation bevorzugt, was vermuten läßt, daß ihr die toxische Wirkung des Wermuts in hoher Dosierung bekannt war. Bei dem äußerlichen Gebrauch des Wermuts indes zur symptomatischen Therapie bei Seiten- und Gliederschmerzen, die schon *Plinius* vorschlug und die auch im *Pseudo-Apulejus* und Circa instans wiederkehrt, dürfte es sich aufgrund des Thujongehaltes in der Tat um eine sinnvolle Maßnahme handeln: Thujon entwickelt eine ähnlich heftige Reizwirkung wie das Sabinaöl (s. Kap. 92) und kann daher auf indirektem Wege eine Schmerzlinderung herbeiführen. Diesen Effekt hat man bis in die jüngste Zeit bei der Verwendung wermuthaltiger Salben, etwa Unguentum aromaticum, als Hautreizmittel ausgenutzt.

Inh.:
Bitterstoffe (Absinthin, Anabsinthin), ätherisches Öl mit Thujon und Thujylalkohol als Hauptbestandteilen, außerdem ein Prochamazulenogen, das bei Wasserdampfdestallation Chamazulenogen oder Chamazulen liefert.

[1] Eine Bezeichnung für den Wermut, die im Nahegebiet für den Wermut üblich ist und die schon Hildegard gebrauchte (Ph. PL III, cap. IX, »helsum« = de succo absinthii); der Name ist dem mittellateinischen »aloxinum« = aloe oxines entlehnt, weil der Wermut mit der »bitteren Aloe« verglichen wurde (s. dazu *Marzell* I, 420).

AB: DAB 8, DAB 7 (DDR); Helv. VI; ÖAB 9

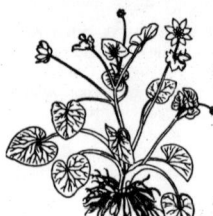

CCCCXCVII.

97
Wichwurtz-Ficaria
Ph: PL: I, cap. CLXXII,
cap. CCVII
(der Text beider Kapitel ist
gleichlautend)

Ma. Bez.:
herba ficaria[1], vicwurz,
ficwrz, brennewurz, celido-
nia minor[2]

*Hildegard (Ph. Riethe S. 50,
57):*
weiniger Auszug gegen
»brinnende fiber« (febres
ardentes)

St. Pfl.:
Ranunculus ficaria L., Ranunculaceae, Scharbocks-
kraut, Feigwurz

Herk.:
heimisch in Europa und
Asien

Inh.:
Ranunculin, Protoanemo-
nin, Vitamin C, Saponine

[1] In den mittelalterlichen Synonymenlisten wirde »ficwrtz« gelegentlich auch mit »tormentilla«
(*Marzell* III, 1018) gleichgesetzt;
in Hildegards »Heilkunde«
(CaCu [Kaiser] 198, l bzw. 209,12)
wird ebenfalls unmißverständlich
»vicwurz« mit »tormentilla«
übersetzt. Es handelt sich hier jedoch um eine Pflanze, die zur Heilung von »vich« bzw. »colica«
und »tortio« (»Bauchgrimmen«)
dient und sicher nicht die »fig-
wurz«, sondern Potentilla tormentilla (s. Kap. 23) bezeichnet,
die später auch als »Bauchweh-
wurzel« im Volk bekannt wurde.
[2] Im Gegensatz zu Chelidonium
maius, Schöllkraut (s. Kap. 47)

Anw.:

Die Feigwurz enthält eine bisher nur in den
Hahnenfußgewächsen (Ranunculaceae) nachge-
wiesene Substanz, das Ranunculin, welches beim
Verletzen der Gewebe in das stark ätzende Proto-
anemonin übergeht. Diese für die Gattung Ranunculus charakteristische hautreizende Wirkung
scheint schon *Dioskurides* bekannt gewesen zu
sein, wenn er berichtet (II, 212), die Feigwurz
könne auf der Haut Geschwüre hervorbringen.
Dioskurides nannte diese Pflanze, der er keine
große Heilkraft zuschrieb, zur Unterscheidung
von dem ebenfalls gelb blühenden, einen scharfen
Saft führenden großen Schöllkraut (Chelidonium
majus) das kleine Schöllkraut (Chelidonium
minus). In den mittelalterlichen Rezeptbüchern
werden beide Arten nicht immer deutlich voneinander unterschieden, zumal ausdrücklich erlaubt
war, das eine Chelidonium durch das andere zu
ersetzen (*Const. Afric.* S. 381 / Circa instans
S. 42). Da überdies die nähere Bestimmung
»majus« bzw. »minus« oftmals fehlt, ist nicht
immer leicht zu entscheiden, welche Art gemeint
ist.

Nach mittelalterlicher Vorstellung lieferten die
fleischigen Wurzelknöllchen und in den Blattach-
seln stehenden weizenkorngroßen Brutknospen
die Signatur zur Verwendung der Pflanze; sie
diente daher hauptsächlich zur Behandlung von
»Feigwarzen«, warzig zerklüfteten papillären
Wucherungen besonders an den Genitalien und
am After, zu denen im Mittelalter auch die Hä-
morrhoidalknoten gezählt wurden. Neben der
Signaturenlehre hat vermutlich auch hier wie so
oft der Analogiegedanke bei der Indikationswahl
eine Rolle gespielt: eine Pflanze, die selbst Haut-
rötung und Schwellung hervorruft, sollte auch
ähnlich erscheinende Hautveränderungen zu heilen imstande sein. Als Anwendungsgebiete der
»chelidonia« werden daher überwiegend Hautaffektionen wie Mundgeschwüre, Nagelfäule, brennende Glieder und fressende Geschwüre genannt.
Wenn Hildegard »brinnende fiber« als Indikation
angibt, so könnte auch hier das den »heissen

Brand« (Gangraen, fressendes Geschwür) beglei-
tende Fieber oder auch die mit Rötung, Schwellung, Ausschlag und Hitzegefühl (»Brennen«)
einhergehenden Entzündungen der Haut, wie sie
etwa bei Erysipel (Wundrose) oder Exanthemen
auftreten, gemeint sein,[3] zumal die Behandlung
dieser oder ähnlicher Hauterkrankungen mittels
»c(h)elidonia« schon bei *Quintus Serenus*
(V. 764) und *Benedictus Crispus* (V. 193) angeführt werden.[4]

Auf die spätere, durchaus sinnvolle Verwendung
der Pflanze bei den Vitamin-C-Mangeler-
scheinungen des Skorbuts weist die deutsche
Bezeichnung Scharbockskraut (Scharbock =
Skorbut) hin. Der Skorbut gehörte zu jenen spektakulären Massenerkrankungen, die zu Beginn
des 16. Jahrhunderts auf den ersten größeren
Entdeckungsreisen auftraten und oftmals große
Teile der Schiffsbesatzung hinwegrafften. Bis zur
Entdeckung des antiskorbutischen Vitamins C
(1928) sollte er ein beständiger und gefürchteter
Begleiter der Segelschiffahrt bleiben. Da zu den
auffallendsten Symptomen dieser Erkrankung
schmerzhafte Zahnfleischgeschwüre und Zahn-
fleischblutungen gehören, dürfte auch hier wieder
bei der Verwendung des Scharbockskrautes das
Analogiedenken die Auswahl des Heilmittels
bestimmt haben, wobei nicht ohne Bedeutung
war, daß die Empirie die Spekulation bestätigte.
Der sichere Nachweis indes, daß der fraglos zu
beobachtende pharmakologische Effekt der
Pflanze auf ihrem Gehalt an Vitamin C beruhte,
konnte erst im 20. Jahrhundert nach der Entdek-
kung des Vitamin C und der damit verbundenen
endgültigen Aufklärung der Ätiologie des Skorbuts erbracht werden.

Heute findet die Pflanze nur noch in der Homöopathie gegen Hämorrhoiden in Form eines Ex-
traktes aus dem frischen Kraut und in der Volksmedizin bei chronischen Hautleiden sowie wegen
ihres Vitamin-C-Gehaltes zu »Blutreinigungstees« Verwendung.

[3] S. dazu »Brand-Fieber« und
»Brenn-Fieber« bei *Höfler* (1899)
S. 189.
[4] *Quintus Serenus* spricht von
einer feuerähnlichen Krankheit
(ignis sacer), die »brennende Glieder« (torrida membra) erzeugt
und durch »chelidonia« gelindert
wird. Ähnlich drastisch beschreibt *Benedictus Crispus* das
langsam ausbreitende heftige
Feuer (ignis acer), das seine
Flamme bis unter die Haut sendet
(ignis acer... atrox flammam sub
cute remittens).

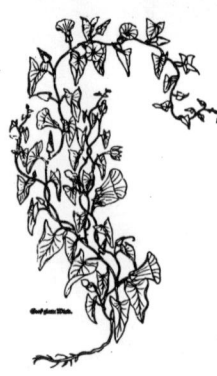

98

Winda-Convolvulus (ed.)

Ph: PL: I, cap. LVII –
CaCu (Kaiser) 55, 20;
182, 15

Ma. Bez.:
uuinta, volubilis (W), volvula[1]

Hildegard (Ph. Riethe, S. 29):
weder von großem Nutzen noch von großem Schaden, das Kraut mit Quecksilber vermischt als Umschlag gegen Nagelfäule, Bestandteile eines Rezeptes zur Behandlung von Fertilitätsstörungen des Mannes

St. Pfl.:
Convolvulus arvensis, L., Ackerwinde, Convolvulus sepium L., Feldwinde – Convolvulaceae

Herk.:
bis auf Teile der Tropen und Australiens fast über die ganze Erde verbreitet.

Inh.:
stark purgierende glykosidische Harze (Glykoretine), Gerbstoffe (in Blättern)

[1] Die Namen können im mittelalterlichen medizinischen Schrifttum auch andere windende und kletternde Pflanzen bezeichnen.

Anw.:

Die Winde gehört zur Familie der Convolvulaceen, deren charakteristisches pharmakologisches Merkmal die Glykoretine sind. Aufgrund dieser stark purgierenden Harzkörper, die von der Mehrzahl der Windengewächse gebildet werden, sind verschiedene Arten seit den ältesten Zeiten als sichere, teilweise drastisch wirkende Abführmittel verwendet worden. Auch in der Acker- und Zaunwinde, die bereits *Dioskurides* (IV, 39) als Laxans aufführt, sind derartige Harzsubstanzen nachgewiesen worden. In den mittelalterlichen medizinischen Schriften wird »volubilis« weniger als Abführmittel denn zum äußeren Gebrauch zur Heilung von hartnäckigen Geschwüren, Brandwunden und Entzündungen sowie als Insektizid genannt (*Avicenna* lib II, tract. II, cap. 735; *Albertus Magnus*, De vegetab. VI, 465; Lex. plant. 71). Für Hildegards Empfehlung indes, das Kraut mit Quecksilber vermischt in Form eines Umschlages gegen Nagelfäule zu verwenden, konnte bisher kein vergleichbarer Text gefunden werden. Ihre Bemerkung ist insofern von besonderem Interesse, als sie einen frühen Beleg für den Gebrauch des Quecksilbers zu therapeutischen Zwecken im Mittelalter liefert, den die Ärzte jener Zeit im allgemeinen vermieden, weil *Dioskurides,* die antike Autorität in pharmakologischen Fragen, vor der Toxizität dieser Substanz gewarnt hatte. Eine Ausnahme allerdings machten die Ärzte des arabischen Kulturkreises, die Quecksilber in größerem Umfang äußerlich gegen verschiedene Hautaffektionen parasitärer, ekzematöser und lepröser Art benutzten. Von ihnen lernten die salernitanischen Ärzte durch Vermittlung von *Constantinus Africanus* (1015–1087), der Quecksilber nicht nur als Ungeziefervertilgungsmittel, sondern als Einreibung auch zur Heilung von Krätze und Pusteln empfahl (*Const. Afric.* fol. 382), die Verarbeitung und arzneiliche Verwendung des Quecksilbers kennen. Möglicherweise hat Hildegard über diese Schriften Kenntnis von dem besonderen Gebrauch des Quecksilbers erhalten, das noch heute, vor allem

in Form seiner Verbindungen, als Desinfektions-
mittel sowie Wund- und Schleimhautantiseptikum
dient, allerdings ist die Bedeutung der anorgani-
schen Quecksilberverbindungen wegen ihrer
großen Toxizität und vielen Unverträglichkeiten
in der Therapie zurückgegangen.

Anw.:

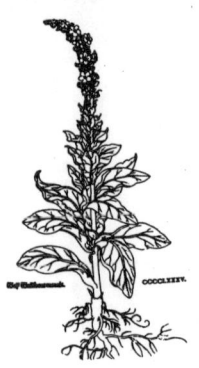

COCCLXXXIV.

99
Wullena[1]-Blando-
nia (ed.)
Ph: PL: I, cap. CXXIII;
CaCu (Kaiser) 175, 25–185,
27–210, 1–211, 10

Ma. Bez.:
wullina, vullede, wulkrut,
wolecle, flomos, tapsus (bar-
batus) (W), barbastum, lu-
minaria, lanaria

Hildegard (Ph. Riethe S. 42):
Stimulans, gegen Heiserkeit
und Brustschmerzen, gegen
Würmer, menstruationsför-
dernd

St. Pfl.:
Verbascum phlomoides L.,
Verbascum thapsiforme
Schrad., Scrophulariaceae –
Wollblume, Königskerze

Herk.:
heimisch in Mittel-, Ost- und
Südeuropa

Inh.:
Flavonglykoside mit Rutin
und Hesperidin als Haupt-
komponenten, Schleim, Sa-
ponine

Die auffälligen und stattlichen Verbascumarten
waren als Heilpflanzen schon den griechischen
Schriftstellern bekannt. *Dioskurides* (IV, 102)
beschreibt drei verschiedene Arten der griechisch
»phlomos« genannten Pflanze, ohne daß es heute
anhand des knappen Textes möglich wäre, die
einzelnen Arten genau zu bestimmen. Aber schon
Plinius (XXV, 120) hielt die Unterscheidung für
überflüssig, da alle drei Arten dieselben Eigenschaften besässen. Nach seinen und *Dioskurides*
Angaben sollten sie adstringierend, gegen Durchfall, bei inneren Rupturen, chronischem Husten,
Zahnschmerzen, äußerlich als Wundmittel
bei Kontusionen, Oedemen, Verbrennungen,
Augenentzündungen und eitrigen Wunden wirksam sein. Bei beiden Autoren finden sich bereits
Hinweise auf eine besondere, auch in der galli-
schen Volksmedizin (*Marcellus Empiricus* 36, 19)
bekannte und noch im Mittelalter übliche (Alphita S. 69) Verwendung der Königskerze: man
benutzte den kerzenartigen Stengel, mit Harz
oder Wachs getränkt, als Fackel oder Lampendocht, weshalb die Pflanze auch die Beinamen gr.
»lychnitis« (= dem Leuchten dienend) und lat.
»lucernaria« (Lampenkraut) erhielt[2].
Im Mittelalter wird die Königskerze im medizinischen Schrifttum nur selten erwähnt (Ma. Rez.;
Ps.-Apulejus kap. 72; *Ps.-Diosk.* S. 604; Deutsch.
Arznb. ed. *Pfeiffer* I, 4). Offensichtlich hatte die
Pflanze eine größere Bedeutung im Volksglauben,
aus dem vermutlich auch *Pseudo-Apulejus*
schöpfte, wenn er die Pflanze neben der Verwendung gegen Podagra als Apotropäum beschreibt.
Als Unheil, Blitz und andere Gefahren abwehrende Pflanze spielte die Königskerze, wie die
zahlreichen Belege bei *Marzell* (Heilpflanzen
S. 231 ff) erkennen lassen, offensichtlich eine
wichtigere Rolle denn als Arzneipflanze. Über
einen anderen, geheimnisvollen Gebrauch berichtete auch der Verfasser des *Rinioherbars*
(Nr. 313), der angab, die Schwarzkünstler bedien-
ten sich der Verbascumarten als Lampendocht,
wenn sie mit den Geistern der Toten kommunizie-

[1] Von »Wolle«, wegen der behaar-
ten, wolligen Blätter.
[2] Weitere Belege bei *Brunschwyg*
1500, 115 v und *Brunfels* 1532, 331.

ren wollten. Von all diesen abergläubischen Praktiken erfahren wir bei Hildegard nichts, hingegen erwähnt sie, neben allgemeineren, pharmakologisch undeutlichen Indikationen den speziellen, bis heute bewährten Gebrauch als Hustenmittel und Expektorans, der auf den Gehalt an Saponine, die für den leicht expektorierenden Effekt verantwortlich sind, sowie den Schleimgehalt, der reizmildernd auf die katarrhalisch entzündeten Schleimhäute der oberen Luftwege einwirkt, zurückzuführen ist. Noch heute finden daher die getrockneten Kronblätter der Königskerze in Teemischungen (Species pectorales) als mildes Expektorans und Mucilaginosum Verwendung.

AB: DAB 7 (DDR), Helv. VI, ÖAB 9, DAB 7 (BRD)

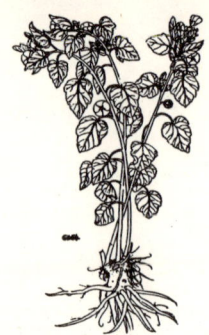

100
Ybischa
Ph: PL: I, cap. CXLI

Ma. Bez.:
ibisca (W), bismalva, malva-
grestis, (h)ibiscum[1], dyal-
thea, altea[2], malvaviscus

*Hildegard (Ph. Riethe,
S. 46):*
innerlich als Trank gegen
Fieber, äußerlich als Um-
schlag gegen Kopfschmer-
zen

St. Pfl.:
Althaea officinalis L. – Malvaceae, Eibisch

Herk.:
Die Pflanze ist in Mittel-,
Ost- und Südeuropa hei-
misch, in Deutschland
wächst der Eibisch wild, vorzugsweise auf Wiesen mit
sandigen Böden.

Inh.:
Schleimstoffe (bis zu 15% in
der Wurzel, 6–9% in Blättern
und Blüten), Gerbstoffe,
Zucker

[1] Aus gr. »ebiskos«, wie die
Pflanze bei *Dioskurides* auch genannt wurde.
[2] Lat. Übersetzung von gr. »al-
theia«, das seinerseits von gr. »al-
thein«, heilen, abgeleitet ist.
[3] *Grossmann, H.:* Flora vom
Rheingau. Ein Verzeichnis der
Blütenpflanzen und Farne sowie
ihre Fundorte. Frankfurt a. M.
1976, S. 55.

Anw.:

Wie die meisten Schleimdrogen hat auch der Eibisch fast ausschließlich örtliche Wirkung. Er hat
einen reizmildernden Effekt auf die gereizten
Schleimhäute der oberen Luftwege, indem der
Pflanzenschleim die Häute einhüllt. Darüberhinaus schwächt er den Einfluß entzündungserregender Stoffe ab und saugt Sekrete auf. Diese Eigenschaften erklären die Verwendung des Eibisch als
Gurgelwasser und Expektorans bei Entzündungen des Mund- und Rachenraumes, als Mittel zu
erweichenden Umschlägen, Kataplasmen und
Bädern bei Furunkeln und Geschwüren, die bis
heute die Hauptanwendungsgebiete geblieben
sind.
Schon in der Antike bezeichnete der Botaniker
Theophrast den Eibisch als ein Hustenmittel,
Dioskurides empfahl ihn daneben gegen so vielfältige Leiden wie Harnwegserkrankungen, Dysenterie, Ischias und äußerlich als erweichendes und
zerteilendes Mittel bei Entzündungen, Verletzungen, Drüsenschwellungen und Abszessen. Bei den
mittelalterlichen Autoren war die Droge kaum
weniger geschätzt, die Indikationen blieben im
wesentlichen konstant. Die Pflanze selbst fand
über die Klostergärten der Benediktiner schon
früh Eingang in die Bauerngärten, sie wird bereits
im »Capitulare de villis« der Karolingerzeit als
Gartenpflanze der kaiserlichen Hofgüter erwähnt.
Möglicherweise hat auch Hildegard die Pflanze
aus eigener Anschauung gekannt, da sie noch
heute zur Charakterflora des Rhein- und Nahegaus, der unmittelbaren Umgebung ihres Klosters, gehört[3]. Es fällt jedoch auf, daß sie in der
Verwendung der Pflanze, vielleicht aufgrund der
lokalen volkstümlichen Überlieferung, von den
bekannten Indikationen abweicht. Die von ihr
angegebenen Heilkräfte lassen sich weder aufgrund der Rezeptliteratur noch aufgrund der
Wirkstoffe des Eibisch erklären, die Beseitigung
des Fiebers und der Kopfschmerzen ließen sich
allenfalls als ein Sekundäreffekt der Drogenwirkung deuten.
AB: Radix A.: DAB 8; DAB 7 (DDR); Helv. VI;
ÖAB 9;
Folia A.: DAB 6; ÖAB 9

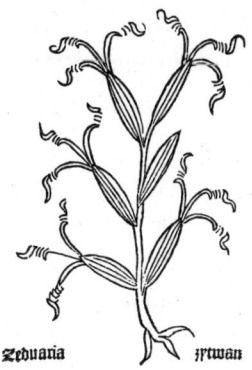

Zebuaria　　　　　　jrtuan

Zitvar[1]

Ph: PL: I, cap. XIV, CaCu
(Kaiser) 195,28; 190,32;
197,33; 191,77; 179,32;
201,13

Ma. Bez.:
cituar, citavvar, zuzur, zodear, zodear, zedoar, zidwar
(W)

*Hildegard (Ph. Riethe
S. 19f):*
gegen Tremor, Kopfschmer-
zen, als Digestivum, gegen
Singultus (Schluckauf), Ma-
gen- und Darmkolik, Eingeweidebruch und Blutfluß

St. Pfl.:
Curcuma zedoaria Roscoe, –
Zingiberaceae, Zitwerwur-
zel

Herk.:
heimisch in Indien

Inh.:
ätherisches Öl mit Sesquiter-
penalkoholen, Sesquiterpe-
nen (Zingiberen) und Ci-
neol als Hauptbestandteilen

Anw.:

Die Zitwerwurzel, eine uralte indische Kulturpflanze, wird von den antiken Schriftstellern nicht
erwähnt. In Europa wurde sie erst im frühen Mittelalter bekannt, als arabische Kaufleute die
Droge in die Mittelmeerländer brachten. Wie die
zahlreichen Eintragungen in Handelsbüchern und
Zolltarife zeigen (*Heyd* II, S. 658 f), spielte die
Droge, die von den arabischen und persischen
Ärzten als Gegenmittel gegen Gifte aller Art und
als Gewürz hoch geschätzt war, im Levantehandel
eine große Rolle.
Die früheste Erwähnung in der lateinischen,
medizinischen Literatur findet sich bei *Benedictus
Crispus* (V. 57), der die Zitwerwurzel als Gift und
Mittel gegen Herzschmerzen empfiehlt. *Ibn-al-
Baytar* (I, 243) sollte später ganz ähnliche Indika-
tionen angeben.
Wie der mittelalterlichen Rezeptliteratur zu ent-
nehmen ist, stand die Wurzel auch in Europa als
Antidot gegen Vergiftungen aller Art in großem
Ansehen, daneben wurde sie aber auch wegen
ihrer magenstärkenden, appetitanregenden Ei-
genschaften gerühmt (Ma. Rez., *Const. African.*
S. 374; Circa instans S. 117; *Macer floridus*
S. 117; *Albertus Magnus* VI, kap. 482; *Avicenna.*
lib. II, tract. II, kap. 745; Innsbr. Arznb.). Die
Wurzel besitzt in der Tat aufgrund ihresätheri-
schen Ölgehaltes eine appetitanregende, verdauungsfördernde Wirkung, indem das ätherische Öl

[1] Die Bezeichnung leitet sich vom
pers. »zeduar« ab, lateinisch hieß
die Wurzel Zedoaria.
[2] Antiquum stomachi dicunt curare dolorem. Illud patiens ieiuno
masticet ore. Et sic infectam sen-
sim voret ille salivam.

auf reflektorischem Wege die Magensaft- und Gallesekretion steigert und die Peristaltik des Darmes anregt. Zitwerwurzel hat deshalb als Stomachikum, Aromatikum und Choleretikum, besonders als Bestandteil der Tinctura Aloes composita und Tinctura amara, bis in die jüngste Zeit Verwendung gefunden.

So erscheinen auch Hildegards Empfehlungen der Droge als Digestivum und Mittel gegen Magen- und Darmkolik sinnvoll; für ihre weiteren Indikationen Eingeweidebruch, Tremor und Blutfluß fehlt indes Vergleichsmaterial. Unverständlich bleibt auch ihre Bemerkung, der Zitwer hemme übermäßigen Speichelfluß, da gerade die aromatischen und Scharfstoffe des ätherischen Öls die Speichelsekretion steigern. Vielleicht läßt sich die Angabe mit einer Parallelstelle bei *Macer floridus* deuten; dort heißt es (ed. *Choulant,* S. 117, V. 2131 f): Zitwer nüchtern gekaut, beseitige Magenschmerzen und auf diese Weise ziehe er (wörtlich: verschlinge) auch allmählich den verpesteten Speichel an sich[2], »verdaue ihn also«, was sich auch als eine »Beseitigung« interpretieren läßt. Aus dieser Zeile erhellt zugleich, wie man sich im Mittelalter die angebliche, so sehr gepriesene Giftwirkung der Zitwerwurzel vorstellte, und offensichtlich lagen ähnliche Anschauungen auch Hildegards Aussagen zugrunde.

AB: DAB 6

III. Anhang

1. SIGLEN DER ÖFTERS ZITIERTEN WERKE

Alb. Magnus
Albertus Magnus: De vegetabilibus libri VII. Ed. E. Meyer u. C. Jessen, Berlin 1867.

Alphita
Mowat, J. L. G.: Alphita. A medico-botanical glossary; In: Anecdota Oxoniensia, Mediaeval and modern ser. I,2 Oxford 1887.

André, J.
Lexique des termes de botanique en Latin. Paris 1956.

Andihot, Nicolai
D. Goltz: Mittelalterliche Pharmazie und Medizin. Dargestellt an Geschichte und Inhalt des Antidotarium Nicolai. Mit einem Nachdruck der Druckfassung von 1471. Stuttgart 1976 (= Veröff. Int. Ges. Gesch. Pharm. N. F. Bd. 44).

Apuleius
S. Pseudo-Apuleius

Avicenna
Avicenna: Liber canonis, Venedig 1507.

Benedictus Crispus:
Benedictus Crispus: Ad Maurum Mantuensem praepositum in medicinae libellum. In: Collectio salernitana. Ed. Salvatore de Renzi, Bd. I, Neapel 1852, S. 72–87. Engl. Übers. mit Kommentar von *Jerry Stannard:* Benedictus Crispus, an Eighth Century Medical Poet. In: Journal of the History of Medicine *21* (1966) 24–46.

Bertsch
Bertsch, Franz u. Karl Bertsch: Geschichte unserer Kulturpflanzen. Stuttgart 1949.

Beßler
Beßler, Otto: Prinzipien der Drogenkunde im Mittelalter – Aussagen und Inhalt des Circa instans und Mainzer Gart. Habil. Schr. Halle/Saale 1959.

Bock
Bock, Hieronymus: New Kreutter-Buch von under scheydt, würckung und namen der kreutter so in Teutschen landen wachsen. Straßburg 1539 und 1551.

Brücher
Brücher, Heinz: Tropische Nutzpflanzen. Ursprung, Evolution und Domestikation. Berlin, Heidelberg, New York 1977

Brunfels
Brunfels, Otto: Contrafayt, Kreuterbuch. Nach rechter vollkommener Art und Beschreibungen der Alten. 2 Teile, Straßburg 1532–1537.

Brunschwyg
Brunschwyg, Hieronymus: Liber de arte distillandi. Straßburg 1500.

Capitulare de villis
Faksimileausgabe des Cod. Guelf. 254, Helmst. der Herzog-August-Bioblio-thek Wolfenbüttel, hrsg. v. Carlrichard Brühl, Stuttgart 1971 (= Dokumente zur deutschen Geschichte in Faksimiles, Reihe I, Bd. 1).
Abdruck der Edition in den MGHcap. Bd. 3, S. 186 f., auch bei *Fischer-Benzon* zusammen mit zwei Inventarverzeichnissen über den Pflanzen- und Baumbestand in verschiedenen kaiserlichen Hofgütern.
Das undatierte, nur in einer Handschrift des 9. Jh. überlieferte Capitulare de villis entstand wohl im letzten Jahrzehnt des 8. Jh. und bildet die wichtigste Quelle zur Verwaltung des fränkischen Reichsgutes. Es enthält in 70 Kapiteln teilweise sehr detaillierte Vorschriften über die Bewirtschaftung und Gerichtsbarkeit karolingischer Krongüter, darunter ein Verzeichnis der auf den kaiserlichen Hofgütern anzupflanzenden Gewächse, Bäume und Kräuter (Kap. 70).

Circa instans
Wölfel, Hans (Hrsg.): Das Arzneidrogenbuch »Circa instans« in einer Fassung des XII. Jahrhunderts aus der Universitätsbibliothek Erlangen. Text und Kommentar als Beitrag zur Pflanzen- und Drogenkunde des Mittelalters. Diss. Mathemat.-Naturw. Fak. Berlin 1939.

Cod. Vindob. 93
Medicina Antiqua. Codex Vindobonensis 93 der Österreichischen National-bibliothek. Faksimile: Graz 1972 mit Kommentarband von C. H. Talbot u. F. Unterkircher (= Codices selecti XXVII, XXVII*). Eine Übersetzung und Interpretation lieferte Hans Zoller; Antike Medizin. Die medizinische Sammelhandschrift Cod. Vindobonensis 93 in lateinischer und deutscher Sprache. Graz 1980 (= Interpretationes ad. Codices, Bd. 2). Die Sammelhandschrift stammt aus dem 13. Jahrhundert und enthält u. a. auch eine Fassung des *Pseudo-Apulejus*.

Columella
Columella, Lucius Junius Moderatus: De re rustica libri XII et liber de arboribus. 3 Bde., London 1948–1955 (Loeb classical library).

Const. Afric.
Constantinus Africanus: De gradibus quos vocant simplicium liber. In: Constantini Africani posthabendi opera. Basel 1536–1539, fol. 342–387.

Corp. hippocr.
Corpus hippocraticum. Oeuvres complètes d'Hippocrate. Hrsg. v. E. Littré, I–X, Paris 1839–1861

Dioskurides
Berendes, J.: Des Pedanios Diskurides aus Anazarbos Arzneimittellehre in fünf Büchern. Übersetzt und mit Erklärungen versehen. Stuttgart 1902. Nach dieser Ausgabe werden Bücher und Kapitel zitiert, der griech. Text wurde in der Ausgabe benutzt von·Max Wellmann: Pedanii Dioscuridis Anazarbei De materia medica libri quinque. Bd. 1–3, Berlin 1902.

Diosk. longob.
Dioscorides Longobardus (Cod. Lat. Monacensis 337). Hrsg. v. K. Hofmann u. T. M. Auracher (Lib. I) in: Romanische Forschungen *1* (1882) 49–105; hrsg. v. H. Stadler (Lib. II–V, Index) in: Romanische Forschungen *10* (1897) 181–247; 369–446; *11* (1899) 1–121; *12* (1901) 161–243; *14* (1903) 601–636.

Dtsch. Arznb. ed. Pfeiffer
Pfeiffer, Franz: Zwei deutsche Arzneibücher aus dem 12. und 13. Jahrhundert. In: Sitzungsberichte der Kaiserlichen Akademie der Wissenschaften, Philos.-Histor. Klasse *42* (1863) 110–200.

Dynamidia
Dynamidiorum Libri Duo. Hrsg. v. A. Mai, in: Classicorum auctorum e vaticanis codicibus editorum, tom VII, Rom 1835, S. 399–458.
Als »Dynamidia«, abgeleitet vom gr. »dynamis« (Kraft, Vermögen) wurde ursprünglich die Arzneikraft und das Wirkungsvermögen eines Heilmittels bezeichnet (s. *Isidor,* Etym. IV, 10: »Dynamidia est potentia herbarum, et vis et possibilitas«), im Mittelalter wurde der Ausdruck im erweiterten Sinne zur Bezeichnung von Herbarien, Antidotarien oder Rezeptarien, die Angaben der Arzneimittelwirkungen enthielten, verwendet; s. dazu *L. C. Mac Kinney:* »Dynamidia« in medieval medical literature. In: Isis *24* (1936) 400–414.

Fischer
Fischer, Hermann: Mittelalterliche Pflanzenkunde. München 1929, S. 255–289, Synonymenschlüssel zu den mittelalterlichen Glossaren.

Fischer-Benzon
Altdeutsche Gartenflora. Untersuchungen über die Nutzpflanzen des deutschen Mittelalters, ihre Wanderung und ihre Vorgeschichte im klassischen Altertum. Kiel und Leipzig 1894.

Fuchs
Fuchs, Leonhart: De historia stirpium, Commentarii. Basel 1542.

Galen
Opera omnia I–XX. Hrsg. v. K. G. Kühn. Leipzig 1821–1833.

Gargilius Martialis
S. Medicina Plinii.

Genaust
Genaust, Helmut: Etymologisches Wörterbuch der botanischen Pflanzennamen. Basel und Stuttgart 1976.

Germer
Germer, Renate: Untersuchungen über Arzneimittelpflanzen im Alten Ägypten. Diss. Philos. Fak. Hamburg 1979.

Gesner
Gesner, Conrad: Catalogus plantarum Latine, Graece, Germanice et Gallice, Pinax phyton ... Zürich 1542.

Gunther
Gunther, Robert T.: The herbal of Apulejus Barbarus (Ms Bodley 130), Oxford 1925.

Hegi
Illustrierte Flora von Mitteleuropa, 7 Bde. in 13 Teilen. München 1906–1931, 2. Aufl. 1936 ff, 3. Aufl. 1966 ff.

Herodot
Historien. Übers. v. A. Horneffer. Stuttgart 1955.

Heyd
Geschichte des Levantehandels im Mittelalter. 2 Bde., Stuttgart 1879.

Höfler
Deutsches Krankheitsnamen-Buch. München 1899.

Hort. sanit. (1485)
Gart der Gesuntheit. (Hortus sanitatis). Mainz: Peter Schoeffer 1485.

Hovorka-Kronfeld
Hovorka-Kronfeld: Vergleichende Volksmedizin. 2 Bde. Stuttgart 1908–1909.

HWDA
Handwörterbuch des deutschen Aberglaubens, hrsg. v. H. Bächtold-Stäubli, Berlin, Leipzig 1927–1942.

Ibn-al-Baytar
Sontheimer, Joseph v.: Große Zusammenstellung über die Kräfte der bekannten einfachen Heil- und Nahrungsmittel von ... Ebn Beithar. Aus dem Arabischen übersetzt. 2 Bde., Stuttgart 1840–1842.

Innsbrucker Arznb.
Wilhelm, Friedrich (Hrsg.): XI. Das Innsbrucker Arzneibuch. XII. Kräuter-buch. Innsbrucker Fassung. In: Denkmäler deutscher Prosa des 11. und 12. Jahrhunderts. Abtlg. A.: Text, München 1914, S. 39–45; Abtlg. B: Kommentar, S. 88–115 (= Münchener Texte H. 8).

Isidor, Etym.
Etymologiarum sive originum libri XX. Hrsg. v. W. M. Lindsay. 2 Bde., Oxfort 1911.

Lex Ma.
Lexikon des Mittelalters, Artemis Verlag, Zürich 1978 ff.

Lex. plant.
Maus, Rudi; Bahn, Gerhard; Thode, W.: Das Lexicon plantarum. (Hand-schrift 604 der Münchener Universitätsbiblithek. Ein Vorläufer der deutschen Kräuterbuch-Inkunabeln) Teil I–III, Würzburg 1941 (= Texte und Untersuchungen zur Geschichte der Naturwissenschaften, H. 2–4).

Macer floridus
Macer floridus: De viribus herbarum. Ed. L. Choulant Leipzig 1832.

Marcellus
Marcellus Empiricus: De medicamentis liber. Hrsg. v. Max Niedermann u. Eduard Liechtenhan. Mit deutscher Übers. v. J. Kollesch und D. Nickel, 2 Bde. Berlin 1968 (= Corpus Medicorum Latinorum V).

Ma. Rez.
Jörimann, J.: Frühmittelalterliche Rezeptarien. Diss. Med. Fak. Zürich 1925 – Sigerist, H. E.: Studien und Texte zur frühmittelalterlichen Rezeptliteratur, Leipzig 1923 (= Studien zur Geschichte der Medizin, H. 13).

Marzell
Marzell, H.: Wörterbuch der deutschen Pflanzennamen. 4 Bde., Leipzig 1937–1979.

Marzell, Heilpflanzen
Marzell, H.: Geschichte und Volkskunde der deutschen Heilpflanzen. 2. Aufl. Stuttgart 1938.

Matth. Silvat.
Silvaticus, Matthaeus: Opus pandectarum (medicinae) Matheis Silvatici cum Simone Januense ... Venedig 1507.

Medicina Plinii
Rose, Valentin (Ed.): Plinii secundi quae fertur una cum Gargilii Martialis medicina. Leipzig 1875, S. 129–238.

Megenberg
Megenberg, Konrad v.: Das Buch der Natur, hrsg. v. Franz Pfeiffer, Stuttgart 1861.

Mlat. Wb
Mittellateinisches Wörterbuch bis zum ausgehenden 13. Jh. Hrsg. v. d. Bayer. Akad. d. Wissensch. u. Deutsch. Akade. d. Wissensch. zu Berlin. München, Berlin 1959 ff.

Ortolf
Follan, J.: Das Arzneibuch Ortolfs von Baierland nach der ältesten Handschrift (14. Jh.) herausgegeben. In: Veröff. Int. Ges. Gesch. Pharm. *23* (1963) 1–199.

Plinius
Historia naturalis – Pliny, Natural History, with an english translation in ten volumes. Ed. by H. Rackham, W. H. S. Jones u. a. 10 Bde., London 1947–1963 (Loeb Classical Library).

Ps.-Apulejus
Howald, E. und Henry E. Sigerist: Antonii Musae De Herba Vettonica liber. Pseudo-Apulei Herbarius. Anonymi De Taxone liber. Sexti Placiti liber medicinae ex manimalibus etc. Leipzig 1927 (= Corpus Medicorum latinorum IV), s. a. *Cod. Vindob. 93.*

Ps.-Diosl.
Kästner, H. F.: Pseudo-Dioscoridis De herbis femininis: In: Hermes *31* (1896) 578–636; vgl. a. John M. Riddle: Pseudo-Dioscorides' Ex herbis femininis and Early Medieval Medical Botany. In: Journal of the History of Biology *14* (1981) 43–81.

Quintus Serenus
Quintus Serenus: Liber medicinalis. Ed. F. Vollmer, Leipzig 1916 (= Corpus medicorum latinorum vol. II, fasc. 3).

RE
Pauly Realencyclopädie der classischen Altertumswissenschaft. Neu bearb. v. G. Wissowa u. a. 1. Reihe 24 Bde., 2. Reihe 10 Bde., 15 Suppl. Bde., Stuttgart–München 1893–1978.

Rinio-Herbar
Toni, Ettore de: Il libro dei semplici di Benedetto Rinio. In: Memorie della Pontifica Accademia Romana dei Nuovi Lincei, ser. II, vol. 5 (1919), p. 171–279; vol 7 (1924) p. 275–398; vol. 8 (1925) p. 123–264.

Rufinus
Thorndike, Lynn: The herbal of Rufinus. Edited from the Unique Manuscript Chicago 1949 (= Corpus of mediaeval scientific texts).

Steinmeyer-Sievers
Steinmeyer-E. und E. Sievers: Die althochdeutschen Glossen, 5 Bde., Berlin 1879–1922.

Schneider (Drogenlex.)
Schneider, Wolfgang: Pflanzliche Drogen. Sachwörterbuch zur Geschichte der pharmazeutischen Botanik. 3 Bde. Frankfurt a. M. 1974 (= Lexikon zur Arzneimittelgeschichte Bd. V, 1–3).

St. Galler Klosterplan
Duft, Johannes (Hrsg.): Studien zum St. Galler-Klosterplan (= Mitteilungen zur vaterländischen Geschichte, hrsg. v. Historischen Verein des Kantons St. Gallen, 42) St. Gallen 1962 – Duft, Johannes: Notker, der Arzt. Klostermedizin und Mönchsarzt im frühmittelalterlichen St. Gallen. St. Gallen 1972, S. 32–36.
Ein um 820 auf der Reichenau kopierter Idealplan eines Klosters, der unter anderem neben dem Raum für kranke Mönche außerhalb der Klausur ein Ärztehaus, Raum für Aderlaß und Verabreichung von Abführmitteln, Raum für schwerkranke Laien, ein Dispensatorium zur Zubereitung und Aufbewahrugng von Arzneimitteln und einen Heilkräutergarten enthält.

Theophrast
Theophrast: Naturgeschichte der Gewächse, übers. u. erläutert von K. Sprengel. 2 Teile, Altona 1822.

Tschirch
Tschirch, Alexander: Handbuch der Pharmakognosie. 3 Bde. in 6. Leipzig 1909–1925, 2. Aufl. 1930–1933 (nur Bd. 1,1–3).

Walahfrid Strabo
Walahfrid Strabo: Liber de cultura hortorum. Ed.: MGH Poetae II, 335 f. (Ed. E. Dümmler). – Reproduktion der editio princeps aus dem Jahre 1510 von K. Sudhoff, H. Marzell, E. Weil, München 1926 (= Münchener Beiträge zur Geschichte und Literatur der Naturwissenschaften und Medizin.) – Die neueste lat.-deutsche Ausgabe mit ausführlicher botanischer Würdigung von Hans-Dieter Stoffler: Der Hortulus des Walahfrid Strabo. Aus dem Kräutergarten des Klosters Reichenau. Sigmaringen 1978.

2. PERSONENREGISTER

ALBERTUS MAGNUS (um 1193–1280)

Der bedeutendste Naturforscher des lateinischen Mittelalters; er gehörte dem Dominikanerorden an, erwarb in Paris den Doktor und dozierte an den Dominikanerklöstern in Würzburg, Straßburg und Köln. Sein umfangreiches Schriftenverzeichnis umfaßt theologische, philosophische und naturwissenschaftliche Werke. Zu seinen größten Leistungen gehört die Begründung des christlichen Aristotelismus im Mittelalter, indem er die aristotelische Philosophie mit der christlichen Gedankenwelt assimilierte. Auf naturwissenschaftlichem Gebiet verfaßte er neben seinen zoologischen Büchern (De animalibus libri XXVI) ein botanisches Werk (De vegetabilibus libri VII), das weitgehend auf eigener Erfahrung und Anschauung beruhte, die er sich während seiner ausgedehnten Reisen erwarb und ihn als selbständigen Beobachter ausweisen.

AVICENNA (IBN-SINA) (980–1037)

Iranischer Arzt und Philosoph; er war der eigentliche Vermittler griechischer Wissenschaft und Philosophie an die arabische Welt. Seine vielseitigen Studien erstreckten sich auf Logik, Metaphysik, Mathematik, Astronomie, den Koran und die Medizin. Sein Ruhm in der Medizin beruht auf dem sogenannten Qanun oder »Canon medicinae«, einer gigantischen Enzyklopädie, die die gesamten damaligen Kenntnisse über Physiologie, Nosologie, Aetiologie, Pathologie und Therapie der Krankheiten zusammenfaßt und auch eine umfangreiche Darstellung der Arzneimittel aus den drei Reichen der Natur einschließt. Die große Zahl der erhaltenen Manuskripte, Kommentare, Glossen und lateinische Übersetzungen bezeugen das große Ansehen dieses Werkes, das über viele Jahrhunderte hinweg das maßgebliche Lehr- und Handbuch auch der europäischen Medizin geblieben ist. Seine Bedeutung liegt in der Adaptation, Systematisierung und übersichtlichen Darstellung des gesamten medizinischen Wissens seiner Zeit, weniger in der persönlichen Erfahrung, eigenen Lehrmeinung oder neuen Ideen des Verfassers, die wohl kaum in das Werk eingeflossen sind.

BENEDICTUS CRISPUS (gest. 725 oder 735)

Erzbischof von Mailand; von seinen Schriften ist nur ein lateinisches medizinisches Lehrgedicht aus 241 Hexametern überliefert, das eines der wenigen erhaltenen typischen Beispiele aus der vorsalernitanischen, lateinischen Medizinliteratur darstellt. Das Werk ist frei von unmittelbarem griechischen Einfluß, als Quellen benutzte Benedictus Crispus Quintus Serenus und Plinius bzw. die Medicina Plinii. Dem Ziel des Gedichtes entsprechend, das eine Auswahl wirksamer Arzneimittel für die wichtigsten Krankheiten und medizinischer Notfälle präsentieren will, beschränken sich die Angaben auf eine knappe Beschreibung der Droge, die Zubereitung sowie Hinweise über die Form ihrer Applikation.

BOCK, HIERONYMUS (1498–1554)

Mit FUCHS und BRUNFELS zählt er zu den »Vätern der Botanik« in Deutschland; ursprünglich zum Mönch bestimmt, bekannte er sich jedoch zur neuen lutherischen Glaubenslehre und wurde Prediger sowie Leibarzt des Grafen von Nassau in Hornburg. Er verfaßte ein Kräuterbuch, das 1539 erstmals erschien und noch keine Abbildungen enthielt. Erst die 1546 gedruckte Auflage ist mit 465 Holzschnitten (von David Kandel aus Straßburg) illustriert, die teilweise nach Brunfels und Fuchs kopiert sind. Die Beschreibung der Kräuter, Sträucher und Bäume beruhen zum Teil auf eigener Beobachtung – Bock unternahm zu diesem Zweck ausgedehnte Wanderungen durch Südwest- und Westdeutschland – teilweise spiegeln sie aber auch deutlich das Bemühen wider, die einheimische Flora mit den Namen des Dioskurides zu identifizieren, was selbstverständlich zu mancherlei Irrtümern führte. Wenngleich Bock bereits ein gewisses Gefühl für Verwandtschaften innerhalb seiner Anordnung der Pflanzen erkennen läßt, so legte er doch den Schwerpunkt nicht auf die botanisch/morphologische Beschreibung, sondern auf die Aufzählung der Heilkräfte und Wirkungen der jeweiligen Pflanzen, also auf den pharmazeutisch/pharmakologischen Aspekt.
S. dazu: *B. Hoppe:* Das Kräuterbuch des Hieronymus Bock, Stuttgart 1969.

BRUNFELS, OTTO (1488–1534)

Gehörte mit BOCK und FUCHS zu den »Vätern der Botanik« in Deutschland; ursprünglich Mönch, bekannte er sich zum Protestantismus, wurde Stadt-Prediger in verschiedenen Städten, erwarb 1530 den medizinischen Doktortitel und wurde schließlich 1532 als Stadtarzt und Professor der Medizin nach Bern berufen, wo er schon bald, mit 46 Jahren, starb.
Zu seinem Hauptwerk gehört das Kräuterbuch »Herbarium vivae eicones«, das 1530 (–1536) in lateinischer Sprache erschien und zwei Jahre später in deutscher Sprache (1532–1537) herauskam. Wie bei Bock kommt auch bei Brunsfels die Diskrepanz zwischen der Abhängigkeit von der antiken Tradition einerseits, und der selbständigen Beobachtung und empirischen Forschung andererseits deutlich zum Ausdruck, wenn er mit allen Mitteln und großer Gelehrsamkeit versucht, die einheimische Pflanzenwelt auf die Beschreibungen des Dioskurides zu projizieren. Der Wert des Kräuterbuches liegt vor allem in der Güte der ausgezeichneten naturgetreuen Abbildungen, die von dem Dürer-Schüler Hans Weidlitz aus Straßburg stammen.

BRUNSCHWIG, HIERONYMUS (um 1450–1512/13)

Straßburger Wundarzt; er gab das erste zusammenfassende Werk über die Destillierkunst (1500) heraus, in dem die verschiedenen Gewinnungsmethoden, Geräte und Techniken der Destillation ausführlich erläutert und abgebildet wurden. In einem angefügten Kräuterbuch sind die Pflanzen, die Objekte der Destillation, nebst Indikationen für die gewonnenen Wässer, beschrieben.

COLUMELLA, LUCIUS JUNIUS, MODERATUS (1. Jh. n. Chr.)

Römischer Schriftsteller aus Gades (Spanien), der zur Zeit Senecas lebte; er verfaßte ein umfangreiches, die gesamte Landwirtschaft umfassendes Handbuch in 12 Abteilungen mit dem Titel »De re rustica«. Columella stützte sich sowohl auf griechische und lateinische Quellen als auch auf seine eigene, praktische Erfahrung als Gutsherr und Verwalter seiner Güter in Italien, so daß sein Werk reiche Informationen zum Alltags- und Wirtschaftsleben, Tierzucht, Ackerbau und die Kultivierung der Bäume und Sträucher vermittelt.

CONSTANTINUS AFRICANUS (gest. 1087)

Um 1010 oder 1015 in Karthago geboren, genoß er vermutlich seine Ausbildung in Bagdad, kam als Drogenhändler 1065 nach Salerno, wurde dort Mönch in Montecassino und übersetzte bis zu seinem Tode die ursprünglich griechischen, im Mittelalter ins Arabische übertragenen medizinische Texte ins Lateinische, so die »Isagoge in artem parvam Galeni«, des *Hunan ibn Ishaq,* des großen arabischen Galenübersetzers. Er schuf damit als erster eine lateinische Fachsprache der Medizin und legte die Grundlage für die Entwicklung der wissenschaftlichen Medizin in Europa.

DIOSKURIDES, PEDANIOS, von Anazarba (1. Jh. n. Chr.)

Er war ein Zeitgenosse des älteren *Plinius* und wirkte als Militärarzt unter *Claudius* und *Nero. Dioskurides* verfaßte das bedeutendste pharmakologische Werk der Antike unter dem Titel: »Peri hyles iatrikes« (= lat. Materia medica). Das Werk enthält eine Beschreibung der mineralischen Arzneistoffe und Heilpflanzen sowie Nahrungs- und Genußmittel mit teils sehr genauen botanischen Angaben. Die fast wörtlichen Übereinstimmungen mit Plinius beruhen auf der Benutzung derselben Quelle, vermutlich des *Q. Sextius Niger,* eines römischen Arztes des 1. Jahrhunderts n. Chr., der in griechischer Sprache ein heute verlorenes medizinisches Werk verfaßte.

Aufgrund der Arzneimittellehre wurde *Dioskurides* zur maßgeblichen Autorität auf diesem Gebiet für viele Jahrhunderte; durch die zahlreichen Übersetzungen und Bearbeitungen, die sie erfuhr, blieb das Werk bis in die Neuzeit hinein einflußreich. Zu den populären Bearbeitungen, die im Westen seit dem 6. Jh. n. Chr. verbreitet wurden, gehörte der unter dem Titel »*Ex herbis femininis*« bekannt gewordene, 71 Pflanzen umfassende Auszug aus dem, mehr als 500 Pflanzen abhandelnden griechischen Original. Diese frühmittelalterliche Umarbeitung berücksichtigte nicht nur ausgiebiger die südeuropäische Flora, sondern war auch mit Abbildungen versehen und auf diese Weise praxisgerechter ausgestattet, was ihr eine gewisse Popularität garantierte. Mit dem Werk des Dioskurides hatte der Text, der neues medizinisch-botanisches Material enthielt, nur noch wenig gemeinsam, der Name des Dioskurides als Verfasser wurde nur gewählt, um der Kompilation die entsprechende Autorität zu verleihen. (S. dazu die sorgfältige und informative Studie von *J. M. Riddle:* Pseudo-Dioscorides' »Ex herbis femininis« and Early Medieval Medical Botany«, in: J. Hist. Biol. *14* [1981] 43–81).

Die älteste erhaltene frühlateinische Fassung des Dioskurides stammt aus dem 9. Jahrhundert und ist, in Anlehnung an die langobardischen Buchstaben der Handschrift, als der sogenannten *Dioskurides longobardus* des Marcellus Virgilius bekannt geworden. Der Text ist illustriert, die Anordnung nach dem lateinischen Alphabet vorgenommen und hat auch inhaltlich manche Umarbeitung gegenüber dem Originaltext erfahren.

Fuchs, Leonhart (1501–1566)

Mediziner und Botaniker, gehört neben Bock und Brunfels zu den sogenannten »Vätern der Botanik« in Deutschland. Er lehrte als Professor der Medizin in Ingolstadt und Tübingen. Von seinen zahlreichen Publikationen und Streitschriften brachte ihm sein Kräuterbuch, 1542 in lateinischer Fassung, 1543 in deutscher Übersetzung erstmals erschienen, den größten Ruhm ein; es zählt zu den bedeutendsten Werken der botanischen Literatur. Das Kräuterbuch ist mit ausgezeichneten Abbildungen von botanischer Genauigkeit und künstlerischer Vollkommenheit ausgestattet, so daß diese noch über Jahrhunderte hinweg Vorlagen für andere Pflanzendarstellungen boten und vielfach kopiert wurden. Das Werk ist nicht nur durch seine Vollständigkeit, Systematik und Einheitlichkeit ähnlichen zeitgenössischen Werken überlegen, sondern ragt auch durch seine eigenständige Beobachtung und Einschätzung der einheimischen Pflanzenwelt sowie kritische Auseinandersetzung mit den antiken Autoritäten vor allen anderen heraus.

Galenos aus Pergamon (129–199 n. Chr.)

Der letzte große Arzt der Antike; er praktizierte als Gladiatorenarzt in Pergamon und Rom, später wurde er Leibarzt von Marc Aurel und Verus. Galen hinterließ ein riesenhaftes Werk, das außer medizinischen auch philosophische Schriften umfaßte. Seinem immensen Schaffen liegt offensichtlich die Anstrengung zugrunde, die weit zersplitterten medizinischen Lehren seiner Zeit wieder auf eine verbindliche gemeinsame wissenschaftliche Basis zu stellen, indem er bewußt auf Hippokrates zurückgriff und alle medizinischen Phänomene auf die Lehre von den Viersäften zurückführte, der er die jüngeren Erkenntnisse und Theorien anzupassen versuchte. Damit schuf er letztmalig im Altertum ein eindrucksvolles geschlossenes System der Medizin, das für Jahrhunderte maßgebend blieb; bis ins 16. Jahrhundert hinein galt Galen als die unbestrittene Autorität auf medizinischem Gebiet. Seine Schriften, die vom 4. Jahrhundert n. Chr. an kommentiert wurden, sind zum Teil nur in arabischen und lateinischen Übersetzungen bzw. Bearbeitungen überliefert.

GARGILIUS MARTIALIS, QUINTUS (3. Jh. n. Chr.)

Lateinischer Schriftsteller; er verfaßte ein landwirtschaftliches Werk, das auch medizinische Fragen behandelte (Heilpflanzen, Tierheilkunde). Die Schrift ist nur noch in Auszügen des 10. und 12. Jahrhunderts vorhanden, deren umfangreichster die »Medicinae ex oleribus et pomis« (ed. Rose, *s. Medicina Plinii*) sind. Die Reste zeugen von großer Sachkenntnis, selbständigem Urteil sowie Benutzung guter Quellen (z. B. COLUMELLA).

GESNER, CONRAD (1516–1565)

Schweizer Naturforscher und Polyhistor, Oberstadtarzt und Kanonikus in Zürich; Gesner ist oft wegen seiner immensen wissenschaftlichen Leistungen als der »deutsche Plinius« bezeichnet worden, den er jedoch hinsichtlich der Genauigkeit der Beoabchtung noch weit übertraf. Neben bedeutenden bibliographischen und enzyklopädischen Werken sowie kritischen Ausgaben zahlreicher klassischer Autoren verfaßte er das fünfbändige Foliowerk »Historia animalium« (1551–1587), das die neuere Zoologie begründete, sowie den »Catalogus plantarum latine, graece, germanice et gallice« (1542), der heute noch ein wichtiges Instrument zur Identifizierung der Pflanzen darstellt. Der Großteil seiner botanischen Studien und Pflanzenabbildungen, deren besonderer Wert in der naturgetreuen Wiedergabe und Beigabe von Detailzeichnungen – den heutigen Blüten- und Frucht-Analysen vergleichbar – liegt, erschien nicht mehr zu Gesners Lebzeiten, sondern wurde erst 1753 erstmals herausgegeben.

Gesner legte zum Studium der Pflanzen eigens einen Garten an und richtete außerdem eine Naturaliensammlung ein. So beruhen seine ausgezeichneten wirklichkeitsgetreuen Beschreibungen einerseits auf umfangreicher eigener bzw. fremder Beobachtung, die ihm seine ausgedehnte Korrespondenz vermittelte, andererseits auf einem gewaltigen kritischen Literaturstudium.

Herodotos von Halikarnassos (5. Jh. v. Chr.)

Bedeutender Historiker des 5. vorchristlichen Jahrhunderts; »Vater der Geschichtsschreibung«; seine Lebenszeit reichte bis in den Peloponnesischen Krieg hinein, wahrscheinlich starb er nach 430 v. Chr. Berühmt geworden ist sein in 9 Büchern gegliedertes Geschichtswerk, in dem er die Zeit vom Trojanischen Krieg bis zu Xerxes' Zug gegen Griechenland (479 v. Chr.) beschrieb. Von besonderem Wert für die Wissenschaftsgeschichte sind die eingeschalteten ethnographischen Exkurse, die auf eigener Anschauung während seiner ausgedehnten Reisen beruhen.

Hippokrates aus Kos (um 460–ca. 370 v. Chr.)

Der berühmteste griechische Arzt des Altertums; er soll um 460 v. Chr. als Sohn des Arztes Heraklides geboren sein und war das Haupt der medizinischen Schule von Kos; Höhepunkt seines Wirkens lag in der Zeit des Peloponnesischen Krieges. Unter seinem Namen sind ca. 130 Schriften aus insgesamt fünf Jahrhunderten (Corpus hippocraticum) überliefert, die sämtliche Fragen der Medizin, Chirurgie, Therapie und Pharmakologie behandeln.

Ibn-Al-Baytar (gest. 1248)

In Malaga am Ende des 11. Jahrhunderts geboren, reiste er um 1220 in den Osten, nach Kleinasien, Syrien, sowie Afrika und ließ sich in Ägypten nieder, wo er als Botaniker großen Ruhm erlangte. Er verfaßte mehrere Werke über die Materia medica, unter denen die umfangreiche Zusammenstellung über die Wirkung der Heil- und Genußmittel am bekanntesten geworden ist. Es handelt sich um eine Kompilation aus mehr als 200 verschiedenen Quellen, die von den frühesten Anfängen bis ins 13. Jahrhundert reichen. Der Wert des Werkes liegt in der Einbeziehung auch persischer, syrischer und indischer Texte, so daß zahlreiche Arzneimittel angeführt werden, die in den Werken des Dioskurides und Galen sowie ihren Bearbeitungen nicht vorkommen.

Isidor von Sevilla (1. Hälfte 7. Jh. n. Chr.)

Bischof von Sevilla (600/01–636) und bedeutender Kirchenschriftsteller; er sammelte und exzerpierte das klassische und christliche Wissensgut, um die Bildung des Klerus zu heben. Seine Verdienste liegen nicht in besonderer Originalität der Gedanken, sondern in der Verbreitung und Vermittlung des klassischen Bildungsstoffes an die Völker des Mittelalters. Sein Hauptwerk sind die umfangreichen »Origines« oder »Etymologiae«, die obgleich unvollendet, ein enzyklopädisches Handbuch des gesamten Wissens seiner Zeit darstellen. Nach Sachgebieten unterteilt, werden in Form von Worterklärungen nicht nur die Sieben freien Künste, sondern alle Gebiete der Philosophie, Theologie, Politik, des Rechts sowie der Natur- und Heilkunde behandelt. Wenngleich Isidor seine Informationen nur aus Sekundärquellen schöpfte, so hat er doch aufgrund seiner immensen Gelehrsamkeit und übersichtlichen Zusammenfassung der Materialfülle ermöglicht, daß die geistigen Grundlagen in geeigneter Form zur Aneignung an das Mittelalter weitergegeben wurden.

MACER FLORIDUS (11. Jh. n. Chr.)

(»der wiederaufgeblühte Macer«); unter diesem Titel erschien im 11. Jh. n. Chr. ein botanisches Lehrgedicht, das große Volkstümlichkeit erlangte und fälschlicherweise den Namen des römischen Dichters aus dem 1. Jh. n. Chr. Aemilius Macer trug, wahrscheinlich jedoch von dem französischen Arzt Odo Magdunensis (von Meung) verfaßt wurde und dessen ursprünglicher Titel »De viribus herbarum« lautete. In 2269 Hexametern werden rund 80 offizielle Pflanzen in enger Anlehnung an Plinius, Galen und Dioskurides beschrieben.

MARCELLUS EMPIRICUS (um 400 n. Chr.)

Medizinischer Schriftsteller in Bordeaux; es bleibt unsicher, ob Marcellus selbst Arzt war. Er schrieb ein umfangreiches, 2500 Rezepte enthaltendes Arzneibuch mit dem Titel »De medicamentis«, das stark auf der Medicina Plinii basiert und reich durchsetzt ist mit Aberglauben, Zauberei, Beschwörungsformeln und daher, abgesehen von der sprachlichen Bedeutung, als Quelle für das Vulgärlatein, von volkskundlichem und kulturgeschichtlichem Interesse ist.

MATTHAEUS SILVATICUS (1. Hälfte 14. Jh. n. Chr.)

Verfasser eines medizinisch-botanischen Wörterbuches; über sein Leben ist wenig bekannt, wahrscheinlich lebte er in der 1. Hälfte des 14. Jahrhunderts. Die unter seinem Namen bekannt gewordenen sogenannten »Pandekten«, – ein botanisches Lexikon, das dem König Robert von Sizilien gewidmet ist und eine erstaunliche Fülle von Zitaten antiker und arabischer Autoren anführt – gehen inhaltlich über ein einfaches Glossar weit hinaus, sie bieten eher eine Heilmittellehre dar, die oft nicht uninteressante Pflanzenbeschreibungen nach teilweise eigener Beobachtung enthält; wie aus dem Text hervorgeht, hat Matthaeus Silvaticus die Pflanzenkenntnisse auf seinen Reisen durch eigene Anschauungen gesammelt, außerdem besaß er einen eigenen Garten, für den er Samen aus Griechenland kommen ließ. Die Pandekten wurden zum medizinischen Kanon des Spätmittelalters schlechthin.

MEGENBERG, KONRAD VON (1309–1374)

Deutscher Naturforscher; er lehrte in Paris und war später Domherr in Regensburg. Megenberg verfaßte das erste bedeutende naturwissenschaftliche Werk in deutscher Sprache: »Das Buch der Natur« (um 1350), das äußerst beliebt und sehr verbreitet war. Es stellt eine freie Übersetzung des lateinischen »Liber de natura rerum« von Thomas von Cantimpré dar, einem Schüler des Albertus Magnus. Megenbergs Bearbeitung enthielt jedoch eigenständige Beobachtungen, die über Thomas v. Cantimpré erheblich hinausgingen.

ORTOLF VON BAYERLAND (1. Hälfte des 14.Jh. n. Chr.)

Magister und Wundarzt in Würzburg: er verfaßte ein Arzneibuch, das, wie die über 100 erhaltenen Handschriften und 17 Inkunabeldrucke zeigen, zu den beliebtesten Büchern der altdeutschen Literatur zählte. Die Schrift behandelt in knapper Zusammenfassung die Therapie der Krankheiten nach dem alten Schema »a capite ad calcem« (von Kopf bis Fuß), außerdem enthält sie eine Harn- und Pulslehre, Aderlaßregeln, Chirurgie und Gynäkologie sowie Diätetik und Physiologie.

PLINIUS SECUNDUS, GAIUS (der Ältere) (23/24–79 n. Chr.)

Römischer Schriftsteller sowie höherer römischer Beamter und Offizier, der seine Ausbildung in Rom genossen hatte und dann mit militärischem und politischem Auftrag in Germanien, Spanien, Gallien und Afrika eingesetzt wurde, zuletzt als Kommandant des Flottenstützpunktes in Misenum, wo er 79 n. Chr. beim Vesuv-Ausbruch, der auch Pompeji zerstörte, ums Leben kam. Von seiner vielseitigen schriftstellerischen Tätigkeit ist nur die sogenannte »Naturgeschichte« (Historia naturalis) erhalten, eine 36 Bücher umfassende Enzyklopädie, die einen Überblick über das Wissen seiner Zeit in allen Bereichen der Natur bieten sollte, und die neben einer allgemeinen Beschreibung des Universums, einer Länder- und Völkerkunde vorrangig die Medizin, Botanik, Zoologie und Mineralogie berücksichtigte. Das Riesenwerk ist noch heute eine Fundgrube für naturwissenschaftliche und medizinische Details und liefert reiches Informationsmaterial über sämtliche Wissensgebiete der damaligen Zeit. Die »Historia naturalis« blieb für mehr als anderthalb Jahrtausende das maßgebende Handbuch der allgemeinen Naturkunde.
Die Angaben beruhen zum Teil auf Autopsie des Autors, zum überwiegenden Teil benutzte Plinius aber griechische und römische Quellen. Nach seinen eigenen Aussagen in der Einleitung sammelte er sein Material aus 2000 Büchern.
Eine Kompilation aus den Büchern 20–37 der Historia naturalis stellte ein unbekannter Autor im 4. Jh. unter dem Titel *Medicina Plinii* zusammen. Sie sollte weniger wissenschaftlichen Ansprüchen genügen, sondern diente eher als ein auf die praktischen Bedürfnisse ausgerichtetes Rezeptbuch.
Dieser Auszug wurde, mit Exzerpten aus anderen Werken, z. B. Gargilius Martialis, leicht verändert und um zwei Bücher erweitert, der Grund-

stück für eine Sammlung des 6. oder 7. Jh., die fälschlicherweise einem Plinius Valerius zugeschrieben wurde.

PSEUDO-APULEJUS

Als »Herbarius des Pseudo-Apulejus« ist das beliebteste und verbreitetste Medizinbuch des europäischen Mittelalters bekannt geworden. In den Handschriften des frühen Mittelalters ist dieses Rezept- und Kräuterbuch meist mit sachlich verwandten Texten, so der pseudo-hippokratischen »Epistula ad Maecenatem«, einem, dem Antonius Musa zugeschriebenen »De herba vettonica liber«, dem »Liber medicinae ex animalibus, pecoribus … des Sextus Placitus«, schließlich dem pseudodioskuridischen »Liber medicinae de herbis femininis« überliefert. Der Text geht vermutlich auf ein lateinisches bzw. griechisches Original aus dem 4. oder 5. Jh. zurück, das früheste erhaltene Manuskript stammt jedoch erst aus dem 7. Jahrhundert. Bei dem Verfasser der für den praktischen Gebrauch bestimmten Kompilation dürfte es sich kaum um einen professionellen Arzt, vielmehr um einen Laien gehandelt haben, da die Schrift neben antikem Wissensgut reichlich mit Volksmedizin durchsetzt ist. Wer der wirkliche Verfasser war, ist ungewiß, sicher nicht der römische Schriftsteller Apuleius von Madaura, (geb. um 125 n. Chr.), der zwar durch seine Vielseitigkeit und Neigung zu religiös-philosophischen Geheimlehren bekannt war, die ihm den Ruf eines Wundertäters und Zauberers einbrachten, der aber keinesfalls der Urheber der viel später entstandenen Kompilation sein kann.

Der eigentliche Herbarius umfaßt 131 Pflanzen, die mehr oder minder deutlich abgebildet und mit ihren zahlreichen Synonymen ausgewiesen werden. Es schließen sich jeweils die Indikationen mit knappen Rezepturanweisungen an. Für die vorliegende Untersuchung wurde die inzwischen edierte Wiener Handschrift (s. Cod. Vindobon. 93) aus dem 13. Jahrhundert sowie die Edition von Howald und Sigerist, schließlich auch die von Gunther herangezogen.

QUINTUS SERENUS (3. Jh. n. Chr.)

Römischer Schriftsteller; er verfaßte eine lateinische Rezeptsammlung in 1107 Hexametern (»Liber medicinalis«), in der 63 Rezepte zusammengestellt sind und nach dem alten Schema »a capite ad calcem« die Krankheiten und ihre Therapie beschrieben werden. Seine Kenntnisse schöpfte der Autor, der wohl selbst ein Laie war, aus der Naturkunde des Plinius, außerdem streute er viele volkstümliche Heilmittel ein.

RUFINUS (13. Jh. n. Chr.)

Verfaßte kurz nach dem Tode des Albertus Magnus ein Werk mit dem Titel »Liber de virtutibus erbarum«, das zahlreiche Kräuter enthält, die nicht bei Albertus Magnus aufgeführt werden. Das Kräuterbuch umfaßte eine Kompilation aus bekannten Arzneimittellehren und enthält darüberhinaus Angaben, die weder in den Werken der zitierten Autoren noch an anderer Stelle zu finden sind, folglich auf Rufinus' eigene Beobachtung zurückgehen müssen. Die Pflanzenkapitel selbst zeichnen sich durch eine sorgfältige Beschreibung des Habitus, der Blätter und Blüten, sowie deutliche Unterscheidung der einzelnen Arten und Formen aus. Das Werk bietet daher eine nützliche Bestimmungshilfe für die mittelalterlichen Pflanzennamen.

S. dazu die Edition von L. Thorndike, außerdem den Bericht von *L. Thorndike:* Rufinus: A Forgotten Botanist of the Thirteenth Century. In: Isis *18* (1932) 63–76.

RINIO-HERBAR (15. Jh. n. Chr.)

Der venezianische Arzt Benedetto Rinio (1485–1565) und zeitweilige Besitzer des nach ihm genannten Pflanzenkodex galt lange Zeit auch als Verfasser dieses Herbars (um 1450), das nicht nur ein vollständiges botanisches Wörterbuch darstellt, sondern die 458 Kapitel wurden größtenteils von dem venezianischen Maler Andreas Amadio illustriert, so daß hier ein ideales Instrument aus dem Spätmittelalter zur Identifizierung der mittelalterlichen Pflanzennamen zur Verfügung steht, das in einzigartiger Weise die lexikalische Form eines Wörterbuches mit dem ikonographischen Hilfsmittel der naturgetreuen Pflanzenabbildung verbindet. Der tatsächliche Autor ist, wie inzwischen festgestellt wurde, der Arzt Nikolaus Roccabonella von Conegliano (1386–1459) gewesen, der sein Leben lang an der Vollendung dieser Zusammenstellung gearbeitet hat.

S. dazu die Ausgabe von Ettore de Toni und die Beurteilung von *G. Ineichen:* Bemerkungen zu den pharmakognostischen Studien im Spätmittelalter im Bereiche von Venedig. In: Zeitschrift für romanische Philologie *75* (1959) 439–466.

THEOPHRASTOS AUS ERESOS (um 371–287 v. Chr.)

Schüler und Freund des Aristoteles; er verfaßte ca. 200 Schriften über die verschiedensten Wissensgebiete, die nur zum Teil überliefert sind. Von den größeren Schriften vollständig erhalten sind eine Charakterkunde – eine Sammlung von 30 scharf differenzierten Menschentypen – sowie eine Schrift über das Pflanzenreich in 9 Büchern (Peri phyton historias), die die botanischen Grundbegriffe, Pflanzengeographie, die Kultur der wildwachsenden Bäume sowie eine Beschreibung der Sträucher, Kräuter, Säfte und Harze umfaßt. Das Werk stellt das erste Lehrbuch der wissenschaftlichen Botanik dar und hatte auch noch für das Mittelalter Bedeutung.

Walahfrid Strabo (809–849)

Abt im Benediktinerkloster Reichenau; er verfaßte unter dem Titel »Hortulus« ein botanisches Lehrgedicht in lateinischer Sprache, das in 25 Gedichte unterteilt, insgesamt 444 Hexameter umfaßt. Dieses Gedicht, in dem die Pflanzen des Klostergartens besungen werden, zählt nicht nur zu den bedeutendsten Zeugnissen der frühen Geschichte des Gartenbaus, sondern verblüfft durch die genaue Beobachtungsgabe des Autors und die Lebendigkeit, mit der die Pflanzen in ihrer charakteristischen Gestalt und medizinischen Wirkung beschrieben und nicht zuletzt auch in ihrer Schönheit und Symbolik gewürdigt werden.

4. VERZEICHNIS DER LATEINISCHEN PFLANZENNAMEN (BEI HILDEGARD)

Aaron Nr. 1
Acoleia Nr. 2
Agrimonia Nr. 3
Aloe Nr. 5
Amygdalus Nr. 6
Anetum Nr. 35
Apiago Nr. 21
Apium Nr. 8
Artemisia Nr. 19
Asarum Nr. 48
Astrencia Nr. 11
Avena Nr. 12

Balsamita Nr. 14
Basilisca Nr. 15
Bathenia Nr. 16
Beonia Nr. 17
Blandonia Nr. 99

Cannabus Nr. 49
Cardus Nr. 93
Cardus niger Nr. 26
Castanea Nr. 62
Centaurea Nr. 30
Cerefolium Nr. 63
Chelidonia Nr. 47
Consolida Nr. 32
Consolida minor Nr. 60
Convolvulus Nr. 98
Costus Nr. 14
Cyminum Nr. 64
Cynamomum Nr. 33

Ebulus Nr. 51

Enula Nr. 4
Esula Nr. 26

Febrifuga Nr. 72
Feniculum Nr. 40
Fenugraecum Nr. 41
Ficaria Nr. 97
Filix Nr. 39
Fraxinus Nr. 9

Galanga Nr. 42
Ganphora Nr. 43
Gariofiles Nr. 44
Gentiana Nr. 46

Hermodactylus Nr. 52
Humulus Nr. 55

Lactuca agrestis Nr. 65
Lappa Nr. 31
Lavendula Nr. 67
Laurus Nr. 66
Levisticum Nr. 69
Liquiricium Nr. 68

Malva Nr. 13
Mandragora Nr. 71
Marrubium Nr. 7
Mentha Nr. 74
Millefolium Nr. 45
Myrrha Nr. 73

Nasturtium Nr. 28
Nux Nr. 77

Nux muscata Nr. 78

Origanum Nr. 37

Pandonia Nr. 16
Papaver Nr. 79
Petroselinum Nr. 80
Pimpinella Nr. 18
Piper Nr. 81
Plantago Nr. 95
Plionia Nr. 17
Poleya Nr. 82

Ringella Nr. 84
Rustica Nr. 29
Ruta Nr. 85

Sanicula Nr. 86
Savina Nr. 92
Scamphonia Nr. 87
Scampina Nr. 87
Scolopendria Nr. 53
Semen lini Nr. 90
Semperviva Nr. 58
Solatrum Nr. 76
Stignus Nr. 36

Tanacetum Nr. 83
Tremulus Nr. 10
Tribulus Nr. 59

Vibex Nr. 22

Zinziber Nr. 61

Achillea millefolium Nr. 45
Agrimonia eupatoria Nr. 3
Aloe ferox Nr. 5
Alpinia officinarum Nr. 42
Althaea officinalis Nr. 100
Anethum graveolens Nr. 35
Anthriscus cerefolium Nr. 63
Apium graveolens Nr. 8
Aquilegia vulgaris Nr. 2
Arctium lappa Nr. 31
Arctium minus Nr. 31
Aristolochia clematitis Nr. 29
Aristolochia rotunda Nr. 29
Artemisia absinthium Nr. 96
Artemisia vulgaris Nr. 19
Arum maculatum Nr. 1
Asarum europaeum Nr. 44, Nr. 50
Aspidium filix-mas Nr. 39
Asplenium ruta-muraria Nr. 85
Athyrium filix-femina Nr. 39
Atropa belladonna Nr. 36
Avena sativa Nr. 12

Betonica officinalis Nr. 16
Betula pendula Nr. 22
Betula pubescens Nr. 22
Botrychium Iunaria Nr. 85
Bryonia alba Nr. 91
Bryonia dioica Nr. 91

Calendula officinalis Nr.84
Cannabis sativa Nr. 49
Carduus marianus Nr. 93
Carum carvi Nr. 64
Castanea sativa Nr. 62
Centaurium minus Nr. 30
Ceterach officinarum Nr. 53
Chelidonium majus Nr. 47
Chrysanthemum parthenium
    Nr. 72

Chrysanthemum vulgare Nr. 83
Cicuta virosa Nr. 88
Cinnamomum aromaticum Nr. 33
Cinnamomum camphora Nr. 43
Cinnamomum cassia Nr. 33
Cinnamomum zeylanicum Nr. 33
Citrus medica Nr. 25
Cnicus benedictus Nr. 93
Colchicum autumnale Nr. 52
Commiphora-Arten Nr. 75
Conium maculatum Nr. 88
Convolvulus arvensis Nr. 99
Convolvulus scammonia Nr. 87
Convolvulus sepium Nr. 98
Corydalis cava Nr. 29
Crataegus oxyacantha Nr. 59
Cuminum cyminum Nr. 64
Curcuma zedoaria Nr. 101
Cyclamen purpurascens Nr. 29

Dipsacus sylvestris Nr. 93
Dracunculus vulgaris Nr. 15
Dryobalanops aromatica Nr. 43
Dryopteris filix-mas Nr. 39

Erythraea centaurium Nr. 30
Euphorbia esula Nr. 26
Euphorbia helioscopia Nr. 26
Euphorbia peplus Nr. 26

Foeniculum vulgare Nr. 40
Fraxinus excelsior Nr. 9

Gentiana lutea Nr. 46
Glechoma hederacea Nr. 48
Glycyrrhiza glabra Nr. 68

Hedera helix Nr. 38
Humulus lupulus Nr. 55
Hyoscyamus niger Nr. 20

[1] Es wurden auch die Namen derjenigen Pflanzen aufgenommen, die *möglicherweise* ebenfalls als Stammpflanze in Frage kommen.

Imperatoria ostruthium Nr. 11
Inula helenium Nr. 4

Juglans regia Nr. 77
Juniperus communis Nr. 94
Juniperus sabina Nr. 92

Lactuca serriola Nr. 65
Lactuca virosa Nr. 65
Lamium album Nr. 21
Lappa major Nr. 31
Lappa minor Nr. 31
Laserpitium siler Nr. 69
Laurus nobilis Nr. 66
Lavandula angustifolia Nr. 67
Lavandula officinalis Nr. 67
Lepidium sativum Nr. 28
Lavisticum officinale Nr. 69
Linum usitatissimum Nr. 90
Liquiritia officinals Nr. 68

Malva neglecta Nr. 13
Malva silvestris Nr. 13
Mandragora officinarum Nr. 71
Marrubium vulgare Nr. 7
Matricaria chamomilla Nr. 19
Matricaria parthenium Nr. 72
Melissa officinalis Nr. 21
Mentha aquatica Nr. 74
Mentha arvensis Nr. 74
Mentha crispa Nr. 74
Mentha longifolia Nr. 74
Mentha piperita Nr. 74
Mentha pulegium Nr. 82
Mentha silvestris Nr. 74
Myrica gale Nr. 73
Myrica palustris Nr. 73
Myristica fragrans Nr. 78
Myrtus communis Nr. 73

Nasturtium officinale Nr. 28

Ocimum basilicum Nr. 15
Origanum vulgare Nr. 37

Paeonia officinalis Nr. 17
Papaver somniferum Nr. 79
Petasites hybridus Nr. 56
Petroselinum crispum Nr. 80
Petroselinum hortense Nr. 80

Peucedanum ostruthium Nr. 11
Phyllitis scolopendrium Nr. 53
Physalis alkekengi Nr. 24
Pimpinella major Nr. 18
Pimpinella saxifraga Nr. 18
Piper nigrum Nr. 81
Plantago lanceolata Nr. 95
Plantago major Nr. 95
Plantago media Nr. 95
Populus tremula Nr. 10
Potentilla erecta Nr. 23
Potentilla tormentilla Nr. 23,
    Nr. 97
Primula elatior Nr. 60
Primula officinalis Nr. 60
Primula veris Nr. 60
Prumus amygdalus Nr. 6
Pulegium vulgare Nr. 82
Pulmonaria officinalis Nr. 70

Ranunculus ficaria Nr. 97
Rosa canina Nr. 59
Rubus caesius Nr. 27
Rubus fruticosus Nr. 27
Ruta graveolens Nr. 85

Salvia officinalis Nr. 89
Sambucus ebulus Nr. 51
Sambucus nigra Nr. 54
Sanicula europaea Nr. 86
Sempervicum tectorum Nr. 58
Silybum marianum Nr. 93
Solanum dulcamarum Nr. 76
Solanum nigrum Nr. 76
Stachys officinalis Nr. 16
Symphytum officinale
Syzygium aromaticum Nr. 44

Tanacetum balsamita Nr. 14
Tanacetum vulgare Nr. 83
Thalictrum aquilegifolium Nr. 85
Trigonella foenum graecum Nr. 41
Tussilago farfara Nr. 57

Valeriana officinalis Nr. 34
Verbascum phlomoides Nr. 99
Verbascum thapsiforme Nr. 99

Zingiber officinale Nr. 61

Abort
Haselwurz 50

**Abwehrkräfte
steigernde Mittel**
Byverwurtz 29
Ganphora 43
Gundelrebe 48 (Tonikum)
Kestenbaum 62

**Antaphrodisiaka
(Mittel gegen
Liebeszauber)**
Dille 35
Mandragora 71
Myrrha 75
Ruta 85
Wegerich 95

Appetitlosigkeit
Fenugraecum 41
Piper 81
Selba 89

**Atembeschwerden
(Asthma)**
Boberella 24
Cynamomum 33
Lunckwurcz 70
Bachmyntza 74a

Augenleiden
Sehschwäche:
Agrimnoia 3
Babela 13
Boberella 24
Farn 39
Feniculum 40
Liquiricium 68
Poleya 82
Ruta 85

Tränenfluß:
Apium 8
Garwa 45
Ruta 85

Hornhautflecke:
Binsuga 21

Entzündungen:
Feniculum 40
Myntha minor 74b

Geschwüre:
Ingeber

Unspezifische Erkrankungen:
Fenugraecum 41

**Betäubungs- und
Schmerzmittel**
Dolo 36
Mandragora 71

**Blasen- und
Nierenleiden**
Blasensteine:
Clette 31
Petroselinum 80

*Nierensteine,
-schmerzen*
Cletta 31
Petroselinum 80
Ruta 85

*Harnverhaltung
(Harnbeschwerden,
Strangurie):*
Reynfarn 83
Ruta 85
Selba 89

Blässe der Haut
Amygdalus 6

Blutungen
Bathenia 16
Birckwurtz 23
Breme 27
Cynamomum 33
Dille 35 (Nasenbluten)
Garwa 45
Selba 89
Zitvar 101

Brustkrankheiten
Brachwurtz 26a
Dille 35
Gunderebe 48
Laurus 66
Lubestuckel 69
Wacholderbaum 94
Wullena 99

Husten:
Aloe 5
Andron 7
Brema 27
Feniculum 40
Lubestuckel 69
Lunckwurcz 70
Selba 89
Wermuda 96

Brustverschleimung:
Agleya 2
Beonia 17
Brachwurz 26a
Brema 27
Bachmyntza 74a
Raynfan 83
Selba 89

---

[1] Aufgenommen wurden nur die in der Physica für die jeweiligen Pflanzen angegebenen Indikationen bzw. Symptome. Zur Schwierigkeit der terminologischen Abgrenzungen der Krankheitsbezeichnungen s. S. 11. Die nachgestellten Zahlen beziehen sich auf die **Kapitel-Nummer** der Drogenbeschreibungen.

[2] Erläuterung des Begriffs s. S. 11

237

7. BIBLIOGRAPHIE ZUR NATUR- UND HEILKUNDE HILDEGARDS VON BINGEN

1. Allgemeine Bibliographien

1. Lauter, Werner
Hildegard-Bibliographie. Wegweiser zur Hildegard-Literatur.
Alzey 1970.
(= Alzeyer Geschichtsblätter, Sonderheft 4).
bisher umfangreichste Materialsammlung, obgleich Vollständigkeit nicht beansprucht wird.

2. Linde, Antonius van der
Die Handschriften der königlichen Landesbibliothek in Wiesbaden.
Wiesbaden 1877, S. 1–96; 135–136.

3. Roth, F. W. E.
Die Handschriften der ehemaligen Benediktiner- und Cistercienserklöster Nassaus in der Königlichen Bibliothek zu Wiesbaden.
In: Studien und Mitteilungen aus dem Benedictiner- und Cistercienser-Orden 7 (1886) 434–444.

4. Roth, F. W. E.
Zur Bibliographie der hl. Hildegardis, Meisterin des Klosters Rupertsberg bei Bingen O. S. B.
In: Quartalblätter des historischen Vereins für das Großherzogtum Hessen (1886) 221–233; (1887) 78–88.

5. Roth, H. J.
Frühe Naturforschung im Rheingau:; Hildegard von Bingen, bibliographische Anmerkungen.
In: Jahrbücher des Nassauischen Vereins für Naturkunde *101* (1971) 53–58.
Ergänzungen zur Bibliographie von Lauter (Nr. 1).

6. Zedler, G.
Die Handschriften der Nassauischen Landesbibliothek zu Wiesbaden.
In: Zentralblatt für Bibliothekswesen, Beiheft 63, Leipzig 1931.

II. Zu Persönlichkeit und Werk Hildegards (Auswahl)

7. Brück, Anton Ph. (Hrsg.)
Hildegard von Bingen (1179–1979), Festschrift zum 800. Todestag der Heiligen.
Mainz 1979.
(= Quellen und Abhandlungen zur mittelrheinischen Kirchengeschichte, Bd. 33).

8. Führkötter, Adelgundis
Hildegard von Bingen.
Salzburg 1972, 2. Aufl. 1979.
knappe, konzentrierte Übersicht über die Herkunft Hildegards, die wichtigsten Stationen ihres Lebens sowie die Klostergründungen Rupertsberg und Eibingen, verbunden mit einer kurzen Charakterisierung ihrer Werke.

9. Führkötter, Adelgundis
Hildegard von Bingen. Leben und Werk.
In: Festschrift (s. Nr. 7), S. 31–54.

10. Hattemer, Margarethe
Geschichte und Erkrankung der Hildegard von Bingen. Ein pathographischer Versuch.
In: Hippokrates *3* (1930/31) 125–149.

11. Krebs, Engelbert
Hildegard von Bingen.
In: Die deutsche Literatur des Mittelalters. Verfasserlexikon. Hrsg. v. W. Stammler. Bd. 2, Berlin und Leipzig 1936, Sp. 443–452; Nachtrag: Bd. 5 (Berlin 1955). Sp. 416–417.

12. Das Leben der heiligen Hildegard
berichtet von den Mönchen Gottfried und Theoderich. Aus dem Lateinischen übersetzt und kommentiert von Adelgundis Führkötter.
Düsseldorf 1968, 2. Aufl. Salzburg 1980.

13. Manitius, Max
Hildegard von Bingen.
In: Max Manitius: Geschichte der lateinischen Literatur des Mittelalters. Bd. 3, München 1931, S. 228–237.

14. Pagel, Walter
Hildegard of Bingen.
In: Dictionary of scientific biography, hrsg. v. C. C. Gillispie. Bd. 6 (1972) S. 396–398.

15. Roth, F. W. E.
Studien zur Lebensbeschreibung der heiligen Hildegard.
In: Studin und Mitteilungen zur Geschichte des Benedictiner-Ordens *39* (= NF Bd. 8) (1918) 68–118.

III. Zur Quellenkritik und Autorschaft Hildegards

16. Bernhart, J
Hildegard von Bingen.
In: Archiv für Kulturgeschichte *20* (1930) 249–260.

17. *Deorlez, Albert*
The genesis of Hildegard of Bingen's »Liber divinorum operum«. The codicological evidence.
In: Litterae textuales, Essays represented to G. I. Lieftinck.
Amsterdam 1972, S. 23–33.
kodikologisch begründeter Nachweis für die Autorschaft Hildegards hinsichtlich der theologischen Schriften.

18. *Derolez, Albert*
Deux notes concernant Hildegarde de Bingen.
In: Scirptorium *237* (1973) 291–295.

19. *Herwegen, Ildefons*
Les collaborateurs de S. Hildegarde.
In: Revue Bénédictine *21* (1904) 192–203.

20. *Jessen, C.*
Über Ausgaben und Handschriften der medicinisch-naturhistorischen Werke der heiligen Hildegard.
In: Sitzungsberichte der K. Akademie der Wissenschaften in Wien, Mathem.-naturw. Klasse *45*, sec. 1, (1862) 97–116.
behandelt die handschriftliche Überlieferung. Jessen berichtet über seine Entdeckung der Wolfenbüttler Handschrift der »Physica«.

21. *Koch, J.*
Der heutige Stand der Hildegard-Forschung.
In: Historische Zeitschrift *186* (1958) 558–572.
Rezension der grundlegenden Arbeit von Schrader/-Führkötter (s. Nr. 23).

22. *Liebeschütz, Hans*
Das allegorische Weltbild der heiligen Hildegard von Bingen.
In: Studien der Bibliothek Warburg. Bd. 16, Leipzig 1930.
(Reprint: Darmstadt: Wissenschaftliche Buchgesellschaft 1964).
Versuch, die Herkunft der einzelnen Vorstellungen, Theorien und Motive in Hildegards Visionsbildern zu bestimmen und Parallelen zur zeitgenössischen Bildungswelt und Symbolik zu ziehen. Liebeschütz weist Hildegard eine bedeutsame Stelle innerhalb des Rezeptionsprozesses der orientalischen und antik-christlichen Gedankenwelt zu. S. dazu die Kritik von H. Grundmann in: Historische Zeitschrift *114* (1931) 340–344 und Liebeschütz' Verteidigung in derselben Zeitschrift, Bd. 146 (1932) 497–500.

23. *Schrader, Marianne, Führkötter, Adelgundis*
Die Echtheit des Schrifttums der heiligen Hildegard von Bingen. Quellenkritische Untersuchungen.
Köln, Graz 1956.
(= Beihefte zum Archiv für Kulturgeschichte, Heft 6) methodisch vorbildliche Untersuchung aufgrund sorgfältiger Analyse des gesamten Handschriftenmaterials, die eine neue Phase der Hildegardforschung eingeleitet und die Vorarbeiten zu einer kritischen Edition des Gesamtwerkes erbracht hat.

24. Schwitzgebel, Helmut
Die Überlieferung der Werke der Hildegard von Bingen und die heute noch
vorhandenen Handschriften.
In: Blätter der Carl-Zuckmayer-Gesellschaft *5* (1979) 133–150.
Probleme der handschriftlichen Überlieferung der Werke Hildegards und zur
Frage der Autorschaft Hildegards für die medizinisch-naturkundlichen
Werke.

25. Widmer, Bertha
Heilsordnung und Zeitgeschehen in der Mystik Hildegards von Bingen.
In: Baseler Beiträge zur Geschichtswissenschaft *52* (1955).
Versuch einer Erforschung der theologischen Quellen, aus denen Hildegard
schöpfte. S. dazu die Rezension von Koch (Nr. 21) 567.

IV. Die naturkundlich-medizinischen Schriften Hildegards

A) Zur Quellenlage

Hildegard von Bingen werden an naturkundlich-medizinischen Schriften
eine sogenannte »Physica« (Naturkunde), in welcher die Heilkräfte der einzelnen Pflanzen, Steine und Tiere dargestellt werden, sowie eine als »Causae
et curae« bekannt gewordene Heilkunde, die eine systematische Kosmologie
und Anthropologie miteinschließt, zugeschrieben. Beide Schriften nehmen
im Gesamtschrifttum Hildegards eine eigene Stellung ein und bedürfen hinsichtlich der Verfasserschaft noch eingehender Untersuchungen. Sie bildeten
ursprünglich eine Einheit, die den Titel trug: Subtilitates diversarum naturarum creaturarum. Dieses Werk wurde schon bald nach Hildegards Tod in
einem »Liber simplicis medicinae« (= Physica) und »Liber compositae medicinae (= Causae et curae) geteilt. Beide Schriften sind nicht in der ursprünglichen Textgestalt, sondern nur in späteren Bearbeitungen überliefert. Die
älteste bis heute bekannt gewordene Handschrift der »Physica« liegt in Wolfenbüttel (13. Jh.) (s. Nr. 26), eine andere aus dem 15. Jahrhundert in Brüssel
(s. Nr. 28), schließlich eine dritte ebenfalls aus dem 15. Jahrhundert in Paris
(s. Nr. 27), die als Vorlage für die Edition bei Migne (s. Nr. 34) diente. Die
Handschriften von Wolfenbüttel und Brüssel wurden noch nicht ediert. Die
Editio princeps erschien 1533 zu Straßburg (s. Nr. 31), eine zweite Ausgabe
1544 (s. Nr. 32).
Von dem Liber compositae medicinae ist nur eine Handschrift bisher bekannt
geworden, die in der Kgl. Bibliothek in Kopenhagen liegt (s. Nr. 29) sowie ein
Fragment dieses Werkes in einer Berliner Handschrift (s. Nr. 30). Die Kopenhager Handschrift wurde unter dem verkürzten Titel »Causae et curae« von
P. Kaiser herausgegeben (s. Nr. 36). Eine kritische Edition der »Physica« so-
iwie der »Causae et curae« fehlt bislang.

B) Handschriften

»Physica«
26. Liber subtilitatum de diversis creaturis. Cod. Guelf. 56.2 Aug. 4° – Her-
zog-August-Bibliothek, Wolfenbüttel (13. Jahrh.).

27. Liber Beatae Hildegardis subtilitatum diversarum naturarum creaturarum. Cod. 6952 (15. Jahrh.) – Bibliothèque Nationale, Paris, Edition s. Nr. 34.

28. Liber sancte hildegardis prophetisse de diversis infra scirptis materiis (Cod. 2551 – Bibliothèque Royale, Brüssel (15. Jahrh.).

»Causae et curae«
29. Beatae Hildegardis causae et curae. Cod. 90b (15. Jahrh.) – Kgl. Bibliothek, Kopenhagen.

30. Fragment aus der Elementenlehre im Cod. Berolin. Lyt. Qu. 674, fol. 103–116, Berlin, Edition s. Nr. 37.

C) Werke, lateinisch

»Physica«:
31. Physica Hildegardis. Elementorum, fluminum aliquot Germaniae, metallorum leguminum, fructuum et herbarum ... naturas et operationes III libris mirabili experientia posteritati tradens.
Straßburg 1533 (Editio princeps). Vorlage unbekannt.

32. Experimentarius medicinae continens Trotulae curandarum aegritudinum muliebrium ... item quattuor Hildegardis de elementorum, naturis et operationibus. Ed. v. G. Kraut.
Straßburg 1544 (Nachdruck von 1533).

33. Reuss, F. A.
De libris physicis St. Hildegardis commentatio historico-medica.
Würzburg 1835.
enthält lateinische Auszüge aus Nr. 31 mit Deutung der Pflanzen- und Tiernamen.

34. Hildegardis abbatissae subtilitatum diversarum naturarum creaturarum libri novem. Ed. v. C. Daremberg und F. As. Reuss.
In: Migne, J. P.: Patrologiae cursus completus. Set. Lat. 197 Paris 1855, Sp. 1118 – Sp. 1352 (Andere Ausgaben: 1882, 1952).
Edition der Pariser Handschrift (s. Nr. 27).

»Causae et curae«:
35. Liber compositae medicinae de aegritudinum causis, signis atque curis.
In: Pitra, Johannes Baptista: Analecta Sanctae Hildegardis Opera Spicilegio Solesmensi parata.
Monte Casinense 1882, S. 468–482.
(= Analecta sacra, Bd. 8)
Teiledition der Kopenhager Handschrift (s. Nr. 29).

36. Kaiser, Paul
Hildegardis Causae et Curae.
Leipzig 1903 [Reprint: Basel, Hildegard Ges. 1980]

unkritische Edition des Liber compositae medicinae nach der Handschrift in Kopenhagen (s. Nr. 29).
Die fehlerhafte Textwiedergabe kritisieren:
Steinmeyer, E. im Jahresbericht über die Erscheinungen auf dem Gebiete der Germanischen Philologie *25* (1903) 84 f.
Manitius, Max: im Literarischen Centralblatt *40* (1903) S. 1341 f.
Winterfeld, P. v. im Anzeiger für Deutsches Altertum und Deutsche Literatur *47* (1904) 292–296.

37. Schipperges, Heinrich
Ein unveröffentlichtes Hildegard-Fragment (Codex Berolin. Lat. Qu. 674).
In: Sudhoffs Archiv für Geschichte der Medizin und Naturwissenschaften *40* (1956) 41–77.

F) Auszüge und Übersetzungen ins Deutsche:

»Physica«:
38. Berendes, J.
Die Physica der Hildegard von Bingen.
In: Pharmazeutische Post *29* (1896) 201–209; 234–237;253–256; 272 f., 281 f., 321–323; 354–356; 453–455; 465 f., 513–517; 549 f., 585–588.
30 (1897) 47 f., 99–101, 123–125; 135 f., 171 f., 185–187, 207–210, 219–221, 231–234, 245–247, 279–281, 328–330, 363–365, 396–399, 415–418, 543–545, 571–573, 583–585.
Teilübersetzung der Physica.

39. Huber, A.
Der Aebtissin St. Hildegardis mystisches Tier- und Artzeneyen-Buch ...
Nach dem Text der Pariser Handschrift aus dem Lateinischen übertragen, erläutert und mit Tierzeichnungen aus dem XII. Jahrhundert versehen.
Wien 1923.
Vollständige Übersetzung nur des zweiten Teils der Physica (Tierbuch), der erste Teil ist bloß auszugsweise übersetzt und gekürzt.

40. Naturkunde: Das Buch von den inneren Wesen der verschiedenen Naturen in der Schöpfung. Nach den Quellen übersetzt und erläutert von Peter Riethe.
Salzburg 1959, (3. Aufl. 1980).
Die Übersetzung stützt sich auf die lateinische Textausgabe bei Migne Nr. 34), die Übertragung ist teilweise gekürzt und teilweise der Inhalt nur sinngemäß zusammengefaßt.
S. dazu die Kritik von K. Hallinger in: Archiv für mittelrheinische Kirchengeschichte *12* (1960) 363–365.

41. Das Buch von den Steinen. Nach den Quellen übersetzt und erläutert von Peter Riethe.
Salzburg 1979.
Deutsche Übersetzung des Steinbuches (Liber quartus) nach der Edition in Migne's Patrologia (s. Nr. 34) mit Erläuterungen zu den beschriebenen Edelsteinen und ihren medizinisch-magischen Wirkungen auf den Menschen.

42. Physika (1150–1157). Nach der Textausgabe von J. P. Migne, Paris 1882, ins Deutsche übersetzt von Herbert Reier, Kiel 1980 (Privatdruck).
Vollständige Übersetzung der ersten 4 Bücher (Pflanzen, Elemente, Bäume, Steine) als Ergänzung zu der Übertragung von Huber (s. Nr. 39).

»Causae et curae«:
43. Kaiser, Paul
Die Schrift der Aebtissin Hildegard über Ursachen und Behandlung der Krankheiten.
In: Therapeutische Monatshefte *16* (1902) 299–304, 420–423, 468–471, 578–583, 637–642.
Teilübersetzung der »Causae et Curae«.

44. Schulz, Hugo
Der Äbtissin Hildegard von Bingen Ursachen und Behandlung der Krankheiten (Causae et curae).
München 1933.
Neuausgabe Ulm 1955 (= Panopticum medicum, 4) 2. Aufl. Heidelberg, Haug 1980.
Vollständige Übersetzung der Causae et curae nach der fehlerhaften unkritischen Edition von P. Kaiser (s. Nr. 36) ohne Benutzung der Handschrift.

45. Heilkunde (Causae et curae). Das Buch von dem Grund und Wesen der Heilung der Krankheiten. Nach den Quellen übersetzt und erläutert von Heinrich Schipperges.
Salzburg 1957.
Die Übertragung stützt sich auf die Kopenhagener Handschrift; zur Text-Ergänzung wurde das Berliner Fragment (s. Nr. 37) herangezogen. Die weder der Sprache noch der Zeit Hildegards entstammenden Titel, Kapitelüberschriften sowie die Bucheinteilung der Handschrift blieb unberücksichtigt, hingegen wurde der Text vom Übersetzer nach einem eigenen Einteilungsprinzip sinngemäß geordnet und rubrifiziert. Die einzelnen Kapitel sind durch ausführliche, die medizinischen Vorstellungen Hildegards und ihr Kosmosbild erläuternde Zwischentexte miteinander verbunden.

E) Abhandlungen zu den naturkundlich-medizinischen Schriften Hildegards

46. Baader, Gerhard
Naturwissenschaft und Medizin im 12. Jahrhundert und Hildegard von Bingen.
In: Archiv für mittelrheinische Kirchengeschichte *31* (1979) 33–54.

47. Behling, Lottlisa
Die Pflanzenwelt der mittelalterlichen Kathedralen. Köln 1964.

48. Behling, Lottlisa
Die Pflanze in der mittelalterlichen Tafelmalerei. 2. Aufl. Köln 1967.
In der systematischen Bestandsaufnahme botanischer Details in der mittelalterlichen Architektur und Tafelmalerei werden Hildegards Schriften vielfach zur Entschlüsselung des Sinnzusammenhangs herangezogen.

49. *Creutz, Rudolf*
Hildegard von Bingen, die erste deutsche Ärztin.
In: Creutz, R. und Steudel, J.: Einführung in die Geschichte der Medizin in Einzeldarstellungen.
Iserlohn 1948, S. 160–180.

50. *Creutz, Rudolf*
Hildegard von Bingen, die erste deutsche Ärztin. Akademische Vorlesung.
In: Die Medizinische Welt (1943) H. 42/43, 734–737; H. 44/45, 764–768.

51. *Creutz, Rudolf*
Hildegard von Bingen und Marbodus von Rennes (1035–1123) über die Heilkraft der Edelsteine.
In: Studien und Mitteilungen zur Geschichte des Benedictiner-Ordens und seiner Zweige *49* (1931) 291–307.

52. *Descement, Charles*
Un erbario del secoli XII. ossia nomenclatura botanica ricevata dall'ignota lingua di Santa Ildegarda, A. D. 1110(?)–1179.
In: Pontifica accademia dei nuovi Lincei. Memorie, vol. 1 (1887) 69–97.

53. *Ferrari-Sacco, A., Rabino, G.*
Hildegarda di Bingen, Sibella del Reno. Rievocazione di un singolare episodio della medicina conventuale mediovale e suo confronto con la vicenda di Teresa Neumann.
In: Minerva medica *61* (1970) 633–652.

54. *Fischer, Hermann*
Mittelalterliche Pflanzenkunde.
München 1929, S. 24–34.

55. *Fischer, Hermann*
Die heilige Hildegard von Bingen, die erste deutsche Naturforscherin und Ärztin. Ihr Leben und Werk.
München 1927.
(= Münchener Beiträge zur Geschichte und Literatur der Naturwissenschaften und Medizin, H. 7/8).

56. *Fischer-Benzon, R. v.*
Altdeutsche Gartenflora. Untersuchungen über die Nutzpflanzen des deutschen Mittelalters, ihre Wanderung und ihre Vorgeschichte im klassischen Altertum. Kiel und Leipzig 1894.

57. *Froehner, Reinhard*
Tierheilkundliches in den naturwissenschaftlichen Schriften der Hildegard von Bingen.
In: Veterinärhistorische Mitteilungen *8* (1928) 21–24; 26–28.

58. *Geisenheyner, Ludwig*
Über die Physica der heiligen Hildegard von Bingen und die in ihr enthaltene älteste Naturgeschichte des Nahegaues.
In: Verhandlungen des Naturhistorischen Vereins der preussischen Rheinlande und Westfalens, Bonn 1912, Abteilung E, S. 49–72.

59. *Geisenheyer, Ludwig*
Einige Nachträge zu meiner Arbeit über die Physica der heiligen Hildegard.
In: Sitzungsberichte des Naturhistorischen Vereins der preussischen Rheinlande und Westfalens. Bonn 1918, Abteilung D, S. 15–24.

60. *Haller, Albrecht von*
Bibliotheca botanica.
Zürich 1771, Bd. 1 S. 218.

61. *Hallinger, K.*
Hildegard von Bingen, Naturkunde.
In: Archiv für mittelrheinische Kirchengeschichte *12* (1960) 363–365.

62. *Haug, F.*
Die heilige Hildegard von Bingen, eine Klosterfrau als Naturwissenschaftlerin.
In: Rottenburger Monatsschrift für praktische Theologie *11* (1927/128) 300–304; 327–331.

63. *Hertzka, Gottfried*
So heilt Gott. Die Medizin der hl. Hildegard von Bingen als neues Naturheilverfahren.
Stein a. Rhein, 1. Aufl. 1970, 6. Aufl. 1978.

64. *Hoffmann, Karl Franz*
Die Heilkräuter bei St. Hildegard von Bingen (1098–1179).
In: Planta medica *2* (1954) 92–98.

65. *Hoffmann, Karl Franz*
St. Hildegard von Bingen, die erste Naturärztin in Deutschlan.
In: Ärztliche Praxis *7* (1955) Nr. 15, S. 2.

66. *Ihm, Eduard*
Gesundheitsregeln aus den causae et curae der Äbtissin Hildegard von Bingen.
Med. Diss. Universität München 1949.

67. *Kaiser, Paul*
Die Naturwissenschaftlichen Schriften der Hildegard von Bingen.
Wissenschaftliche Beilage zum Jahresbericht des Königstädtischen Gymnasiums zu Berlin.
Berlin 1901.

68. *Koss, Marta*
Die Frauenheilkunde der Hildegard von Bingen.
Med. Diss. Univ. Berlin 1942.

69. *Marzell, Heinrich*
Geschichte und Volkskunde der deutschen Heilpflanzen.
Stuttgart 1938 (Reprint Darmstadt 1967.
(an zahlreichen Stellen wird auf Hildegards Naturkunde Bezug genommen.

70. *Meyer, Ernst H. F.*
Geschichte der Botanik.
Bd. 3, Königsberg 1857, S. 517 ff.

71. *Müller, Irmgard*
Krankheit und Heilmittel im Werk Hildegards von Bingen.
In: Festschrift zum 800. Todestag der Heiligen (s. Nr. 7). S. 311–349.

72. *Pereira, M.*
Maternità e sessualità femminile nell'opera di Ildegarda di Bingen. Una proposta di lettura.
Quad. stor. (1980) No. 2.

73. *Pfäffl, A.*
Die pharmazeutische Botanik der hl. Hildegard von Bingen. Med. Diss. Univ. München 1951.

74. *Reuss, F. A.*
Der Hl. Hildegard subtilitatum diversarum creaturarum libri novem, die werthvollste Urkunde deutscher Natur- und Heilkunde aus dem Mittelalter wissenschaftlich gewürdigt.
In: Annalen des Vereins für Nassauische Altertumskunde und Geschichtsforschung VI, H. 1 (1859, 50–106).

75. *Riethe, Peter*
Der Weg Hildegards von Bingen zur Medizin unter besonderer Berücksichtigung der Zahn- und Mundleiden.
Med. Diss. Univ. Mainz 1952.

76. *Riethe, Peter*
Zahnärztliches aus den Werken St. Hildegards von Bingen (1098–1179).
In: Zahnärztliche Mitteilungen *42* (1954) 779–782; 804–806.

77. *Riethe, Peter*
Die medizinische Lithologie der Hildegard von Bingen.
In: Festschrift zum 800. Todestag der Heiligen (s. Nr. 7), S. 351–370.

78. *Riethe, Peter*
Das Buch von den Steinen. Nach den Quellen übersetzt und erläutert (s. Nr. 41).

79. *Roth, F. W. E.*
Heilkräftige Sympathiewirkungen der Edelsteine im 12. Jahrhundert.
In: Sudhoffs Archiv für Geschichte der Medizin *11* (1919) 315–317.

80. *Sarton, G.*
Introduction to the History of Science.
Bd. II, Baltimore 1931, S. 386–388.

81. *Schipperges, Heinrich*
Krankheitsursache, Krankheitswesen und Heilung in der Klostermedizin,
dargestellt am Weltbild Hildegards von Bingen.
Med. Diss. Univ. Bonn 1951.

82. *Schipperges, Heinrich*
Das Bild des Menschen bei Hildegard von Bingen.
Phil. Diss. Univ. Bonn 1952.

83. *Schipperges, Heinrich*
Zur »Konstitutionslehre" Hildegards von Bingen.
In: Arzt und Christ *4* (1958) 90–94.

84. *Schipperges, Heinrich*
Heilmittel als Heilsmittler im Mittelalter.
In: Arzt und Christ *6* (1960) 205–214.

85. *Schipperges, Heinrich*
Hildegard von Bingen – Werk und Wirkung.
In: Ärztliche Praxis *13* (1961) 626.

86. *Schipperges, Heinrich*
Anthropologische Aspekte im Weltbild Hildegards von Bingen.
In: Trierer theologische Zeitschrift *74* (1965) 151–165.

87. *Schipperges, Heinrich*
Die Benediktiner in der Medizin des frühen Mittelalters, Leipzig 1965
(= Erfurter theologische Schriften, Bd. 7).

88. *Schipperges, Heinrich*
Einflüsse arabischer Medizin auf die Mikrokosmosliteratur des 12. Jahrhunderts.
In: Miscellanea mediaevalia, Hrsg. v. P. Wilpert, Bd. 1 (1962).

89. *Schipperges, Heinrich*
Schlüsselbegriffe um »Heil« und »Heiligkeit« bei Hildegard von Bingen.
In: Arzt und Christ *19* (1973) H.1,1–15.

90. *Schipperges, Heinrich*
Zur Heilkunst und Heilung im hohen Mittelalter.
In: Krankenhausarzt *50* (1977) 11–17.

91. *Schipperges, Heinrich*
Heilkunde als Heilskunde bei Hildegard von Bingen.
In: Heilkunst *90* (1977) 417–425.

92. *Schipperges, Heinrich*
Kosmische Grunderfahrungen, mittelalterlicher Heilkunde.
In: Religiöse Grunderfahrungen. Quellen und Gestalten. Hrsg. v. W. Strolz.
Freiburg, Basel, Wien 1977, S. 112–141.

93. *Schipperges, Heinrich*
Heilkunde und Lebenskunst im Weltbild Hildegards von Bingen.
In: Blätter der Carl-Zuckmayer-Gesellschaft *5* (1979) 79–94.

94. *Schipperges, Heinrich*
Menschenkunde und Heilkunst bei Hildegard von Bingen.
In: Hildegard von Bingen (1179–1979), Festschrift zum 800. Todestag der
Heiligen (s. Nr. 7), S. 295–310.

95. *Schipperges, Heinrich*
Diätetische Lebensführung nach der »Regula Benedicti« bei Hildegard von
Bingen.
In: Arzt und Christ *26* (1980) 87–97.

96. *Schipperges, Heinrich*
Hildegard von Bingen. Ein Zeichen für unsere Zeit.
Frankfurt 1981.

97. *Singer, Charles*
The Scientific Views and Visions of Saint Hildegard.
In: Studies in the History and Method of Science, *1* (1917) 1–55.

98. *Spies, Maria*
Über die Krankheitsaetiologie und ihre Grundlagen in causae et curae der
Heiligen Hildegard von Bingen.
Med. Diss. Univ. München 1941.

99. *Sprengel, C.*
Geschichte der Botanik.
Bd. 1, Altenburg und Leipzig 1817, S. 200–202.

100. *Steinmeyer, Elias von, Sievers, Eduard*
Die althochdeutschen Glossen.
Bd. 3 (Berlin 1895) S. 390–404, Bd. 4 (Bewrlin 1898) 412–414.

101. *Strübing, E.*
Nahrung und Ernährung bei Hildegard von Bingen.
In: Centaurus *9* (1963) 73–124.

102. *Thomas, Johannes*
Die Naturmystik der heiligen Hildegard von Bingen.
1. Teil: Das Wesen der Mystik Hildegards und ihre Anschauungen über das
Verhältnis von Gott-Welt-Natur.
Diss. Phil. Fak. Leipzig 1926.

103. *Thorndike, L.*
History of magic and experimental science.
Bd. 2, New York 1923, S. 124–154.

104. *Ungrund, Magna*
Die metaphysische Anthropologie der hl. Hildegard von Bingen.
In: Beiträge zur Geschichte des alten Mönchtums und des Benediktiner-Ordens *20* (Münster 1938).

105. *Wasmann, Erich S. J.*
Die heilige Hildegard von Bingen als Naturforscherin.
In: Festschrift für Georg von Hertling zum 70. Geburtstag, dargebracht von
der Görres-Geselslchaft.
Kempten-München 1913, S. 459–475.

106. *Wasmann, E.*
Hildegard von Bingen als älteste deutsche Naturforscherin.
In: Biologisches Zentralblatt *33* (1913) 278–288.

Bildnachweis:

Nr. 5, Nr. 71 aus: *Bry, J. T.:* Florilegium renovatum et auctum. Frankfurt
a. M. 1641
Nr. 6, Nr. 66, Nr. 101 aus: *Hortus sanitatis.* Mainz 1485
Nr. 9, Nr. 64, Nr. 66, Nr. 87 aus: *Discorides, P. A.:* Kreuterbuch, Hrsg. von
P. Uffenbach, Frankfurt a. M. 1610
Nr. 10, Nr. 14, Nr. 22 aus: *Bock, H.:* Kreutterbuch, Straßburg 1577
Nr. 25 aus: *Mattioli, P. A.:* Kreutterbuch. Frankfurt a. M. 1590
Nr. 33, Nr. 61 aus: *Acosta, C.:* Tractado de las drogas y medicinas de las Indias Orientales, Burgos 1578
Nr. 42, Nr. 44 aus: *Clusius, C.:* Exoticarum libri decem. Amsterdam 1605
Nr. 43 aus: *Rumphia* sive commentationes botanicae. Hrsg. v. *Blume, C. L.*
Leiden 1835
Nr. 70 aus: *Porta, J. B.:* Phytognomonica. Frankfurt a. M. 1608.
Nr. 73 aus: *Dodoens, R.:* Crydeboeck. Antwerpen 1563
Nr. 75 aus: *Jacquin, N. J.:* Plantarum Rariorum Horti Caesarei Schoenbrunnensis Descriptiones et Icones. Bd. 2, Wien 1797
Nr. 78, Nr. 81 aus: *Bry, J. T.:* Florilegium novum Oppenheim 1612

Alle übrigen Abbildungen sind dem Kräuterbuch von *Leonhard Fuchs* (New
Kreuterbuch, Basel 1543) entnommen.

Lebenszeugnisse

Hildegard von Bingen
„Nun höre und lerne, damit du errötest…"
Band 5941

Briefwechsel nach den ältesten Handschriften übersetzt und nach den Quellen erläutert.

Christian Feldmann
Hildegard von Bingen
Nonne und Genie
Band 5957

Hildegard von Bingen gilt zu Recht als eine der ungewöhnlichsten Gestalten des Mittelalters, deren Biografie uns auch heute noch faszinieren.

Christian Feldmann
Mutter Teresa
Die Heilige von Kalkutta
Band 4855

Die Biografie zeichnet den Weg, die Persönlichkeit, die Anliegen, die Kraftquellen, das Engagement und das Vermächtnis Mutter Teresas nach.

Anselm Grün
Benedikt von Nursia
Meister der Spiritualität
Band 5106

Noch heute faszinieren die Lebensregeln des Benedikt von Nursia, der die Kultur Europas entscheidend prägte.

Stefan Ehlert
Wangari Maathai – Mutter der Bäume
Die erste afrikanische Friedensnobelpreisträgerin
Band 5580

„Heldin des Planeten", nannte sie „Time" schon 1998. Wangari Maathai kämpft ohne Angst konsequent für Umweltschutz, Frauenrechte, Würde und soziale Gerechtigkeit.

HERDER spektrum

Leben & Gesundheit

Tenzin Choedrak
Ganzheitlich leben und heilen
Der Leibarzt des Dalai Lama über sanfte Medizin
Band 5974

Alternative Heilmethoden sind heutzutage auch bei uns fest etabliert.
Eine Schlüsselstellung nimmt hierbei die sanfte tibetische Medizin ein.

Friedrich P. Graf
Ganzheitliches Wohlbefinden – Homöopathie für Frauen
Ein Begleitbuch für die wichtigsten Lebensphasen
Band 4856

Hier finden Frauen praktische Informationen, um akuten Problemen
wirksam zu begegnen und Selbstheilungskräfte zu mobilisieren.

Bengt Jacoby
Gesünder leben mit den fünf Elementen
Das Yin und Yang in der Ernährung nutzen
Band 5310

Gesund und fit durch den Alltag – durch energetisches östliches Wissen.
Mit Beispielen und Rezepten.

Heribert Möllinger
Homöopathie – Die große Kraft der kleinen Kugeln
Ein Leitfaden für Patienten
Band 4982

Mit diesem Leitfaden in der Hand kann man sich bestens auf eine homöopathische
Behandlung vorbereiten.

Heribert Möllinger
Die Homöopathische Sprechstunde
Band 5977

Allen Gegendarstellungen zum Trotz: Homöopathie wirkt – sanft und nachhaltig.
Der erfahrene Homöopath und Allgemeinmediziner Heribert Möllinger zeigt hier
die Möglichkeiten (und Grenzen!) der Selbsthilfe.

HERDER spektrum

Klosterleben – Höre auf die Stille

Anselm Grün
Im Zeitmaß der Mönche
Vom Umgang mit einem wertvollen Gut
Band 5426

Mönche leben ihren Tag „qualitativ" – im strukturierten Ablauf, voll von spiritueller Bedeutung. Arbeit und Kontemplation sind in eine gute Balance gebracht.

Henri J. M. Nouwen
Ich hörte auf die Stille
Sieben Monate im Trappistenkloster
Band 5537

Er fasziniert Intellektuelle wie Hillary Clinton und geistliche Autoren wie A. Grün: Dieser Erfahrungsbericht zeigt, wo seine spirituellen Wurzeln liegen.

Henri J. M. Nouwen
Leben hier und jetzt
Jahreslesebuch
Band 5570

Das Besondere, das Geheimnisvolle und Göttliche in der Unscheinbarkeit des Augenblicks erleben, dazu regen diese Texte an.

Hanspeter Oschwald
Der Klosterurlaubsführer
Erfahrungen – Informationen – Tipps
Band 5386

„Klosterurlaub" – das heißt: Auszeit nehmen vom Alltag. Ruhe finden – und die Zeit, nachzudenken über das, was im eigenen Leben wichtig ist.

Peter Seewald
Die Schule der Mönche
Inspirationen für unseren Alltag
Band 5820

Eine vergessene Kunst – alte Lebensregeln neu entdeckt. In die Schule der Mönche gehen heißt: Maß und Mitte finden.

HERDER spektrum

Spirituelles Leben

Spirituell leben
Haltungen – Übungen – Inspirationen
Band 5699

„Spirituell leben" lädt dazu ein, achtsam zu sein für Haltungen und Einstellungen. Übungen und Impulse für den Alltag helfen, die Sinne zu schärfen, Sinn zu finden, innezuhalten.

Anselm Grün
50 Helfer in der Not
Die Heiligen fürs Leben entdecken
Band 5288

Die Geschichten der Heiligen – neu erzählt und faszinierend ausgelegt – geben neue Perspektiven in unserem Leben.

Daniel Hell
Die Sprache der Seele verstehen
Die Wüstenväter als Therapeuten
Band 5191

Jahrtausende altes Wissen neu erschlossen für die Gegenwart. Anregungen zu einer Kunst des Lebens.

Willigis Jäger/Christoph Quarch
„... denn auch hier sind Götter"
Wellness, Fitness und Spiritualität
Band 5457

Erleuchtung im Dampfbad? Auch Wellness und Fitness können authentische Wege zur Erfahrung der Harmonie von Leib und Seele sein.

Jiddu Krishnamurti
Das Wesentliche ist einfach
Antworten auf Fragen des Lebens
Band 5598

Wie finde ich das Glück? Warum wollen wir immer mehr?
Der indische Weisheitslehrer schenkt überraschende Einsichten.

HERDER spektrum